新版 臨床栄養学

栄養ケアプロセス演習

－傷病者個々人の栄養ケアプラン作成の考え方－

編著　鈴木 純子

著　三輪 孝士・氏家 志乃・中川 幸恵・大津 美紀・岡本 智子・峯岸 夕紀子
　　稲村 なお子・西内 美香・武　敏子・渡邊 和美・志賀 一希・山口 留美
　　田中 洋子・中村 育子・伊藤 久美子・岩部 博子

JN057605

同文書院

Authors

執筆者紹介

【編著者】

鈴木　純子（すずき・じゅんこ）　　　第1章　第2章　巻末資料
　　天使大学　教授

【著者】

三輪　孝士（みわ・たかし）　　　第3章
　　大阪樟蔭女子大学　教授

武　敏子（たけ・としこ）　　　第11章
　　つくば国際大学　元教授

氏家　志乃（うじけ・しの）　　　第4章
　　札幌保健医療大学　講師

渡邊　和美（わたなべ・かずみ）　　　第12章
　　尚絅大学　准教授

中川　幸恵（なかがわ・ゆきえ）　　　第5章
　　天使大学　教授

志賀　一希（しが・かずき）　　　第13章
　　天使大学　准教授

大津　美紀（おおつ・みき）　　　第6章
　　常磐大学　准教授

山口　留美（やまぐち・るみ）　　　第14章
　　長崎国際大学　准教授

岡本　智子（おかもと・ともこ）　　　第7章
　　札幌保健医療大学　教授

田中　洋子（たなか・ひろこ）　　　第15章
　　藤女子大学　准教授

峯岸　夕紀子（みねぎし・ゆきこ）　　　第8章
　　天使大学　講師

中村　育子（なかむら・いくこ）　　　第16章
　　名寄市立大学　准教授

稲村　なお子（いなむら・なおこ）　　　第9章
　　尚絅学院大学　准教授

伊藤　久美子（いとう・くみこ）　　　第17章
　　茨城県立医療大学付属病院　栄養科長

西内　美香（にしうち・みか）　　　第10章
　　尚絅学院大学　准教授

岩部　博子（いわべ・ひろこ）　　　第18章
　　筑波大学附属病院　栄養管理室長

Preface
まえがき

　管理栄養士を目指す学生にとって，患者個々人の栄養ケアプロセスをどのように学び，身につけていくのかはひとつの重要な課題である。対象とする患者の問題抽出とその解決方法を導きだすのは，初学者にとって困難であることが多い。この教科書ではその手順を学ぶために，栄養アセスメントを行うために必要な情報とは何か，栄養診断を的確に行うためにはどうすれば良いのか，栄養診断で明らかになった問題を解決するためには，何を計画すべきかの手順を，著者の先生方に症例ごとに記載していただいた。この教科書で学ぶ前に，生化学，解剖生理学，病態生理学等は学んでいることを想定し，これらの知識提供を行うための記述は必要最小限にとどめた。一方，栄養に関連する問題は何かを明らかにするために，膨大なデータから栄養に関係するものを抽出し，それを関連付けて，問題を明確化する手順に重きを置いた構成となっている。

　この教科書の活用方法として，まずは第1章「症例から考える個々人を対象とした栄養管理の手法」を読み，大まかでよいので傷病者における栄養管理方法について理解する。その後，各章の症例の栄養ケアプラン作成を読み，症例ごとにどのような情報を収集する必要があるのか，症例の問題は何か，について考えを深めてみよう。さまざまな症例でこの手順を繰り返すことが，症例の問題点を早く，正確に判断するスキルを身につける近道になってくれるだろう。

　第2章以降は，外来，入院，在宅における，多彩な疾患の17症例を提示し，その栄養ケアプロセスについて記載していただいた。演習問題の症例も各章に記載し，34症例について学ぶことが出来る。これら34症例の栄養管理について学ぶことで，栄養ケアプロセスの考え方を身につけ，栄養管理への理解を深め，興味を高めてほしいと考えている。

　傷病者の栄養ケアプロセスを実施する目的は，栄養関連問題の解決を図ることである。得られた情報をどのように扱い，またどのように問題解決に生かせるかを考えることが，栄養ケアプロセスを学ぶ第一歩となるだろう。

2022年3月

編著者　鈴木純子

Contents

もくじ

第1章　症例から考える個々人を対象とした栄養管理の手法

1. 臨床栄養学を学ぶ目的とその学び方

　臨床栄養学を学ぶ目的は，傷病者の身体状況・生活状況の把握と，栄養状態の評価に基づいた栄養管理計画を作成すること，そしてこれらを関連専門職との連携の下に実施することができるようになることである。また，適切な栄養管理の方法を身につけていくには，生化学の知識，病態の知識，栄養・食事療法の知識をしっかりと身につけ，これを基礎として発展させていくことが重要である。

　しかし，知識を身につけただけでは，個々人に合わせた栄養管理計画の作成とその実施は困難である。これから臨床栄養学を学び始める学生を含めた初学者は，栄養管理の手順を学び，その手順の一つひとつを「なぜ？」という疑問を持って栄養管理のプロセスを繰り返すことで，理解を深めることができるだろう。まずは，栄養管理の手順をなぞり，規則的にあてはめて言語化することで，自己評価と指導者からの評価を得ることが可能となり学びを深められる。

　実際のカルテに存在する情報は，本教科書にある症例の情報と比較し膨大である。そこでこの教科書では，その膨大な情報から何を拾い出して栄養アセスメントを行うかを示している。本章の栄養アセスメントの記述と，各章の栄養アセスメントの記述を参考にし，何が必要な情報であるかを理解してほしい。

　また実際の症例で，栄養管理計画を考える際に活用できるよう，巻末に資料として「栄養ケアプロセス記入表」を添付した。

　症例の栄養管理計画を立てる際に，似た症例の計画をまる写しするだけではなく，なぜそのように考えたのかという思考プロセスを重視することで，問題の見落としを防ぎ，対象者のQOL向上に役立つ栄養管理計画を作成する技能を身につけることが可能となると考えている。最初は難しいと感じても思考を止めないで努力し続けることで，きっと，生き生きと患者とかかわり，栄養管理を計画し実施することができるようになるだろう。

2. 栄養管理の手順

1）栄養ケア・マネジメント（NCM）

　栄養管理の手順を考えるとき，以下の3つの考え方を学ぶ必要がある。

　　① 栄養ケア・マネジメント（Nutrition Care and Management：NCM）
　　② 栄養ケアプロセス（Nutrition Care Process：NCP）
　　③ 問題志向型システム（Problem Oriented System：POS）

　これらの栄養管理の手順を経ることで，思い込みや想像で判断していないか，考え方の筋道が正しいかどうかを確認できる。

　これら3つのうち，栄養管理の手順，つまり栄養関連問題を解決するための実践過程を示した方法

論として日本で最初に導入されたのが，栄養ケア・マネジメント（Nutrition Care and Management : NCM）である（図1-1）[1]。栄養ケア・マネジメントは2005（平成17）年に介護保険制度に導入され，管理栄養士の業務は「給食の提供者」から「栄養療法を担う医療チームの一員」へと実質的に転換した。2006年からは診療報酬制度にも栄養管理実施加算が導入された後，2012（平成24）年に入院基本料に包括され，栄養ケア・マネジメントは医療に広く浸透した。

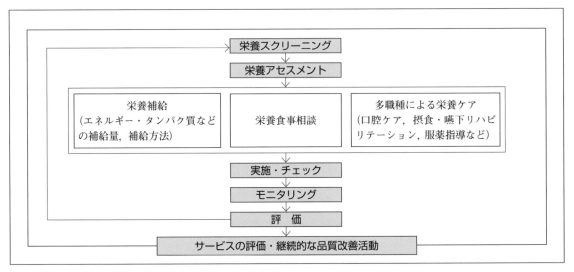

図1-1　栄養ケア・マネジメントの構造と業務の手順

出典）厚生労働省老人保健事業推進等補助金研究「高齢者の栄養管理サービスに関する研究報告書」1997

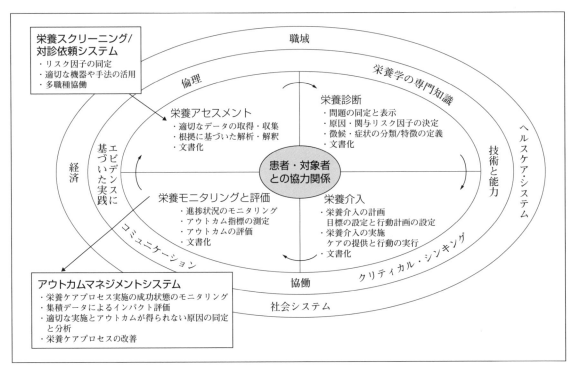

図1-2　栄養ケアプロセス・モデル

資料）宮本啓子 他「米国栄養士会による栄養ケアプロセス・モデル（NCPM）の開発とその意義－我が国における栄養ケア・マネジメントへの活用についての検討－」日本健康・栄養システム学会誌　Vol. 9 No. 3，pp.28-36，2009 から引用。一部改変

2）栄養ケアプロセス（NCP）

　しかし，栄養管理の標準化という点では，国内においても国際的にも確立していなかった。そこで国際栄養士連盟では，アメリカ栄養士会が示した栄養管理の手順である栄養ケアプロセス（Nutrition Care Process：NCP）によって国際標準化を行うことを2008年に確認し，日本栄養士会もNCPによる栄養管理に関する言語と方法に関する標準化を行うこととした[2]。NCPは栄養アセスメント，栄養診断，栄養介入，栄養モニタリングと評価から構成されている（図1-2）[3]。

　NCPとNCMとの大きな違いは，NCPには栄養診断のステップがあることである。栄養診断は医学的な診断とは異なり，栄養専門職が対象者の栄養関連問題を確認し，根拠に基づいて問題の有無を評価するステップである。栄養診断の用語は3領域60用語が開発されている。NCPの翻訳本が2012年に日本栄養士会から出版され[4]，さらに2018年には日本栄養士会が，病院・施設ごとに不統一であった栄養管理のプロセス・用語を統一し，手法や言葉の標準化，患者・クライアントのQOL向上を目指し編纂した「栄養管理プロセス」[5]が出版され，現在普及が図られている。

3）問題志向型システム（POS）

　問題志向型システム（POS：Problem Oriented System）とは，栄養管理に特化したものではないが，診療録作成の方法論として広く普及している。POSとは患者の持っている医療上の問題に焦点を合わせ，患者のQOLを大切にしながら，最も効果的に解決されるように行動する一連の作業システムである。POSはPOS式の診療記録の作成，監査，記録の修正のステップからなる。POSの診療記録は問題志向型診療録（Problem Oriented Medical Record：POMR）であり，図1-3に示す5つの要素が含まれる[6]。5つの要素は，①基礎データ（Data Base），②問題リスト（Problem List），③初期計画（Initial Plan），④経過記録（Progress Note）[5]，⑤退院時要約（Discharge Summary）である。

　日本医師会も診療録にはPOS方式が望ましいとしており，管理栄養士のコアカリキュラムにもPOSは盛り込まれている。POSは記述法に一定の枠組みを作り，きまった枠組みの中で記載する方法であるため，すべて医療職種共通の記録方法として活用できるということが重要な点である。

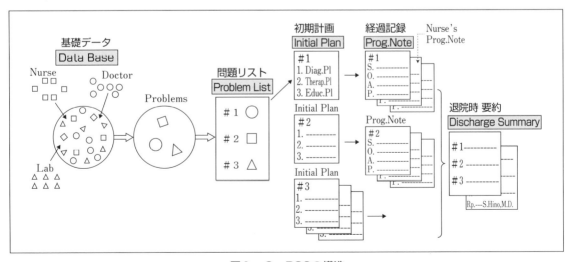

図1-3　POSの構造

資料）日野原重明監修，渡辺直著『電子カルテ時代のPOS -患者指向の連携医療を推進するために-』医学書院，2012

一方，ソープ（SOAP）はPOMRの一部である。POSの考え方によって得られたデータを内容ごとに分類・整理した上で，下記のようにS，O，A，Pの4つの項目に分けて考える分析手法でもある。

S(Subject)：主観的データ。患者の話や病歴など。

O(Object)：客観的データ。身体診察・検査から得られた情報。

A(Assessment)：上記，SとOの情報の評価。

P(Plan)：上記3者をもとにした治療方針。

4）栄養ケアプロセス（NCP）と問題志向型システム（POS）

　栄養ケアプロセスの普及は進んできてはいるが，実際に栄養管理の手順として標準化はされていない。しかし，初めて傷病者の栄養管理について学ぶ者にとって，栄養ケアプロセスは手順を踏んで考えることができる，優れたツールになり得る。栄養ケアプロセスを学び栄養管理の方法を身につけ，その記録にPOSを活用することを学ぶことで，より実践的な学びを行うことができる。

　栄養管理の記録様式には，診療報酬制度で用いる「栄養管理計画書」，介護保険制度で用いる「栄養ケア・マネジメント」などがある。これらは考え方では重なり合う部分が多いものの，言語に統一性がなく，各々異なる表現であるため初学者が混乱してしまうことがある。

　そこで，現時点ではNCM，NCP，POSの3つの手順を理解し，統合して栄養管理の手順を考えていくのが妥当と考えられる。そして学ぶ際にはなるべく混乱を招かないように栄養ケアプロセスに沿って考えを整理することとする。記録方法は，POSの枠組みが医療に従事する他職種でも共有できるものであることから，POSを基本に記載することを推奨したい。

　NCM，NCP，POSは言語が統一されていないが考え方としては重なりが多い。また，診療報酬制度の栄養管理計画書の様式での手順とも考え方としては重なりが多い。表1-1に「考え方」である方法論・書式の各用語の重なりを示す。

表1-1　方法論・書式の各用語の重なり

方法論・書式 ＼ 栄養管理の手順	情報の収集と栄養関連問題の抽出	患者の問題・課題の明確化	問題・課題に対する介入計画と実施	実施した介入計画の評価と変更	一連の栄養管理の評価と改善
NCP	栄養アセスメント	栄養診断	栄養介入計画，栄養介入実施	栄養モニタリングと評価	アウトカム・マネジメント・システム
NCM	栄養アセスメント		栄養管理計画，実施	モニタリング	評価
POS	データベース，栄養関連問題に関わる情報の抽出	問題リスト	初期計画	経過記録（S.O.A.P.），要約	監査，記録の修正
栄養管理計画書	入院時栄養状態に関するリスク	栄養状態の評価と課題	栄養管理計画	栄養状態の再評価の時期，退院時および終了時の総合的評価	

　栄養管理の手順は今後NCPを中心とし，標準化されていくと思われる。栄養ケアプロセスの詳細な説明は，栄養ケアプロセスの解説を主とした教科書や用語集に譲り，ここでは最低限必要な知識を解説する。

3. 栄養ケアプロセス（NCP）による栄養管理

1）栄養アセスメント：情報の収集とその解釈と分析

　対象となる患者の現在の栄養状態を解釈，分析する上で，まず考慮すべき情報を診療録（カルテ）および看護記録から，またそのほかのメディカルスタッフからの情報の収集を行う。入手した情報を検証し，S（Subject：主観的データ）として患者の話や病歴など，O（Object：客観的データ）として臨床診査・臨床検査・食事調査など，得られた情報を分類する。同時に，不足している情報がないかを考えることも重要である。

　思考プロセスとしては，情報の収集を行うことと，得られた情報を基準値と比較し分析を行うことで，対象者の栄養上の問題に気づくことができる。たとえばSとOの情報で，関連するものをグループにまとめることで課題を浮き彫りにすることができる。

　また入院症例では，診療報酬制度により入院時に患者の栄養状態を医師，看護師，管理栄養士が共同して確認し，特別な栄養管理の必要性の有無について入院診療計画書に記載すること，そして入院診療計画書において特別な栄養管理が必要とされた患者については栄養管理計画を必ず作成することとされている。入院症例においては合理的な栄養管理を行うために栄養スクリーニングを的確に行い，特別な栄養管理を必要とする対象者をもれなく抽出する必要がある。栄養スクリーニングは栄養アセスメントの必要最小限の項目を用いて行う。この際，スクリーニングの書式は厚生労働省通知のものをはじめいくつか普及しているのでそれを使用する。

　栄養アセスメントで情報収集すべき項目は下記のとおりである。

（1）病歴等

年齢，性別，主たる疾患名，主訴，現病歴，患者プロフィール，生活背景，既往歴，家族歴，家族構成，家庭環境，薬剤の使用状況（栄養状態・栄養指標に関連する薬剤）など

（2）身体計測値の情報を収集し，基準値と比較分析し評価する。基準値は巻末資料（p.273）を参照のこと。

身長（発達段階の対象者は評価も記入），現体重，BMI，通常体重，体重変化率，上腕周囲長，上腕三頭筋皮下脂肪厚，上腕筋周囲（計算値）

（3）臨床検査（血液検査，尿検査，生理学的検査ほか）のなかで当該患者の栄養状態と関係があると考えられる項目を選び，栄養学的視点から基準値と比較分析し評価する。

　実際に行っている検査項目は多数である場合が多いが，そのなかで栄養と関連する項目を抽出する。基準値外で問題がある項目と，基準値内でも当該疾患に多い合併症を示す検査項目については，問題がないことを確認できるように抽出することが推奨される。臨床検査の基準値は参考資料を参照。

（4）臨床診査の所見のなかで，患者の栄養状態と関わる所見を抽出し評価する。巻末資料（p.274〜

276）を参照のこと。

（5）摂取・投与栄養量および栄養補給法の評価

① 必要栄養量の推定（個人の摂取栄養量を評価する基準となる）

病態と対象者の状態に合わせて必要栄養量の推定を行う。必要栄養量とその推定方法を明らかにし記述する。必要栄養量の算定方法は，各疾患の治療ガイドラインに栄養量の設定に関する記述がある場合にはそれを優先して用いる。治療ガイドラインに必要栄養量の記述がない，もしくは一部の栄養量についての記述のみしかない場合は，「日本人の食事摂取基準」を充足する栄養量の設定を行う。また，治療上の特別な制限や付加を必要としない場合も「日本人の食事摂取基準」に沿った栄養管理を行う必要がある。治療を目的に「日本人の食事摂取基準」の範囲外の栄養量の投与を継続的に行う場合には，欠乏と過剰に留意し経過をモニターし，必要に応じて投与量を変更する必要がある。

下記に推定栄養必要量の算定の手順を示す。これら算出結果は，あくまでも推定値である。この数値を用いて栄養管理計画を立て，実施した場合は，必ず再アセスメントと再プラニングを行う必要があることを認識すべきである。

1．摂取エネルギーの設定方法：一般的な3方法をあげる。いずれかを用いる。

・推定エネルギー必要量 ＝ 基礎代謝量推定値×ストレス係数×活動係数
（基礎代謝量の推定は1）の3方法のいずれかにより算出する）

・簡便法によるエネルギー初期投与量の推計＝25〜30kcal×*体重（kg）

・推定エネルギー必要量 ＝ 安静時代謝量実測値×活動係数
（実測値にはストレスによる代謝亢進などが含まれているためストレス係数を乗じる必要がない）

1）基礎代謝量推定の方法

・ハリス・ベネディクト（Harris-Benedict）の式（kcal/日）による
　　男性：BEE（基礎代謝量）＝ 66.47 ＋ 13.75 ×*体重（kg）＋ 5.0×身長（cm）− 6.75×年齢
　　女性：BEE（基礎代謝量）＝ 655.1 ＋ 9.56 ×*体重（kg）＋ 1.85×身長（cm）− 4.68×年齢

・「日本人の食事摂取基準」の「参照体重における基礎代謝量」を用いる方法（巻末資料 p.287参照）。

・簡易式による
　　BEE（基礎代謝量）＝ 20〜22kcal ×*体重（kg）

2）活動係数の設定方法

・身体活動レベルは「日本人の食事摂取基準」の設定（巻末資料 p.287）を使用し，入院患者は下記数値を参考にする。

　（院内自由：1.3，病棟内自由：1.2，ベッド上安静：1.1）

3）ストレス係数の設定方法

ストレス係数の設定は様々な設定が公表されているが，根拠となる論文はない。最終的な決定は経験的に以下の方法が行われている。

・飢餓状態 0.6〜0.9 程度に設定する

・手術，炎症など 1.2〜1.5 程度に設定する

・発熱（1℃ごと）＋0.1

2．推定たんぱく質必要量の設定方法

腎疾患，肝疾患以外は治療ガイドラインによる設定がないため，主に「日本人の食事摂取基準」に準じて設定する。たんぱく質エネルギー比は1〜4歳は13〜20％，50〜64歳は14〜20％，65歳以上は15〜20％で設定する。

　　たんぱく質推奨量（g/kg体重/日）＝0.92×*体重（kg）

たんぱく質推奨量を最小量とし，上記たんぱく質エネルギー比の範囲内で設定する。

・65歳以上の高齢者は少なくとも1.0g/kg体重/日以上を推奨。腎機能が保たれているか注意を要する。

3．推定脂質必要量の設定方法

膵臓・胆嚢の疾患は病状により制限を行う。生活習慣病は，その疾患のガイドラインを参考にする。主に脂質エネルギー比20〜25％に設定する。その他の疾患は脂質エネルギー比20〜30％に設定する。

4．推定水分必要量の設定方法（成人）

腎疾患，心不全，浮腫では水分を制限することがある。制限が不要な場合も摂取水分量と排泄量をチェックしながら脱水に注意する。設定方法は以下のいくつかの簡易式が考案されている。

・簡易必要水分計算式＝30〜35 mL×*体重(kg)
　　　　　年齢55〜65歳の場合30 mL/kg　年齢65歳以上の場合25 mL/kg
・1 mL×総エネルギー必要量

5．食塩相当量の上限の設定

高血圧，腎疾患は6 g未満とするが，治療ガイドラインで設定がない場合は「日本人の食事摂取基準」を用いて設定する。「日本人の食事摂取基準（2020年版）」における成人の食塩の目標量は，男性7.5 g未満，女性6.5 g未満である。

*体重は現体重が基本だが，肥満，浮腫，やせなどの場合は標準体重を用いる場合もある。

② 現在の摂取栄養量の情報を収集する（エネルギー，たんぱく質，脂質，水分，食塩相当量，など）。

　　・経口摂取は食事摂取量調査を行う。

　　・非経口摂取の場合は，経腸栄養，輸液の栄養投与量を算定する。

　　・経口摂取＋非経口摂取の場合は，両者の栄養量を合算する。

③ ①と②を比較分析し，摂取栄養量および栄養補給法の評価を行い記述する。

（6）カルテ等から得た情報を参考にして，患者から情報の聞き取りを行う。聞き取った栄養関連の情報を記述する。

食歴：食生活の過去と現在の変化，食事パターン：規則性や時間，食事準備担当者，摂食・嚥下状況，嗜好状況，食行動の自立度（配慮の必要性），食欲，栄養摂取量に影響する患者の状況・考え，身体活動量　など

<Memo>

情報の解釈と分析

栄養アセスメントを行う上で情報を解釈し分析しろといわれても戸惑う場合があると思う。そこで，下記の点を参考に，得られた情報から何をどう判断できるのか考えてみよう

・情報の意味を考える　・情報の経時変化をみる　・栄養状態への影響を考える　・将来を予測する

2）栄養診断

栄養診断とは，栄養アセスメント項目の整理分類を行い，問題を文章化し，栄養状態の総合的な判定を行うことである。その目的は，栄養介入によって解決または改善することができる具体的な栄養問題を明確にすることである。栄養診断は医学診断とは異なる。たとえば，医学診断であれば「糖尿病」となる場合，栄養診断では栄養アセスメントの結果から「炭水化物の過剰摂取」「脂質の過剰摂取」などが記録される。このような摂取量の問題のほかに，疾病・身体状況に関わる栄養の問題点について，また栄養に関わる知識，態度，信念なども栄養の問題とする。管理栄養士が医学診断を行うのではなく，栄養領域に限られた問題を明らかにすることで，介入方法，栄養教育の内容を，より明確に示すことが

できる。

　次に栄養アセスメントした項目の整理分類を行い，問題を文章化する。まず問題のリストを作成し，問題に優先順位を付ける。問題の番号に「#（ナンバーと読む）」をつけ，＃1，＃2，＃3…と表現する。問題の優先順位付けは，生命の危険度あるいは緊急性が高いか否か，患者の主観的苦痛度の強弱，根源性の程度，つまりは1つの問題の解決が，ほかの問題解決に及ぼす影響度等により行う。

　管理栄養士が直接介入できないが，しかし栄養と関連が深い重要な問題で他職種との連携をとりながら解決していく必要がある場合は，管理栄養士が介入できる問題とは別にリストアップする。そして栄養士は直接介入しないが，モニタリングを行なう。

　初学者はリスク評価についても同時に考えることで，病態の知識の確認を行うことができ，より有効で信頼性のある栄養診断を行うことができるだろう。演習問題の「栄養ケアプロセス記入表」にはリスク評価の記入欄を設けた。

（1）アセスメント項目の整理分類と関連図

　栄養診断を行うために，栄養アセスメントで取り上げた問題のある項目すべてを関連するグループに分けて情報を整理する。この目的は情報の分析と統合を行うことであり，全体を俯瞰するために関連図を描き判定すると良い。

（2）栄養診断

　栄養アセスメントで取り上げた栄養上の問題を検証し，必要栄養量と栄養摂取量を比較検証し，栄養素の過不足を明確化する。栄養摂取量の過不足が生じている原因を明確化し，「栄養診断コード・用語」を確定する。栄養診断のコードおよび用語は使用していない場合も多いと思われるが，栄養管理の標準化を図るためにも，また初学者の学びのためにも栄養診断コード・用語は活用すべきである。栄養診断コード・用語は巻末に参考資料として添付した（p.288 参照）。

　栄養診断は問題（P：Problem），原因（E：Etiology），徴候・症状（S：Sign and Symptoms）の3項目で記述し，「この問題（P）＝栄養診断名は，この原因（E）と関連する。その根拠は，この徴候・症状（S）である」と表現できるようにする。アセスメントの項目の整理分類と関連図作成の結果から，関連する項目を1つのグループにまとめ，そのグループ1つにつき1つの問題の名前を付ける。名前を付けた同じグループの項目から原因と徴候・症状を拾い出す。

① 問題（P：Problem）：「栄養関連問題」または「栄養診断名」「栄養判定」「ラベル」ともいう。

② 原因（E：Etiology）：「問題の原因」または「問題に関連する因子」「誘因」ともいう。

③ 徴候・症状（S：Sign and Symptoms）：「問題を裏付ける指標」または「問題の根拠となる事象」ともいう。

（3）リスク評価

　列挙した問題または疾患の今後の見通しを記述する。将来，起こりうるあらゆる状況の想定を行う。

3）栄養介入：栄養管理計画の立案と実施

　栄養状態の総合的な判定として栄養診断を行い，問題のリストが作成できたら栄養介入計画の立案を行う。問題（P）の原因（E）を取り除き，徴候・症状（S）を減じるための介入計画（栄養管理計画）を以下の手順で作成する。

　なお最初の計画を本書ではPOSの考え方に沿って「初期計画」という。栄養介入計画は当該患者の状態に合わせて変化するものであり，これは暫定的な栄養介入計画の作成ということになる。この栄養介入計画に基づき栄養管理を行い，患者の栄養状態を定期的に評価し，必要に応じて栄養介入計画を見直していく必要がある。

（1）栄養管理の目標を設定する

　・栄養管理の長期目標：ゴールの設定

　・栄養管理の短期目標：いつまでに何を行うかを明確化する

（2）栄養処方とその設定根拠

　エネルギー，たんぱく質，脂質，水分，食塩相当量の設定と，疾患特有の調整が必要な栄養素についての設定量とその根拠を記述する。また，栄養補給方法（補給ルート，食事形態等）についても対象者の摂食嚥下状態を見極めて決定し，記述する。

（3）初期計画（栄養管理計画）

　栄養診断の問題ごとに対応した栄養介入計画をたてる。患者の栄養状態を定期的に評価し，必要に応じて栄養介入計画を見直していく必要がある。以下3項目にて記述する。

① モニタリングの計画 Mx）（または栄養アセスメントの計画）

② 栄養療法の計画 Rx）

③ 栄養教育の計画 Ex）

　モニタリングの計画＝Mx），栄養療法の計画＝Rx），栄養教育の計画＝Ex）と略してよい。

　優先順位をつけ作成した問題リストの複数の問題に対し，漏れがないように記載が可能であれば一括して記載してもよい。無理に問題ごとに記載する必要はないが，初学者は慣れるまで問題ごとに記載してみよう。問題ごとに作成した計画が同じ内容になるような場合は，栄養診断を統合できる可能性があるので，再考してみよう。

　モニタリングの計画は，栄養診断の徴候・症状の項目が改善しているか否かをモニターする計画である。栄養療法の計画は，栄養処方から問題と関連するものを記述する。栄養処方以外で，運動量の増加など必要であれば記述する。教育計画は，問題を解決するために，栄養療法の計画を踏まえて何をどのように教育すべきかを考えて記述する。

（4）栄養モニタリングと評価

　栄養アセスメントに準じた項目で記録し，対象者の状態を数値化する。どの程度の間隔で記録するかも検討することが重要である。記録した内容で経過一覧表を作成するとよい。モニタリングの計画に組み入れた項目は漏らさず一覧表に記録する。

（5）経過記録（SOAP）：再アセスメント→栄養診断→栄養介入→栄養モニタリングと評価の計画

　問題に焦点を当て，問題ごとに，問題に関するS：主観的情報とO：客観的情報から，A：アセスメントを考え，SOAを受けてP：プランを書く。Pは初期計画と同様にモニタリングの計画 Mx），栄養療法の計画 Rx），栄養教育の計画 Ex）に分けて記述する。

　初期計画と同様に，複数の問題に対し，漏れがないように記載が可能であれば一括して記載してもよい。無理に問題ごとに記載する必要はない。

S：主観的情報（Subjective Data）

O：客観的情報（Objective Data）

A：アセスメント（Assessment）

P：プラン（Plan）

\<Memo\>

主観的情報（Subjective Data：S）と客観的情報（Objective Data：O）の違いは何？

S：食事療法が不安です（患者の言葉）

O：患者は食事療法に不安がある（看護記録に記載された事項＝看護師の客観的な評価）

　Sとして同じ患者の言葉を聞いても，Oとして記述する際に，解釈には違いが出る可能性がある。

（6）診療報酬の様式である「栄養管理計画書」への応用

　入院患者を対象とし栄養管理が必要と判断した際は，栄養管理計画を作成する必要がある。栄養管理計画には，栄養補給に関する事項，その他栄養管理上の課題に関する事項，栄養状態の評価間隔等を記載することとされている。「入院時栄養状態に関するリスク」と「栄養状態の評価と課題」は栄養状態の総合的な判定である問題リストに基づいて記載する。「栄養管理計画」は栄養介入計画の作成で記載した内容に基づいて記載する。

① 入院時栄養状態に関するリスク

　問題リストの原因（E）と徴候・症状（S）を記載する。

② 栄養状態の評価と課題

　問題リストの問題（P）を記載する。

③ 栄養管理計画

　「目標」は長期目標と短期目標に基づき記載する。「栄養補給量，栄養補給方法，食事内容」は栄養処方と栄養補給法に基づき記載する。「栄養食事相談に関する事項」は初期計画の栄養教育の計画に基づき記載する。「栄養状態の再評価の時期」は短期目標の「いつまでに」の期日を再評価の時期とする。「退院時及び終了時の総合的評価」は要約に基づき記載する。

\<Memo\>

問題に3つの型がある問題の"型"とは？

・実存型（異常）：実際にその問題がある状態，機能不全

・リスク型（放置すると異常になる）：問題の指標となる徴候・症状はないものの，その状態を起こしやすくする危険因子がデータベースに存在している状態，潜在的機能不全

・ウエルネス型（正常）：特定のウエルネス（健康）状態をさらに高いウエルネス（健康）レベルに移行しようとする場合

\<参考文献\>

1）中村丁次『チーム医療に必要な人間栄養の取り組み:臨床栄養管理のすべて』第一出版，東京，2012，p39-61

2）中村丁次「栄養管理の国際的標準化と栄養診断の導入」『臨床栄養Vol.112 No.1：89-91』2008

3）宮本啓子ほか「米国栄養士会による栄養ケアプロセス・モデル（NCPM）の開発とその意義-我が国における栄養ケア・マネジメントへの活用についての検討-」『日本健康・栄養システム学会誌　Vol.9 No.3：28-36』2009

4）公益社団法人日本栄養士会 監訳『国際標準化のための栄養ケアプロセス用語マニュアル』第一出版，東京，2012

5）公益社団法人日本栄養士会 監修『栄養管理プロセス』第一出版，東京，2018

6）日野原重明 監修，渡辺　直 著『電子カルテ時代のPOS—患者指向の連携医療を推進するために』医学書院，東京，2012

高血圧（肥満症）【外来】での栄養ケアプラン作成

1. 症例の病態：肥満症・高血圧・脂質異常症

1）肥満症

（1）病因・病態

　肥満とは，エネルギー摂取量の過剰またはエネルギー消費量の低下により，エネルギー摂取量がエネルギー消費量を上回り，過剰なエネルギーが脂肪組織として蓄えられた状態である。脂肪組織の過剰な蓄積には代謝異常を合併する場合が多く，耐糖能異常，脂質異常症，高血圧などの生活習慣病を合併することが多い。また，膝関節痛，腰痛などの関節の障害を合併することも多い。

（2）症　状

　肥満症による症状はない。

（3）診断基準

　「肥満」と「肥満症」の違いは以下のようになる。

　肥満＝体格を表す指標。肥満症＝疾病としての肥満。

　肥満は体格を示す言葉であり，日本肥満学会による診断基準によりBMI25以上を肥満とする。一方，肥満によって引き起こされる健康障害を合併する場合を肥満症と診断する。肥満症の診断基準（巻末参考資料参照）に必須の肥満に起因ないし関連し減量を要する健康障害には，耐糖能障害，脂質代謝異常，高血圧，高尿酸血症，冠動脈疾患，脳梗塞，脂肪肝，月経異常，睡眠時無呼吸症候群，整形外科的疾患，肥満関連腎臓病などがある[1]。

（4）治　療

　エネルギー摂取量の減少とエネルギー消費量の増加により，体脂肪の減少を図る。食事療法と運動療法をまず行う。体脂肪を減じ，除脂肪組織を減らさないためには，運動療法により筋肉減少を予防する必要があるが，関節障害の予防への配慮が必要となる。減量体重を維持する食習慣の確立と栄養障害の予防のため，適切な栄養摂取の教育を継続して行う必要がある。

（5）栄養療法

　摂取エネルギー量の設定は，合併症がある場合は各疾患の治療ガイドラインに沿った設定とする。

　食品と調理法の選択としては，体内での中性脂肪合成を促進する栄養素を避ける必要があり，飽和脂肪酸を含む動物性脂肪や果糖を含む砂糖の摂取を制限する。また調理法も揚げ物など油脂を多く使用する調理は，摂取エネルギー量の過剰を引き起こしやすいので避ける。

（6）類縁疾患との関係：メタボリックシンドロームとの関係

　メタボリックシンドロームは，BMIに関わらず「腹囲：男性≧85cm，女性≧90cm，CTにより内臓脂肪面積≧100cm^{2}相当」であり，「高トリグリセライド（中性脂肪）血症 ≧150mg/dLかつ/または低

HDL-C血症＜40mg/dL」「収縮期血圧≧130mmHg かつ/または拡張期血圧≧85mmHg」「空腹時高血糖≧110mg/dL」の３項目のうち２つ以上を合併した場合に診断される（診断基準は巻末参考資料参照）。またBMIが25kg/m^{2}以上であると肥満症の内臓脂肪型肥満とほぼ同じ疾患であるが，肥満症よりもリスクが重積した疾患と捉えることができる。

（7）この疾患を理解するために必要な知識

体脂肪が蓄積される流れを復習する。食事を摂取すると消化・吸収・代謝される。食事由来の脂質は腸管からリンパ管を経て末梢組織へ取り込まれる。糖質・たんぱく質は門脈を介して肝臓へ取り込まれる。肝臓で過剰な栄養素は中性脂肪に合成され，リポ蛋白として分泌され，脂肪組織に蓄積される。脂肪組織に過剰に中性脂肪が蓄積した状態が肥満である。腹腔に蓄積すると内臓脂肪型肥満症となり，肝細胞に蓄積すると非アルコール性脂肪肝となる。栄養素の代謝と利用にはインスリンが関与する。

２）高血圧

（1）病因・病態

高血圧の90〜95％は原因を特定できない本態性高血圧症である。そのほか，腎性高血圧症，内分泌性高血圧症などの二次性高血圧症がある。高血圧の有病率は30歳以上の日本人男性47.5％，女性の43.8％（統計：約4,000万人）と推定されている。今後，高齢化に伴い増加が懸念されており，さまざまな血圧指標のなかでも収縮期血圧は最も循環器疾患発症と関連する。日本人の高血圧の特徴は，多い食塩摂取量（１日当たり男性約11g，女性約９g）があげられ，国民健康・栄養調査の結果ではここ10年以上は大きな低下が認められていない。また，肥満を伴う高血圧者の増加が特に男性で多いのも特徴である。

（2）症　状

高血圧特有の症状はないが，頭痛，めまい，耳鳴り，肩こり，動悸，息切れなどの症状がある場合もある。

（3）診断基準

血圧が140/90mmHg以上の場合に，高血圧と診断される。診察室血圧のほかには，家庭血圧と自由行動下血圧の基準がある。家庭血圧では135/85 mmHg以上が高血圧とされ，診察室の基準よりも低値に設定されている。高血圧の分類は参考資料の高血圧治療ガイドラインを参照すること[2]。

（4）治　療

高血圧の治療目的は，脳血管疾患や心血管疾患等の発症とそれらによる機能の障害や死亡を抑制することである。降圧治療には，生活習慣の修正と薬物療法がある。血圧と血圧以外の予後影響因子から，リスクの層別化が行われ，リスクにより生活習慣の修正と同時に降圧薬治療を開始するか否かで異なる。生活習慣修正はすべての正常高値血圧レベル以上（120/80mmHg以上）の患者に行い，必要に応じて降圧薬治療を開始する。下記に記載した栄養療法のほかに，適正体重の維持，運動の推奨などが含まれており，減塩のみではない，複合的な生活習慣の修正がより効果的と考えられている。

（5）栄養療法

治療ガイドラインの生活習慣の修正項目として，減塩６g/日未満，野菜・果物の積極的摂取，コレステロールや飽和脂肪酸の摂取を控える，魚（魚油）の積極的摂取，減量（BMI ＜25），運動は中等度の強度の有酸素運動を中心に定期的に（毎日30分以上を目標）行う，節酒（エタノールで男性20-30mL/日以下，女性10-20mL/日以下），禁煙があげられている。

　食品と調理法の選択としては，食塩含有量の多い塩蔵品，漬物，かまぼこ類，ハム，ソーセージなどの加工品の摂取を避ける。調理法としては食塩を控え，食塩を控えた物足りなさを補うために，だしを利かせる，酸味（酢，かんきつ類）を使用する，香草，薬味など香りのある食材を利用するなどの工夫が必要である。

（6）この疾患を理解するために必要な知識

　血圧の調整がどのようになされているかを復習する。短期の調節系（秒）は神経性因子により調節されており，交感神経系は血管収縮と心拍数の上昇により血圧を上昇させ，副交感神経系は血管拡張と心拍数の抑制により血圧を低下させる。中期の調節系（分〜時間）はホルモン，アンジオテンシンⅡなどの液性因子による調節であり，アンジオテンシンⅡは強力な血管収縮作用により血圧上昇をもたらす。長期の調節系（数時間）は腎臓の体液量調節により，血圧の変化に対し尿量を増減させて調節を行う。すべての調節系のうち，最も調節能力が大きく，レニン・アンジオテンシン・アルドステロン系の作用でアルドステロンが遠位尿細管と集合管に作用しNaと水の再吸収を亢進し血圧上昇を促す作用などがある。

3）脂質異常症

　脂質異常症は，肥満症に合併することが多い疾患である。この章では脂質異常症のない症例，また演習問題では脂質異常症がある症例を取り上げている。

（1）病因・病態

　脂質異常症は，動脈硬化性疾患の最も重要な危険因子である。動脈硬化性疾患は遺伝素因に過食，身体活動不足をはじめとする環境因子が加わり発症する。多くの疫学研究から，コレステロール，動物性脂肪の過剰摂取が血清コレステロールを増加させることが明らかになっている。

（2）症　状

　自覚症状はまったくない。

（3）診断基準

　動脈硬化性疾患予防のためのスクリーニングにおける脂質異常症診断基準（空腹時採血：10時間以上の絶食）は高LDLコレステロール血症 140 mg/dL以上，境界域高LDLコレステロール血症 120〜139 mg/dL，低HDLコレステロール血症40 mg/dL未満，高トリグリセライド血症150 mg/dL以上，高Non-HDLコレステロール血症170 mg/dL以上，境界域高Non-HDLコレステロール血症150〜169 mg/dLである。治療ガイドラインにはカテゴリー分けがあり，リスクにより分類され，リスク区分別脂質管理目標値が設定されている[3]（参考資料参照）。

（4）治　療

　治療の基本は，食生活の是正や身体活動の増加，適正体重の維持および禁煙等の生活習慣の改善である。冠動脈疾患の有無やその他の主要危険因子を把握し，ガイドラインに基づいた絶対リスク評価と脂質管理を行う。リスクが高い集団には，より積極的な脂質低下療法として薬物療法を用いる。

（5）栄養療法

　エネルギー摂取量と身体活動量を考慮して適正体重（BMI<25）を維持する。総エネルギー摂取量（kcal/日）は，一般に標準体重（kg，（身長m）^{2}×22）×身体活動量（軽い労作で25〜30，普通の労作

で30〜35，重い労作で35〜）とする。脂質エネルギー比率を20〜25％，飽和脂肪酸エネルギー比率を4.5％以上７％未満，コレステロール摂取量を200mg/日未満に抑える。n-3系多価不飽和脂肪酸の摂取を増やす。トランス脂肪酸の摂取を控える。炭水化物エネルギー比率を50〜60％とし食物繊維の摂取を増やす。食塩の摂取は６g/日未満を目標とする。アルコール摂取を25g/日以下に抑える。栄養食事指導では，これらのことを患者が自ら実施できるように，優先順位を決めて取り組んでもらうとよい。

（6）この疾患を理解するために必要な知識

　脂質異常症は，動脈硬化性疾患の主要な危険因子であるが，脂質異常症のほかにも動脈硬化性疾患予防の上で考慮すべき危険因子は多い。冠動脈疾患の既往，高血圧，糖尿病，耐糖能異常，慢性腎臓病，喫煙，年齢・性別，非心原生脳梗塞・末梢動脈疾患，などである。これらの病態が重複する場合は，冠動脈疾患発症や死亡リスクがより高くなることを理解しておく必要がある。

２．高血圧症例（外来通院患者　栄養指導依頼例）

1）医師からの指示とカルテ情報

❶ 医師からの指示

　体重はマイナス５％減少，ウエスト周囲は90cm未満にすることを目標にし，生活改善に取り組めるよう指導。

❷ 初回指導時カルテ情報

| 年齢63歳　女性 |

主病名及び合併症：本態性高血圧症　肥満症　腰痛症

主　訴：３日前から鼻水，今朝からのど痛みがあり，来院した。

既往歴：腰痛症

家族歴：特になし

現病歴：健康診断は受けていなく，腰痛がたまに出現したが，日常生活は問題なく過ごせていたので，治療はしていなかった。体調に問題があるとは思っていなかったが，今回，風邪の症状で受診し，高血圧と肥満を指摘された。風邪の症状は３日程度で完治した。

薬剤の使用状況（栄養状態・栄養指標に影響を与える薬剤）：
レザルタス配合錠ＨＤ（アンジオテンシンⅡ受容体拮抗薬・持続性カルシウム拮抗薬）１錠
身体計測：身長：160.0cm，体重：77.2kg，BMI：30.2 kg/m^2（肥満２度），腹囲：97.5 cm

臨床検査

項目名	血　圧	AST	ALT	γ- GT	空腹時血糖値
数　値	167/110 mmHg	24 U/L	20 U/L	31 U/L	104mg/dL
項目名	HbA1c	TC	TG	HDL-C	LDL-C
数　値	5.9%	211mg/dL	55mg/dL	97mg/dL	92mg/dL
項目名	Cr	eGFR			
数　値	0.7mg/dL	64.5 mL/min/1.73m^2			

臨床診査所見：特になし

2）管理栄養士が収集した情報

❶ 初回栄養指導の際，患者から聞き取った情報

＜患者プロフィール，生活背景＞

　夫と2人暮らしで，規則正しい生活をしている。季節によって異なるが，多い時には週に6日間メーター検針員の仕事をしており2万歩は歩く。健康運動教室とバドミントンサークルに週1回参加している。20歳の時の体重は54kgであったが，徐々に体重が増加し50代で70kgを超えた。3kgやせたことがあるが，すぐにリバウンドし，体質的に太りやすく，やせるのは無理だと感じている。

＜食歴＞

　ほぼ食事は自分で調理して食べている。洋食系の食事が好きで，揚げ物やひき肉料理は夫が好むこともありよく食べる。外食する時も洋食が多く，デザートがセットのものを選ぶ。家での食事は外食よりも薄味にしている。スポーツを行った日は，スポーツドリンク500mLを飲む。自宅で毎日大福や，ケーキ食べるのが楽しみ。

　1日のメニューとしては，以下のような内容であった。朝食はご飯軽く1膳（100g），餃子入りスープ，鶏肉のオリーブオイル漬け，人参とツナ缶の炒め物，スイカ。昼食は食パン6枚切り1枚（バターとジャム），鶏唐揚げ，牛乳コップ1杯半，コーヒー。夕食は主食なし，タコ刺身，餃子，豚バラ肉と野菜の炒め物，キムチ納豆。間食として，朝食後にまんじゅう小1個，午後に炭酸飲料500mL1本，アイスクリーム1個，夕食後にアーモンド10粒。

❷ 初回食事調査

　現在の摂取栄養量は，持参した3日間の食事記録より算定。食事記録は重量の記載がない項目も多く，栄養指導で聞き取った内容を含め概算した。

　エネルギー：2,380 kcal，たんぱく質：106 g，脂質：99 g，炭水化物：255 g，食塩相当量：13 g

3）症例の経過

　1か月後に再指導。食事は気をつけて野菜を多く食べるようにしている。夕食を減らし，朝食を増やした。体重は少しずつ減っている。体重が増えるときは食べた量が多いときだと感じる。甘い飲み物はやめて，お茶にしている。お菓子も毎日は食べていないが，たまに食べてしまう。お菓子を食べたいという気持ちが強く，我慢することはストレスに感じるとのこと。

＜身体計測＞

　体重：75.9kg，BMI：29.6kg/m^2（肥満1度）

＜臨床検査＞

項目名	血　圧	TC	TG	HDL-C	LDL-C
数　値	148/97 mmHg	202 mg/dL	64 mg/dL	96 mg/dL	85 mg/dL

＜食事調査＞

　持参した3日間の食事記録より算定。食事記録は重量の記載がない項目も多く，栄養指導で聞き取った内容を含め概算した。

　エネルギー：2,130kcal，たんぱく質：71g，脂質：88g，食塩相当量：10g

3. 高血圧症例の栄養アセスメントの方法

1）栄養アセスメントの方法

　まずは情報を整理分類してみる。病歴等，身体計測，臨床検査，食事調査などの結果から栄養状態を総合的に判定する。診療録，看護記録等には多くの情報があるが，「肥満症になった理由は何か？」を情報のなかから探索することを目的に，必要な情報を選択する。分類整理した情報で，基準があるものは一つひとつ評価を行う。

　この章の肥満症例の情報を分類整理し，評価を加えると下記のようになる。

❶ 病歴等（O：Object 客観的データ）

診療録（カルテ）・看護記録などほかのスタッフからの情報	
年　齢	63歳
性　別	女性
主たる疾患名	肥満症，本態性高血圧症
主　訴	風邪の症状以外は特になし
現病歴	健康診断は受けていなく，体調に問題があるとは思っていなかったが，今回，風邪の症状で受診し，高血圧と肥満を指摘された。
患者プロフィール，生活背景	夫と2人暮らしで，規則正しい生活。多い時には2万歩仕事で歩く。健康運動教室とバドミントンサークルに週1回参加。体重は20歳時54kg，50代で70kgを超えた。ダイエットで3kg減も，すぐにリバウンドし，体質的にやせるのは無理だと感じている。
既往歴	腰痛症
家族歴	特になし
家族構成，家庭環境	夫と2人暮らし。
薬剤の使用状況	（栄養状態・栄養指標に関連する薬剤） レザルタス配合錠HD（アンジオテンシンII受容体拮抗薬・持続性カルシウム拮抗薬）　1錠

❷ 身体計測値を評価する。（O：Object 客観的データ）

項　目	測定値	基準値と比較し評価
身　長	160.0cm	（標準体重は62.5kg）
現体重	77.2kg	
BMI	30.2kg/m²	肥満2度
腹囲	97.5cm	肥満症治療ガイドラインでは，内臓脂肪型肥満の判定のスクリーニング検査としてウエスト周囲長を用いており，女性でウエスト周囲長が90cm以上は内臓脂肪型肥満の可能性がある。確定検査は腹部CTによる内臓脂肪面積が100cm²以上となっているため，この症例は内臓脂肪型肥満が確定しているわけではないが，可能性は高いといえる。

❸ 臨床検査（血液検査，尿検査，生理学的検査，他）の中で当該患者の栄養状態と関係があると考えられる項目を選び，栄養学的視点から評価する。（O：Object 客観的データ）

　基準値と比較して「高い・低い」の評価ではなく，検査項目ごとにガイドラインの基準と比較した結果を記載することや，どのような疾患が予測できるのかなどを考えて簡潔に記載する。

検査項目	基準値と比較し評価
血圧：167/110 mmHg	高血圧治療ガイドラインより，III度高血圧である。
空腹時血糖：104 mg/dL	正常高値

HbA1c：5.9 %	問題なし
TG：55 mg/dL	問題なし
HDL-C：97 mg/dL	問題なし
LDL-C：92 mg/dL	問題なし
AST：24 U/L	問題なし
ALT：20 U/L	問題なし

❹ 臨床診査の所見の中で患者の栄養状態とかかわる所見を抽出し評価する（O：Object 客観的データ）

臨床診査所見
特になし

❺ 摂取栄養量および栄養補給法の評価。（O：Object 客観的データ）

（a）栄養必要量の推定（個人の栄養摂取量を評価する基準となる）

　肥満症治療ガイドラインより，患者は25kg/m²≦BMI<35kg/m²であるため，25kcal×標準体重（kg）/日以下を目安に摂取エネルギー量を算定し，指示エネルギーの50～60％を炭水化物，15～20％をたんぱく質，20～25％を脂質とする。

	推定値	推定方法
エネルギー	1,408 kcal	25 kcal×56.3 kg = 1,408 kcal
たんぱく質	56g	[0.9～1.0 g×標準体重（kg）] で計算して，過不足がないかを確認する。0.9gでは不足するため，下記で算出した。 　　1.0g×56.3 kg = 56 g 　　たんぱく質エネルギー比：16.0 %
脂　質	39g以下	脂質エネルギー比20～25％で設定。 脂質を20％以下にするのは困難なので，25％以下で設定。
水　分	1,700 mL程度 （自由摂取）	[30～35mL×体重(kg)] で設定。 30 mL×56.3 kg = 1,689 mL
食塩相当量	6 g未満	高血圧治療ガイドラインの設定より6g未満とする。

（b）現在の栄養摂取量

	3日間の食事記録より算定。食事記録の重量の記載がない項目も多く，栄養指導時に聞き取った内容を含め概算した。	
経口摂取	エネルギー	2,380kcal
	たんぱく質	106g（たんぱく質エネルギー比：17.8％）
	脂質	99g（脂質エネルギー比：37.4 %）
	炭水化物	255g（炭水化物エネルギー比：42.9 %）
	食塩相当量	13g

（c）摂取栄養量および栄養補給法の評価

　基準である推定栄養必要量と比較し，肥満症の要因を探索し，評価する。

評　価
エネルギー摂取量は肥満症診療ガイドラインの設定よりも，ほぼ1,000 kcal摂取過剰であり，脂質エネルギー比が高い。身体活動量は高い様子がうかがえるが，それを考慮してもエネルギーの過剰摂取である。食事からの脂質の摂取が多いこと，菓子と清涼飲料からのショ糖の過剰摂取により体脂肪の蓄積が助長されていると思われる。食事の摂取量が多いことに伴い，食塩摂取量は多く，減塩が必要である。

❻ カルテなどから得た情報を参考にして，患者から情報の聞き取りを行う。聞き取った栄養関連の情報を記述する。（S：Subject 主観的データ）

	患者から聞き取った情報
食 歴	ほぼ食事は自分で調理して食べている。洋食系の食事が好きで，揚げ物やひき肉料理は夫が好むこともありよく食べる。外食する時も洋食が多く，デザートがついているものを選ぶ。家での食事は外食よりも薄味にしている。スポーツを行った日は，スポーツドリンク500 mLを飲む。自宅で毎日大福や，ケーキを食べるのが楽しみ。

2）栄養診断とリスク評価

❶ 関連図の作成

　栄養アセスメントの項目を評価し，栄養上の問題と考えられる情報の関連図を作成する。症例自身の行動（食生活や身体活動）と数量化された身体計測，臨床検査データを関連付けて考えるのが重要である。

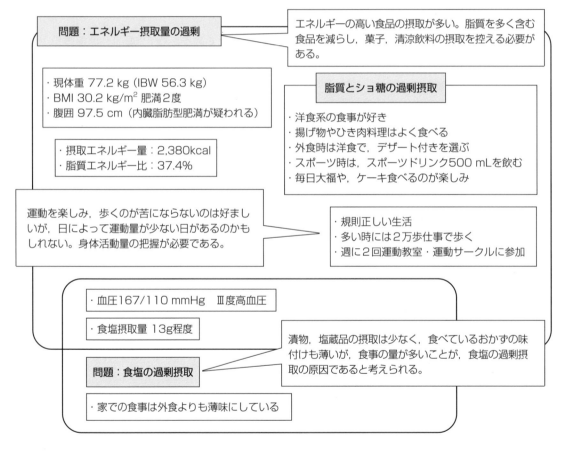

❷ 栄養診断

　関連図を描き，グループ分けを行ったなら，グループに問題名をつける。それを優先順位の高い順に並べて問題リストを作成する。本症例の場合は，症例自身の行動である食生活が問題の主たる原因であり，数量化された食事摂取量，身体計測等は徴候である。

　P. E. S. の関係は，「この問題（P）＝栄養判定名は，この原因（E）と関連する。根拠は，この徴候・症状（S）である」と表現できること。

	問題（P）	エネルギー摂取量の過剰
#1	原因（E）	脂質の多い食事を好んで食べていることと，菓子と清涼飲料の摂取
	徴候・症状（S）	現体重 77.2 kg，BMI 30.2，腹囲 97.5 cm，血圧153/106 mmHg，摂取エネルギー量2,380 kcalで1,000 kcalの過剰，脂質エネルギー比 37.4 %
	問題（P）	食塩の過剰摂取
#2	原因（E）	味付けは薄味であっても，食事量が多い
	徴候・症状（S）	食塩摂取量 13 g 程度

リスク評価（列挙した問題の今後の見通し）：将来起こりうるあらゆる状況の想定
現在の生活を継続すると，肥満症，高血圧の影響で動脈硬化の進展が予測できる。動脈硬化の進展により，脳血管疾患，心疾患，腎疾患等の発症が懸念される。また，過体重の影響で，腰痛症の悪化や膝関節痛などの症状が出る可能性も懸念される。

4. 高血圧症例の栄養介入計画作成方法

1）栄養管理の目標を設定する

　生活習慣病患者の外来指導の場合，長期目標のゴールは半年から1年後を目安とし，短期目標については，患者の栄養指導を受けるペースを考慮しながら，次回の指導日までの目標設定を行うことを目安とする。減量指導は継続したサポートが必要である。患者が実現可能であると思えるような目標であり，かつリスクの軽減が行える目標設定が重要である。肥満症治療ガイドラインでは，患者のBMIが25kg/m^2≦BMI<35kg/m^2であれば，現在の体重から3〜6か月で3％以上の減少を目指すとされている。

栄養管理の長期目標（ゴール）	なるべく早い時期に消費エネルギー量に見合ったエネルギー摂取ができる。肥満の是正。1年後の体重を74kg（BMI 28.9 肥満1度）に減量・維持し，腹囲を90cm未満に減じることを目標とする。
栄養管理の短期目標（いつまでに何を）	1か月1kgの減量を目標とし，毎日30分程度の歩行運動を行う，揚げ物・ひき肉料理・肉の脂身の摂取を減らす，菓子の摂取を減らし清涼飲料は飲まない，食塩摂取量を6g未満にする，の中で実行可能なものから取り組む。 3か月で3kg（4％）の減量を行い，74kg（BMI 28.9 肥満1度）を目標とする。その後はリバウンドしないように管理し，可能な範囲で減量を継続する。

2）栄養処方

　必要栄養量とほぼ同じ内容とした。初期計画の段階では栄養量を付加または減量する必要性は認められない。水分はとくに管理する必要がないので自由摂取とした。詳細は以下の通りである。

	設定量	根拠
エネルギー	1,408kcal	25kcal×56.3kg = 1,408kcal
たんぱく質	56g	［0.9〜1.0g×標準体重 (kg)］で計算して，過不足がないかを確認する。0.9gでは不足するため，下記で算出した。 1.0g×56.3 kg = 56 g たんぱく質エネルギー比：16.0%
脂　質	39g以下	脂質エネルギー比20〜25％で設定。31g〜39gとする。脂質を20％以下にするのは困難なので，25％以下で設定。

水　分	自由摂取	
食塩相当量	6 g未満	高血圧治療ガイドラインの設定より6 g未満とする。

栄養補給方法（補給ルート，食事形態等）
経口摂取。食事形態に制限はない。

3）初期計画

　問題リストの各問題に対応した栄養介入計画を，Mx）:モニタリングの計画，Rx）:栄養療法の計画，Ex）:栄養教育の計画，に分けて記述する。モニタリングの計画は徴候・症状に基づき記述し，栄養療法の計画は栄養処方に基づき記述する。

	問題（P）	身体活動不足に起因するエネルギー摂取量の過剰
#1	Mx）モニタリングの計画	血圧，体重，BMI，腹囲，摂取エネルギー量調査（3日間の食事記録調査），身体活動量の調査
	Rx）栄養療法の計画	エネルギー摂取 1,408kcal，たんぱく質56g，脂質エネルギー比25％以下とするが，現在の摂取量から1,000kcal 減となり達成が困難な可能性が高い。1,400kcal は目標とし，徐々に近づけることも選択肢のひとつとする。
	Ex）栄養教育の計画	脂質の多い食品のリストを渡し，脂質の少ない食品の選択ができるようにする。清涼飲料にはショ糖が，菓子にはショ糖に加え脂質も多く含まれるものもあり，体脂肪増加につながることを知ってもらう。運動の重要性を知り，30分間の有酸素運動を実施可能な内容で計画する。
#2	問題（P）	食塩過剰摂取
	Mx）モニタリングの計画	食塩摂取量（3日間の食事記録調査）
	Rx）栄養療法の計画	食塩6 g未満とする。
	Ex）栄養教育の計画	味付けを薄くしていても，量を多く食べると摂取塩分は多くなることを理解してもらう。汁物と麺類は合わせて1日1回にし，麺類の汁は残す。漬物などの塩蔵品のほか，かまぼこ，ハム，ソーセージなど塩分の多い加工品を知り摂取を控える。

5．高血圧症例の栄養モニタリングと評価，および経過記録作成の方法

　「症例の経過」（p.15）からSOAPを用いた経過記録の作成を行った例である。問題ごとではなく，漏れがないように注意して一括して記述している。1か月後の指導記録である。S:主観的情報（Subjective Data) O:客観的情報 (Objective Data) A:アセスメント（Assessment）P:プラン（Plan）で記載している。

#1　エネルギー摂取量の過剰　　#2　食塩の過剰摂取	
S	食事は気をつけて野菜を多く食べるようにしている。夕食を減らし，朝食を増やした。体重は少しずつ減っている。体重が増えるときは食べた量が多いときだと感じる。甘い飲み物はやめて，お茶にしている。お菓子も毎日は食べていないが，たまに食べてしまう。お菓子を食べたいという気持ちが強く，我慢することはストレスに感じる。
O	体重 75.9kg，BMI 29.6kg/m^2（肥満1度），血圧148/97mmHg（Ⅰ度高血圧），摂取エネルギー2,130kcal，脂質エネルギー比37.2 %，食塩摂取量10g。
A	摂取エネルギーは250kcal減少し，体重も1.3kg減少した。清涼飲料と菓子は減らせたようだが，食事内容が変えられない様子。脂質エネルギー比は変化がなく，脂質の過剰摂取が伺われる。血圧が低下したのは，食事の効果も考えられるが，薬剤の効果が大きいと考えられる。

P	Mx）血圧，体重，BMI，腹囲，摂取栄養量調査（3日間の食事記録調査），身体活動量の調査 Rx）摂取エネルギー量1,408 kcal，脂質エネルギー比25％未満，食塩摂取量6g未満 Ex）体重記録をつけることを勧める。肉の脂身はなるべく食べない。油脂の1日の摂取量は全部合わせて大匙1杯程度を目安にする。お菓子は記載されている栄養成分表示を参考に，1日100kcal以内に決めて食べる。主菜の量が多い様子なので，1日の主菜の摂取量目安を提示し，覚えて食べてもらう。

6. 高血圧症例（外来）の栄養指導記録の作成

　栄養指導記録の書式は，病院・施設ごとに多様である。記載方法はSOAPで記載することが推奨される。SOAPは他の医療職種でも記録作成に活用しているからである。日本栄養士会は栄養指導記録のSOAP記載のAの欄にPES報告を入れることを推奨している。ここでは初回時の栄養指導の記録の1例を示す。

患者氏名：○○ ○○	疾患名：高血圧，肥満症
栄養診断：　#1　エネルギー摂取量の過剰　　#2　食塩の過剰摂取	

Mx）血圧，体重，BMI，腹囲，摂取栄養量調査（3日間の食事記録調査），身体活動量の調査
Rx）摂取エネルギー量 1,408kcal，脂質エネルギー比 25％未満，食塩摂取量6g未満

初回指導記録	
○○○○年　○月　○日	次回指導（1か月後）　　管理栄養士　○○ ○○

S	洋食系の食事が好きで，揚げ物やひき肉料理はよく食べる。薄味にしている。毎日大福やケーキを食べるのが楽しみ。週に2日運動教室などに参加し，その時にスポーツドリンクを500mL飲む。仕事で2万歩歩くことがある。20歳時の体重54kg，50代で70kgを超えた。体質的に痩せるのは無理だと思うとのこと。
O	体重 77.2kg，BMI 30.2，腹囲 97.5cm，血圧153/106mmHg，摂取エネルギー量2,380 kcalで1,000 kcalの過剰，脂質エネルギー比：37.4％
A	問題（P）：エネルギー摂取量の過剰，食塩の過剰摂取。 原因（E）：脂質の多い食事と菓子と清涼飲料の摂取。薄味であっても食事量が多い。 徴候・症状（S）：BMI 30.2，腹囲 97.5cm，血圧153/106mmHg，摂取エネルギー量2,380 kcalで1,000kcalの過剰，脂質エネルギー比：37.4％，食塩摂取量13g
P	Ex）脂質の多い食品のリストを渡し，脂質の少ない食品の選択ができるようにする。清涼飲料にはショ糖が，菓子にはショ糖に加え脂質も多く含まれるものもあり，体脂肪増加につながることを知ってもらう。味付けを薄くしていても，量を多く食べると摂取塩分は多くなることを理解してもらう。汁物と麺類は合わせて1日1回にし，麺類の汁は残す。漬物などの塩蔵品のほか，かまぼこ，ハム，ソーセージなど塩分の多い加工品を知り摂取を控える。

＜参考文献＞
1）日本肥満学会 編『肥満症診療ガイドライン2016』ライフサイエンス出版，東京，2016
2）日本高血圧学会高血圧治療ガイドライン作成委員会 編『高血圧治療ガイドライン2019』日本高血圧学会，東京，2019
3）日本動脈硬化学会 編『動脈硬化性疾患予防ガイドライン2017年版』日本動脈硬化学会，東京，2017

๑๑๑๑๑๑๑ 第2章　演習問題 ๑๑๑๑๑๑๑

高血圧(肥満症・脂質異常症)症例(外来通院患者　栄養指導依頼例)

1)医師からの指示とカルテ情報

❶ 医師からの指示

食事の基本を教え,体重減少に取り組めるよう指導。

❷ 初回指導時カルテ情報

年齢46歳　男性

主病名及び合併症:本態性高血圧症　脂質異常症　肥満症

主　訴:特になし
既往歴:特になし
家族歴:特になし

現病歴:数年前から職場の健康診断で高血圧と肥満を指摘され,受診をすすめられる。放置していたが自宅の血圧計で測定したところ非常に血圧が高く,当院を受診した。

薬剤の使用状況(栄養状態・栄養指標に影響を与える薬剤):
エカードHD(アンジオテンシンII受容体拮抗薬・利尿薬配合剤)
身体計測:身長:168.5cm,体重:75.0kg,BMI:26.4 kg/m^2(肥満1度),体組成:記録なし

臨床検査

項目名	血　圧	TP	ALP	AST	ALT
数　値	153/106mmHg	7.9 g/dL	271 U/L	23 U/L	33 U/L
項目名	LDH	γ-GT	ChE	空腹時血糖	HbA1c
数　値	215 U/L	28 U/L	488 U/L	100 mg/dL	5.4%
項目名	TC	TG	HDL-C	LDL-C	尿中アルブミン
数　値	221 mg/dL	130 mg/dL	53 mg/dL	149 mg/dL	4.6 mg/g・Cr

臨床診査所見:特になし

2)管理栄養士が収集した情報

❶ 初回栄養指導の際,患者から聞き取った情報

<患者プロフィール,生活背景>

1人暮らしで料理はまったくしない。しかし,今後はやってみたいとのこと。食事はほとんどコンビニで購入している。休日は家にいることが多く,運動も嫌いではないが現在はまったくしていない。仕事は事務で車通勤。

<食歴>

コンビニのおにぎり,カップラーメン,お菓子のみの食事摂取が社会人になってから続いている。同

じものを食べ続けても飽きたことはない。食事は3食決まった時間に食べる。ビールを週に1度，350mL缶1本を飲んでいる。体重は20歳の頃と変わらないとのこと。

❷ 初回食事調査

　現在の摂取栄養量は，持参した3日間の食事記録より算定。食事記録は重量の記載が無く，栄養指導で聞き取った内容を概算した。

　エネルギー：1,600kcal，たんぱく質：65g，脂質：55g，水分：1,500mL，食塩相当量：10g程度

3）症例の経過

　1か月後に再指導。あまり生活を変えることはできなかったとのこと。料理もしていないが，朝食に納豆を食べ，野菜ジュースを飲むようにしている。運動はまだ始めていないが，ウォーキングシューズは購入した。

＜身体計測＞

　体重：74.8 kg，BMI：26.3 kg/m^2（肥満1度）

＜臨床検査＞

項目名	血　圧	TC	TG	HDL-C	LDL-C
数　値	140/84 mmHg	213 mg/dL	185 mg/dL	55 mg/dL	137 mg/dL

＜食事調査＞

　持参した3日間の食事記録より算定。食事記録は重量の記載がなく，栄養指導で聞き取った内容を概算した。

　エネルギー：1,600kcal，たんぱく質：70g，脂質：50g，食塩相当量：8g程度

Memo

2型糖尿病
【外来】での栄養ケアプラン作成

1. 症例の病態：2型糖尿病

（1）病因・病態

　糖尿病は，膵ランゲルハンス島β細胞でインスリンの生成と分泌が不足，または肝臓，筋肉，脂肪組織などで細胞膜上のインスリン受容体に結合してブドウ糖を細胞内へ取り込む作用の不足によるインスリン抵抗性を示すことで血糖値が上昇し，慢性の高血糖状態を主徴とする代謝疾患群である。1型糖尿病，2型糖尿病，その他の特定の機序や疾患によるものや妊娠糖尿病（GDM：Gestational Diabetes Mellitus)の4つの病型に分類される。なかでも2型糖尿病は，インスリン分泌の低下やインスリン抵抗性をきたす複数の遺伝因子に過食（とくに高脂肪食），運動不足やストレスなどの環境因子，肥満や加齢が加わり発症する。

　慢性的な高血糖は，糖尿病腎症，糖尿病網膜症，糖尿病神経障害の細小血管障害や神経障害，さらに脳梗塞，虚血性心疾患，閉塞性動脈硬化症などにつながる大血管障害や糖尿病足病変など，QOLを著しく低下させる合併症を引き起こす[1]。

（2）症状

　糖尿病による代謝異常が軽度であれば，自覚症状に乏しく無症状である。また，慢性的な高血糖は，口渇，多飲，多尿，体重減少，易疲労感を示す。さらに急激な高血糖によるケトアシドーシスや高浸透圧高血糖状態をきたせば，脱水，昏睡を呈する場合がある。

（3）診断基準

　糖尿病の診断は，慢性的な糖代謝異常が持続しているかを判定する。糖代謝異常の判定は，早朝空腹時の空腹時血糖値，経口ブドウ糖負荷試験（75g OGTT：75g Oral Glucose Tolerance Test）による経時的に血糖値を測定した2時間値，食後からの時間を決めない随時血糖値，HbA1c値による。

　① 早朝空腹時血糖値126mg/dL以上，② 75g OGTTで2時間値200mg/dL以上，③ 随時血糖値200mg/dL以上，④ HbA1c 6.5％以上のいずれかが確認された場合は糖尿病型と判定する。早朝空腹時血糖値110mg/dL未満，75g OGTTで2時間値140mg/dL未満が確認された場合には「正常型」と判定する。「糖尿病型」「正常型」いずれにも属さない場合は「境界型」と判定する。血糖値とHbA1cを同時測定し，①〜③のいずれかと④が同時に確認された場合は，糖尿病と診断できる。また，①〜③が糖尿病型を示し，口渇，多飲，多尿，体重減少，易疲労感などの糖尿病の典型的な症状，または確実な糖尿病網膜症がある場合は，糖尿病と診断できる。初回検査が①〜④のいずれかが糖尿病型で，別日に行った再検査で糖尿病型が再確認できれば糖尿病と診断する。ただし，初回検査と再検査の少なくとも一方で必ず血糖値の基準を満たしていることが必要で，HbA1cのみによる診断はできない（図3-1）。

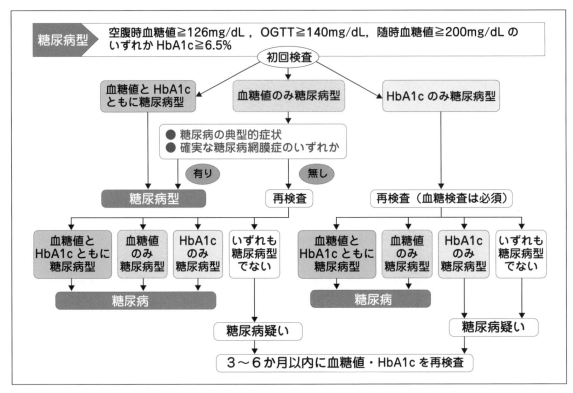

図3-1　糖尿病診断のフローチャート

出典）日本糖尿病学会編著『糖尿病治療ガイド 2020-2021』p.26，文光堂，2020．一部改変

（4）治療

　糖尿病の治療の目標は，良好な血糖コントロールを維持し，適性体重の維持，血圧や脂質代謝を適正にコントロールすることで糖尿病に伴う合併症の発症と進展を阻止し，健康な人と変わらない社会生活を送り，日常生活の質を維持し，寿命を確保することである。そのためには，細小血管障害や糖尿病神経障害などの糖尿病合併症や動脈硬化性の大血管障害発症を予防し，進展を阻止することが重要である。

　インスリン非依存状態の場合，初診時に急性代謝失調や尿ケトン体の所見がある場合は，糖尿病専門医が対応する。所見が見られない患者でHbA1c 9.0％未満の場合は，病態や合併症に沿った食事療法，運動療法，生活習慣改善に向けて糖尿病教育を行う。これらを2～3か月続けても目標の血糖コントロールを達成できない場合は，経口薬療法を実施する。一方，HbA1c 9.0％以上の場合は，病態や合併症に沿った食事療法，運動療法，糖尿病教育を実施するだけでなく，経口薬療法で対応する。さらに，目標の血糖コントロールを達成できない場合は，GLP-1受容体作動薬療法やインスリン療法との併用療法を考慮した，かかりつけ医と糖尿病専門医が連携しながら治療を進める。

　妊婦を除く成人の場合の治療目標は，年齢，罹病期間，臓器障害，低血糖の危険性，サポート体制などを考慮して個別に設定する。血糖コントロールの管理目標は，HbA1c値を用いる。適切な食事療法や運動療法だけで達成可能な場合，あるいは薬物療法中でも低血糖などの副作用なく達成可能な場合は，HbA1c 6.0％未満を目標値とし，また合併症予防を考慮する場合はHbA1c 7.0％未満を目標値とする。低血糖などの副作用，その他の理由で治療の強化が難しい場合は，HbA1c 8.0％未満を血糖コントロールの目標値とする。

　高齢者の糖尿病は，認知症，ADL低下，骨折，低栄養などの老年症候群やサルコペニア，フレイルなどをきたしやすい。また，高齢になってから発症した糖尿病と青壮年期から発症している糖尿病を分けて考え，さらに血糖降下薬やインスリン製剤の使用状況を確認し，患者の年齢，罹病期間，低血糖の危険性などを考慮して血糖コントロール目標値を設定する。

（5）栄養療法

　栄養療法の基本方針は，インスリン依存状態，インスリン非依存状態にかかわらず糖尿病治療の基本である。適正なエネルギー量を摂取することで，全身における良好な代謝状態を維持することができる。適正なエネルギー量は，性，年齢，目標体重，身体活動量，病態や代謝状態，患者のアドヒアランスを考慮して設定する。目標体重は，現体重との間に乖離がある場合や高齢者の場合を考慮して適性体重の個別化を図る（表3-1）。

表3-1　エネルギー摂取量の算出方法

エネルギー摂取量（kcal/日）*1) ＝ 目標体重（kg）*2) × エネルギー係数*3) *1) 小児・思春期は発育を考慮する。妊娠は別途定める。		
*2) 目標体重(kg) ※原則として年齢を考慮に入れた目標体重を用いる	65歳未満	身長（m）^{2}×22
	65〜74歳	身長（m）^{2}×22〜25
	75歳以上	身長（m）^{2}×22〜25 現体重に基づき，フレイル，（基本的）ADL，併発症，体組成，身長の短縮，摂取状況や代謝の評価を踏まえ，適宜判断する。
エネルギー係数の目安 （kcal/kg 目標体重）	25〜30	軽い労作（大部分が座位の静的活動）
	30〜35	普通の労作（座位中心だが通勤・家事，軽い運動を含む）
	35〜	重い労作（力仕事，活発な運動習慣がある）

*3) エネルギー係数は，身体活動レベルならびに病態に基づいたエネルギー必要量(kcal/kg 目標体重)。高齢者のフレイル予防では，身体活動レベルより大きい係数を設定できる。
　また，肥満で減量を図る場合は，身体活動レベルより小さい係数を設定できる。いずれにおいても，目標体重と現体重との間に大きな乖離がある場合は，柔軟に係数を設定する。肥満者の目標体重は，まず3％の体重減少を目指す。

　エネルギー産生栄養素の比率を適正に保つことで，糖尿病の代謝異常を是正し，肥満，脂質異常症，高血圧，腎症を予防する。指示エネルギー摂取量に対して，炭水化物エネルギーはエネルギー比40〜60％，たんぱく質エネルギー比は「日本人の食事摂取基準（2020年版）」に準じて18〜49歳は13〜20％，50〜64歳は14〜20％，65歳以上は15〜20％とし，残りのエネルギーを脂質からエネルギー比20〜30％を目安にして摂る。ただし，たんぱく質エネルギー比が25％を超える場合は脂肪酸組成に配慮する。飽和脂肪酸はエネルギー比7％以下にして多価不飽和脂肪酸（n-6系・n-3系），一価不飽和脂肪酸を摂ることが糖尿病合併症を予防する上で望ましい。また，高齢者糖尿病におけるフレイル予防のためのたんぱく質摂取量は患者の状況をよくみて個別対応とする。腎機能の低下がある場合は，たんぱく質の制限を配慮してもよい。

　糖尿病合併症の発症，あるいは進展を防止するために，食塩相当量，食物繊維，ビタミン，ミネラルは原則として「日本人の食事摂取基準（2020年版）」を基準として摂取する。高血圧症合併患者や心血管疾患の抑制を考慮するには，食塩相当量の摂取量を6g/日未満とする。また，食物繊維が多い食品を選択することが望ましく20g/日以上摂るよう努力する。果物は80kcal/日程度を目安に摂取してもよいが，中性脂肪が高い場合はショ糖，果糖の摂取を控える。高コレステロール血症の場合には，コレス

テロールの制限を検討する。

　食事療法は，運動療法や薬物療法を安全に実施するために，食事は３食バランスよくとり，年齢や運動量の変化などに合わせて，適宜変更を加える。規則正しい食習慣は，著しい高血糖や低血糖を是正する。食品構成の設定・指示を行う際は「糖尿病食事療法のための食品交換表（第７版）」（p.30，脚注参照）を対象者の理解度に合わせて使用するとよい。

（6）類縁疾患との関係：肥満症

　日本人は欧米人と比較してインスリン分泌予備能が低く，わずかな体重の増加でも糖尿病を発症しやすい。肥満はインスリン抵抗性を増強させ，２型糖尿病発症の環境因子として主な要因となる。糖尿病の診断に至っていない境界型の患者から２型糖尿病への進展にも肥満が相関する。

　肥大した脂肪細胞から遊離脂肪酸や脂肪細胞に浸潤したマクロファージなどの免疫担当細胞から産生される炎症性サイトカインの１つである腫瘍壊死因子（TNF-α：Tumor Necrosis Factor-α）が多量に分泌され，骨格筋や肝臓でインスリンの情報伝達を傷害し，インスリン抵抗性を惹起する。また，脂肪細胞から分泌されるアディポネクチンは，肝臓・骨格筋での脂肪酸燃焼が促進されインスリン抵抗性を改善し，抗動脈硬化作用と糖代謝改善作用を併せ持つ物質と考えられているが，肥満による脂肪細胞の肥大によってアディポネクチンの分泌はむしろ低下し，インスリン感受性が低下することで2型糖尿病を増悪させる。

（7）この疾患を理解するために必要な知識

①インスリン抵抗性

　膵臓のランゲルハンス島β細胞は，通常は少量のインスリンを分泌（基礎分泌）し，食事による糖の流入などで高血糖になると，その量に見合った適切な量のインスリンを分泌（追加分泌）して血糖を降下させコントロールする。インスリン抵抗性は，インスリンによる血糖降下作用が減弱し，代償的にインスリン分泌が亢進して高インスリン血症となり，生理的なインスリン濃度に見合ったインスリン作用が発揮されない状態である。

　血糖は細胞内に取り込まれることによって減少することから，インスリンは骨格筋と脂肪細胞でのインスリン受容体に作用し，この刺激を受けて細胞内の小胞に蓄積されているグルコース輸送担体４（GLUT4：Glucose Transporter 4）が細胞膜へ移動して細胞に糖が取り込まれる。また，インスリンは脂肪組織において脂肪分解を抑制しているが，インスリン抵抗性によってその抑制効果が減弱し，脂肪組織からの遊離脂肪酸の放出が増加し，これが骨格筋と肝臓でのインスリン抵抗性を増悪させる。

　インスリン抵抗性は，遺伝的要因と過食による肥満，運動不足およびストレスなどの環境的要因が加わって起こると考えられている。

②インクレチン

　インクレチンは，栄養素の摂取により消化管から分泌されインスリン分泌を促進する消化管ホルモンの総称である。主なインクレチンにGIP（Glucose-dependent Insulinotropic Polypeptide）とGLP-1（Glucagon-like Peptide-1）が広く知られている。GLP-1とGIPは，生理的インスリン分泌制御にきわめて重要な役割を果たしている。摂食後，GIPは十二指腸から空腸に栄養素が達するとK細胞から分泌され，さらにGLP-1は栄養素が回腸から大腸に達するとL細胞から分泌される。これらインクレチンは門脈から肝臓に流入して膵β細胞の受容体に到達し，インスリン分泌を刺激する。また，GLP-1

受容体は膵β細胞に多く発現しているが，門脈にも発現があり，そこから神経経路を介してインスリン分泌刺激を発揮している可能性も考えられている。

　分泌されたGIPやGLP-1は血中に存在するたんぱく分解酵素DPP-4（Dipeptidyl Peptidase-4）により速やかに分解されて生物学的活性が著しく低下（不活化）する。DPP-4によって分解・不活性化されたインクレチンは，腎臓から排泄される。その血中半減期は極めて短く数分程度である。血糖降下薬として近年広く用いられているDPP-4阻害薬は，DPP-4によるGIPとGLP-1の分解を抑制し，その作用を増強することでインスリン分泌を促進する。またGLP-1は，低濃度のグルコースではインスリン分泌をほとんど刺激しないが，グルコース濃度が高くなるとインスリン分泌を刺激する。これより，GLP-1は1型糖尿病患者では血糖降下作用を示さない。

2. 2型糖尿病症例（外来通院患者　栄養指導依頼例）

1）医師からの指示とカルテ情報

❶ 医師からの指示

　食事の基本説明と，接待を含めた夕食時の食事量が多いことの注意点，アルコール摂取量の制限と食後血糖値の高値に対する将来の糖尿病進展によるリスクについて指導する。

❷ 初回指導時カルテ情報

初回指導時
カルテ情報

年齢58歳，男性

主病名及び合併症：2型糖尿病　本態性高血圧症　脂質異常症

主　訴：易疲労，口渇

既往歴：特になし

家族構成：妻，子3人（独立），父母（妻と同居）

家族歴：父母（ともに糖尿病）

現病歴：7年前より単身赴任。5年前の職場（起業コンサルティング会社）の健康診断で空腹時高血糖を指摘され，近医を受診。その時は，HbA1c 11.0%，体重65.0kg（BMI 23.6 kg/m^2）であったことから，グリメピリド（SU薬）を服用していた。一時期は，HbA1c 8.8%まで下降したが，最近，睡眠をよくとった翌日でも疲労感があり，また，のどの渇きを感じることが多く，スポーツドリンクを手放せないでいた。先日，このままでは仕事に支障が出ることから，かかりつけ医に相談。そこで当院を紹介されて受診し精査，栄養指導を受けることとなった。

薬剤の使用状況（栄養状態・栄養指標に影響を与える薬剤）：グリメピリド（スルホニルウレア（SU）系経口血糖降下剤），テルミサルタン・アムロジピンベシル酸塩配合剤（アンジオテンシンⅡ受容体阻害薬・カルシウム拮抗薬配合剤），プラバスタチンナトリウム（HMG-CoA還元酵素阻害剤）

身体計測：身長：166.0cm，現体重：68.0kg，BMI：24.7kg/m^2，腹囲：84 cm，体組成：記録なし

臨床検査

項目名	TP	ALP	AST	ALT	LDH
数　値	7.2 g/dL	240 U/L	48 U/L	42 U/L	222 U/L
項目名	γ-GT	ChE	空腹時血糖値	随時血糖値	HbA1c
数　値	125 U/L	420 U/L	158 mg/dL	284 mg/dL（食後2時間値）	10.2 %

項目名	空腹時IRI	空腹時CPR （Cペプチド）	HOMA-R	TC	TG
数　値	6.0 μU/mL	1.6 ng/mL	2.3	234 mg/dL	285 mg/dL
項目名	HDL-C	LDL-C	Cr	尿糖	尿ケトン体
数　値	48 mg/dL	128 mg/dL	0.81 mg/dL	（1＋）	（－）
項目名	尿タンパク	尿潜血	尿アルブミン/ クレアチニン比	血圧	脈拍
数　値	（－）	（－）	14.6 mg/g・Cr	135/95 mmHg	60 bpm

臨床診査所見：胸部・腹部：正常，下肢浮腫：（－），視覚異常：（－），下肢の痺れ：（－），禁煙後 28 年経過

2）管理栄養士が収集した情報

❶ 初回栄養指導の際，患者から聞き取った情報

＜患者プロフィール，生活背景＞

　会社員（主にデスクワーク），管理職。通勤（片道）はバス15分と電車30分。徒歩の時間は，自宅からバス停までと，会社の最寄駅から会社までの片道合計15分程度。運動習慣なし。運動することは嫌いではないが自宅でスポーツ観戦する方が好みである。仕事で帰宅が遅くなることが多く，ストレスを感じる毎日だが，改善が難しい。

　糖尿病の食事療法や運動療法については独学で得た知識のみで，管理栄養士からの栄養指導は受けたことがない。薬物療法の必要性は自覚しており，5年前に糖尿病を指摘されてから薬の飲み忘れはない。長女の妊娠がわかってから禁煙を実施し，28年継続している。5年前より体重は3kg増加しているが，本人は体重に変化はないと言っている。20歳の頃と比較して，体重は少し増えたと言っている。

＜食歴＞

　毎朝食は牛乳をコップ1杯飲み，少しだけでも主食と主菜は必ず摂るようにしている。昼食は社員食堂か会社近くの食堂の定食やランチメニューを摂るようにしている。夕食は接待のために居酒屋や料亭を利用する。最近は，飲食の接待の時間帯が早くなってきているため，持ち帰った仕事を進めることに合わせて飲食している。3食決まった時間に食べることができていない。単身赴任後はほとんど自身で料理を作っていない。食品の好き嫌いはない。

❷ 初回食事調査

　摂取栄養量は，かかりつけ医から当院への紹介時に依頼した2日間の食事記録より算定した。食事記録は重量の記載がなく，不明な点は栄養指導中に聞き取って補い，摂取栄養量は「糖尿病食事療法のための食品交換表（第7版）」*に基づいて以下のように算定した（1単位＝80kcal）。

　表1（穀類・いも・大豆以外の豆）：8.0単位，表2（果実）：0.2単位，表3（魚介類・肉・卵・チーズ・大豆製品）：9.0単位，表4（牛乳・乳製品）：1.5単位，表5（油脂・多脂性食品）：2.5単位，表6（野菜・海藻・きのこ・こんにゃく）：1.2単位，調味料：1.2単位，し好食品：4.5単位，合計：28.1単位

---

* 「糖尿病食事療法のための食品交換表　第7版」：毎日の献立作りに必要な食品をルールに基づき選択して献立を計画することで，糖尿病治療に適したエネルギー量，バランスのとれた栄養素を摂取できる。日常用いている食品に含まれている主な栄養素の組成により，4群6表と調味料に分類される。80 kcalを1単位として，適正な単位数を各表に分配する。表1：穀類・いも・大豆を除く豆，表2：果物，表3：魚介・肉・卵・チーズ・大豆製品，表4：牛乳・乳製品，表5：油脂・多脂性食品，表6：野菜・海藻・きのこ・こんにゃく，調味料：みそ・みりん・砂糖など。

　食品交換表における1単位あたりの栄養素の平均含有量より計算した結果，エネルギー：2,248 kcal，炭水化物エネルギー比率：50.8％，たんぱく質：102.6g（エネルギー比：18.3％），脂質：77.1g（エネルギー比：30.9％），アルコール飲料の種類は異なるが毎日360kcal程度は摂取，食塩相当量は食事記録から概算して11.0g程度であった。

3）症例の経過

　1週間後に再指導を受けた後，2か月に一度の指導を受け，6か月後に食物摂取頻度調査による習慣的な食事内容を確認した。これより，接待時のアルコール摂取の減量，夜食を摂取することによるエネルギー摂取量過剰の是正は，ほぼ改善することができた。生活時間はあまり変わっていない。受診3か月後の臨床成績から，経口血糖降下薬をグリメピリドからシタグリプチン（DPP-4阻害薬）とアカルボース（α-グルコシダーゼ阻害薬）に変更され，初回指導から1年後にHbA1c 7.8％となった。

＜身体計測＞

　体重：64.0kg，BMI：23.2kg/m^2

＜臨床検査＞

項目名	TP	Alb	ALP	AST	ALT	LDH
数　値	7.6 g/dL	4.4 g/dL	178 U/L	34 U/L	38 U/L	188 U/L
項目名	γ-GT	ChE	空腹時血糖値	随時血糖値	HbA1c	TC
数　値	68 U/L	226 U/L	138 mg/dL	226 mg/dL（食後2時間値）	7.6 %	198 mg/dL
項目名	TG	HDL-C	LDL-C	血圧		
数　値	140 mg/dL	48 mg/dL	112 mg/dL	125/84 mmHg		

＜食事調査＞

　持参した2日間の食事記録より「糖尿病食事療法のための食品交換表（第7版）」に基づいて算定した。食事記録は主食の重量が記載され，主菜・副菜の表3の食品には目安量が記載されていた。食品交換表の仕様に慣れてきている。

　表1：9.5単位，表2：0.5単位，表3：7.2単位，表4：1.5単位，表5：2.0単位，表6：1.4単位，調味料：0.8単位，し好食品：1.5単位，合計：24.4単位

　食品交換表における1単位あたりの栄養素の平均含有量より計算した結果，エネルギー：1,952 kcal，炭水化物エネルギー比率：52.1％，たんぱく質91.1g（エネルギー比：18.7％），脂質63.0g（エネルギー比：29.0％），食塩相当量は食事記録から概算して8.5g程度であった。

3. 2型糖尿病症例の栄養アセスメントの方法

1）栄養アセスメントの方法

　糖尿病治療目標は，血糖，血圧，脂質代謝の良好なコントロール状態と適正体重の維持，および禁煙の遵守により合併症を予防し，健康な人と変わらない人生を送ることである。

　初回栄養指導時に得た客観的情報である身体計測値，臨床検査値，食事調査などの結果から，血糖，血圧，脂質代謝のコントロール状態を確認する。臨床検査値の基準範囲は，性別・年齢別や低値・高値

の代謝状況の違いがあることを確認する。また，病歴と生活背景などの主観的情報も整理して，客観的情報と統合して評価する。

　本症例の場合，糖尿病の食事療法や運動療法については独学で得た知識のみで，管理栄養士からの指導は受けたことがなかったため，薬物療法の重要性を理解していても，食事療法や運動療法を正しく行わなければ血糖コントロールは安定しないことを指導する必要がある。

　この章の糖尿病症例の情報を分類整理し，評価を加えると下記のようになる。

❶ 病歴等（O：Object 客観的データ）

診療録（カルテ）・看護記録などほかのスタッフからの情報	
年齢	58歳
性別	男性
主たる疾患名	2型糖尿病，本態性高血圧症，脂質異常症
主訴	易疲労，口渇
現病歴	5年前に職場の健康診断で空腹時高血糖を指摘され，近医を受診。SU薬を継続服用していたが，最近，疲労感やのどの渇きを感じることが多くなったため近医で相談，紹介されて当院を受診した。
患者プロフィール，生活背景	会社員（主にデスクワーク），管理職。通勤（片道）60分。運動習慣なし。運動することは嫌いではないが自宅でスポーツ観戦する方が好みである。仕事で帰宅が遅くなることが多く，ストレスを感じる毎日だが，改善が難しい。
既往歴	特になし
家族歴	父母（糖尿病）
家族構成，家庭環境	1人暮らし（単身赴任），妻，子3人（独立），父母（妻と同居）
薬剤の使用状況	グリメピリド（スルホニルウレア(SU)系経口血糖降下剤），テルミサルタン・アムロジピンベシル酸塩配合剤錠（アンジオテンシンⅡ受容体阻害薬・カルシウム拮抗薬配合剤），プラバスタチンナトリウム（HMG-CoA還元酵素阻害剤）

❷ 身体計測値を評価する。（O：Object 客観的データ）

項　目	測定値	基準値と比較し評価
身長	166.0 cm	標準体重：60.6 kg
現体重	68.0 kg	5年前より体重は＋3 kg
BMI	24.7 kg/m^2	普通体重（「肥満症診療ガイドライン2016」）
腹囲	84 cm	問題なし

❸ 臨床検査（血液検査，尿検査，生理学的検査，他）の中で当該患者の栄養状態と関係があると考えられる項目を選び，栄養学的視点から評価する。（O：Object 客観的データ）

検査項目	基準値と比較し評価
空腹時血糖：158 mg/dL	糖尿病型（糖代謝異常の判定と判定区分） コントロール目標値130 mg/dL未満より高値，コントロール不良
食後2時間血糖値：284 mg/dL	糖尿病型（糖代謝異常の判定と判定区分） コントロール目標値180 mg/dL未満より高値，コントロール不良
HbA1c：10.2 %	糖尿病型（糖代謝異常の判定と判定区分） コントロール目標値7.0％未満より高値，コントロール不良
空腹時IRI：6.0 μU/mL	内因性インスリン分泌の低下はない
空腹時CPR：1.6 ng/mL	インスリン非依存状態（インスリン分泌能（基礎分泌）の指標）
HOMA-R：2.3	インスリン抵抗性なし

尿糖：(1+)	陽性
尿ケトン体：(−)	陰性
尿タンパク：(−)	陰性
尿アルブミン/クレアチニン比：14.6 mg/gCr	問題なし（臨床検査値基準範囲）
血圧：135/95 mmHg	Ⅰ度高血圧（「高血圧治療ガイドライン2019」）：投薬治療中
TC：234 mg/dL	高値（臨床検査値基準範囲）：投薬治療中
TG：285 mg/dL	高トリグリセライド血症，脂質管理目標値以上（いずれも150 mg/dL以上：「動脈硬化性疾患予防ガイドライン2017」）：投薬治療中，食事性によると考えられる
HDL-C：48 mg/dL	問題なし：投薬治療中
LDL-C：128 mg/dL	高LDL-C血症（140 mg/dL以上：「動脈硬化性疾患予防ガイドライン2017」） 脂質管理目標値以上（糖尿病合併症の脂質管理目標値はLDL-C 120 mg/dL未満：「動脈硬化性疾患予防ガイドライン2017」）：投薬治療中
ChE：420 U/L	問題なし（臨床検査値基準範囲）
AST：48 U/L	軽度肝機能異常
ALT：42 U/L	問題なし（臨床検査値基準範囲）
γ-GT：125 U/L	高値，アルコール摂取によるものと考えられる

❹ 臨床診査の所見の中で患者の栄養状態と関わる所見を抽出し評価する。（O：Object 客観的データ）

臨床診査所見	
体重の変化	5年前より体重は3kg増加しているが，本人は体重に変化はないと言っている。20歳の頃と比較して，体重は少し増えたと言っている。

❺ 摂取栄養量および栄養補給法の評価。（O：Object 客観的データ）

（a）必要栄養量の推定（個人の栄養摂取量を評価する基準となる）

	推定値	推定方法
エネルギー	1,840 kcal/日 (23単位)	「糖尿病診療ガイドライン2019」に基づき 総エネルギー摂取量(kcal/日)＝目標体重(kg)×エネルギー係数を用いる。 目標体重は，年齢を考慮して身長(m)^2×22を用いる(60.6kg)。 エネルギー係数は，座位中心の仕事で通勤を含むことから，普通の労作を用いる。ただし，BMIが普通体重の範囲内にあるが，範囲の上限であることから 30 kcal/kg目標体重とする。 60.6×30＝1,818 kcal/日≒1,840 kcal/日(23単位)
炭水化物	230〜250g/日 エネルギー比：50〜55％	「糖尿病診療ガイドライン2019」に基づき，炭水化物のエネルギー摂取比率は50〜60％(炭水化物摂取量150g/日以上)となる。症例は，アルコール摂取過剰によると考えられる高トリグリセライド血症を呈しており，炭水化物エネルギー比率が50％を下回る設定もありえる。しかし，糖尿病が心血管疾患の大きな危険因子となることや脂質異常症治療薬を服用しているにもかかわらず，炭水化物エネルギー比率を低くすると脂質エネルギー比率が高くなるため，炭水化物エネルギー比率は50〜55％で設定する。
たんぱく質	92g/日 エネルギー比：20％程度	「糖尿病診療ガイドライン2019」に基づき，たんぱく質摂取量に対するエネルギー比率は20％を超えないように設定することが望ましい。たんぱく質エネルギー比率が20％を超える場合は，脂肪酸組成に配慮する。

脂質	51g/日以下 エネルギー比：25％以下 飽和脂肪酸：14.3g/日以下 エネルギー比：7％以下	「糖尿病診療ガイドライン2019」に基づき，総エネルギー摂取量から炭水化物エネルギー比とたんぱく質エネルギー比の摂取量の残余を脂質から摂る。特に「動脈硬化性疾患予防ガイドライン2017」において脂質エネルギー比率は25％までとすることが示されている。また，たんぱく質エネルギー比が20％を超える場合は，飽和脂肪酸のエネルギー摂取比率を7％以下にする。飽和脂肪酸の代わりに多価不飽和脂肪酸の摂取割合を増やす設定にする。
食塩相当量	6g/日未満	「高血圧治療ガイドライン2019」に基づき，6g/日未満とする。

※「糖尿病食事療法のための食品交換表による単位配分」
　表1：10単位，表2：1単位，表3：7単位，表4：1.5単位，表5：1.5単位，表6：1.2単位
　調味料：0.8単位，し好食品：0単位

（b）現在の摂取栄養量

	2日間の食事記録より算定した。食事記録は重量の記載がなく，不明な点は栄養指導中に聞き取って補い，摂取栄養量は「糖尿病食事療法のための食品交換表（第7版）」に基づいて算定した。	
経口摂取	合計単位数	28.1単位
	表別摂取単位数	表1：8.0単位，表2：0.2単位，表3：9.0単位，表4：1.5単位，表5：2.5単位，表6：1.2単位，調味料：1.2単位，し好食品：4.5単位
	エネルギー	2,248 kcal/日
	炭水化物エネルギー比率	50.8 ％
	たんぱく質	102.6g/日（たんぱく質エネルギー比：18.3％），
	脂質	77.1 g/日（脂質エネルギー比：30.9％）
	食塩相当量	11.0g/日程度
	アルコール飲料	360 kcal/日

（c）摂取栄養量および栄養補給法の評価

　基準である推定栄養必要量と比較し評価する。

評　価
・エネルギー摂取量は過剰であり，脂質エネルギー比率が高い。食塩相当量が多い。 食品交換表による単位計算の結果から，主食となる表1は2.0単位少なく，表2の果物はほとんど摂れていない。一方，魚介類・肉類・卵類などの表3は2.0単位，油脂・多脂性食品の表5は1.0単位，および調味料が0.4単位多く，摂取過剰である。また，し好食品が4.5単位を摂っており，摂取過剰である。牛乳・乳製品の表4は適量摂ることができている。 ・これより，主菜副菜で用いる表3と表5および調味料の摂取過剰から，エネルギー摂取量が過剰，脂質エネルギー比率が高く，食塩相当量が多くなっていると考えられる。また，し好食品のアルコール類の摂取過剰からエネルギー摂取量が過剰であると考えられる。生活背景が変わらずに，体重が5年前より3kg増加していることから，エネルギー摂取量過剰である。 ・表3と表5の摂取量を同時に減らし，その分表1の摂取量を少し増やして，し好食品のアルコール類の禁酒を進めることができれば，適正な食事摂取に近づけることができる。

❻ カルテ等から得た情報を参考にして，患者から情報の聞き取りを行う。聞き取った栄養関連の情報を記述する。（S：Subject 主観的データ）

患者（家族）から聞き取った情報	
食歴	・会社員（主にデスクワーク），管理職。通勤（片道）はバス15分と電車30分。徒歩の時間は片道15分程度。運動習慣なし。 ・毎朝食は牛乳をコップ1杯飲み，少しだけでも主食と主菜は必ず摂るようにしている。昼食は社員食堂か外食で定食を摂るようにしている。夕食は居酒屋や料亭を利用している。最近は，帰宅後も飲食をすることがある。3食決まった時間に食べることができていない。単身赴任後はほとんど自身で料理を作っていない。食品の好き嫌いはない。

2）栄養診断とリスク評価

❶ 関連図の作成

　栄養アセスメントの項目を評価し，栄養上の問題と考えられる情報の関連図を作成する。症例自身の行動（食生活や身体活動）と数量化された身体計測，臨床検査データを関連付けて考えるのが重要である。

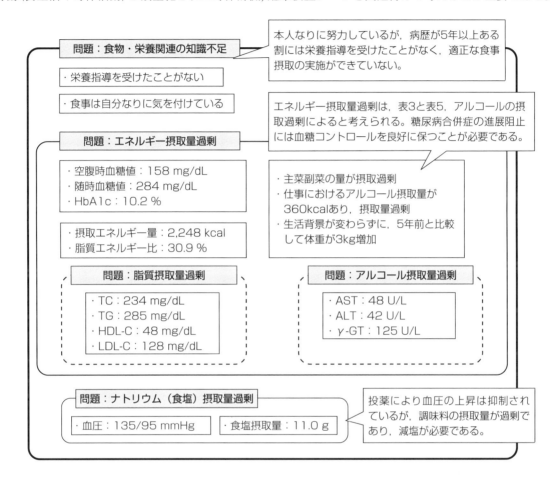

❷ 栄養診断

　エネルギー摂取量過剰は，脂質摂取量過剰とアルコール摂取量過剰が原因となっているため，栄養診断をひとつにまとめた。エネルギー摂取量過剰が血糖コントロール不良につながっていることが考えられ，自身を行動変容するための食物・栄養関連の知識の定着が必要であり，このままでは合併症の進展が是正されないことが予測される。

	問題（P）	エネルギー摂取量過剰
#1	原因（E）	表3の2.0単位，表5の1.0単位および調味料の1.2単位が過剰摂取，し好食品が4.5単位でその内アルコール摂取量が360 kcal，外食が多い，帰宅後の飲食
	徴候・症状（S）	空腹時血糖値：158 mg/dL，随時血糖値：284 mg/dL，HbA1c：10.2 %，摂取エネルギー量：2,248 kcal，脂質エネルギー比：30.9%，生活背景が変わらずに5年前と比較して体重が3 kg増加している。

#2	問題（P）	食物・栄養関連の知識不足
	原因（E）	栄養指導は受けたことがない。食事は自分なりに気を付けている。
	徴候・症状（S）	＃1に同じ

#3	問題（P）	ナトリウム（食塩）摂取量過剰
	原因（E）	調味料の1.2単位が過剰摂取，アルコール摂取時の食事内容とエネルギー摂取過剰による相対的な食塩摂取量増加
	徴候・症状（S）	血圧135/95 mmHg，食塩摂取量：11.0 g程度

リスク評価（列挙した問題の今後の見通し）：将来起こりうるあらゆる状況の想定
・現在の食事を継続すると血糖コントロールはさらに悪化し，これに脂質異常症や高血圧症の影響で動脈硬化の進展が予測される。動脈硬化の進展により脳血管疾患，心血管疾患，腎疾患等の発症が懸念される。また，生活背景を変えることが難しいことから肥満症となり，合併症発症リスクは著しく増加し，QOLの低下を招く疾患を発症する可能性がある。

4．2型糖尿病症例の栄養介入計画作成方法

1）栄養管理の目標を設定する

　本症例においては，糖尿病の食事療法や運動療法については独学で得た知識のみで，栄養指導は受けたことがない。しかし，朝食を摂るようにすることや薬物療法の必要性は自覚し実施している。生活背景を変えることができないことから，本人の意向を尊重しつつ，食事の場で適正な食品摂取を実施できるよう糖尿病食事療法のための食品交換表を用いた指導方針とした。この症例は，長期目標のゴールは1年後とし，1か月後の指導を希望されたので，知識の定着と確認をするため短期目標の設定は1か月後となっている。

栄養管理の長期目標（ゴール）	なるべく早い時期に自立して適正なエネルギー摂取量にすることができるよう，適正な食品選択の知識の定着と栄養量を摂取することを目指す。適正なエネルギー摂取量が実施できれば，その効果で体重増加を抑制，減量することが期待できる。1年後に体重62 kg（−6 kg，2か月で1 kg減量）にすることでHbA1c 7.0％未満にする。
栄養管理の短期目標（いつまでに何を）	1か月以内に，食品交換表の目的を理解する。その後，表3と表5，および調味料の摂取量の適正化を目指す。また，アルコールの摂取は禁酒としたいところだが，本人の中で実行可能な摂取量を決めて実施する。

2）栄養処方

　必要栄養量とほぼ同じ内容とした。初期計画の段階で栄養量を付加または減量する必要はない。水分は特に管理する必要がないので自由摂取とした。

	設定量	根拠
エネルギー	1,840 kcal/日（23単位）	「糖尿病診療ガイドライン2019」に基づき 総エネルギー摂取量(kcal/日)＝目標体重(kg)×エネルギー係数を用いる。目標体重は，1年後の体重62 kgとする。エネルギー係数は，生活背景を変えることができないこととBMIが普通体重の範囲の上限であり，かつ減量目指すことから30 kcal/kg目標体重とする。 62.0×30＝1,860 kcal/日≒1,840 kcal/日（23単位）

炭水化物	230〜250g/日 エネルギー比：50〜55％	「糖尿病診療ガイドライン2019」に基づき，炭水化物のエネルギー摂取比率は50〜60％（炭水化物摂取量150 g/日以上）である。症例は，アルコール摂取過剰によると考えられる高トリグリセライド血症を呈していること，脂質異常症治療薬を服用していることから，炭水化物エネルギー比率は50〜55％で設定する。
たんぱく質	92g/日 エネルギー比：20％	「糖尿病診療ガイドライン2019」に基づき，たんぱく質摂取量に対するエネルギー比率は20％エネルギーを超えないように設定する。
脂質	51g/日以下 エネルギー比：25％以下 飽和脂肪酸：14.3g/日以下， エネルギー比：7％以下	「糖尿病診療ガイドライン2019」に基づき，総エネルギー摂取量から炭水化物エネルギー比とたんぱく質エネルギー比の摂取量の残余を脂質から摂る。特に「動脈硬化性疾患予防ガイドライン2017」において脂質エネルギー比率は25％までとすることが示されている。また，たんぱく質エネルギー比率が20％を超える場合は，飽和脂肪酸のエネルギー摂取比率を7％以下にする。飽和脂肪酸の代わりに多価不飽和脂肪酸の摂取割合を増やす設定にする。
食塩相当量	6 g/日未満	「高血圧治療ガイドライン2019」に基づき，6 g/日未満とする

※「糖尿病食事療法のための食品交換表」による単位配分
　表1：10単位，表2：1単位，表3：7単位，表4：1.5単位，表5：1.5単位，表6：1.2単位
　調味料：0.8単位，し好食品：0単位

栄養補給方法（補給ルート，食事形態等）

・経口摂取。食事形態に制限はない。
・食事内容について，脂質摂取量と食塩摂取量の低下を目的とした食材と調理方法の選択を行う。主菜副菜で用いる表3と表5および調味料について，揚げ物類を避け，表3の食品の中でも脂質含有量が多い食品を控える。アルコールは可能な限り飲まないようにしてお茶などで代用する。接待で食事を摂った後，自宅などでの食事を摂らないようにする。これらは本人の意思により実行するような工夫が必要である。

3）初期計画

　問題リストの各問題に対応した栄養介入計画を，Mx）：モニタリングの計画，Rx）：栄養療法の計画，Ex）：栄養教育の計画に分けて記述する。モニタリングの計画は徴候・症状に基づき記述し，栄養療法の計画は栄養処方に基づき記述する。本症例は，理解度が高い患者であり，アドヒアランス*を向上できることが期待される。食品交換表を使用して，自分自身である程度実践できるよう指導する。

	問題（P）	エネルギー摂取量過剰
#1	Mx）モニタリングの計画	空腹時血糖値，随時血糖値，HbA1c，エネルギー摂取量や脂質摂取量，食習慣把握のための2日間の食事記録（秤量法・目安量法）または食物摂取頻度調査，AST，ALT，γ-GT，TC，TG，LDL-C，体重測定（BMI把握）
	Rx）栄養療法の計画	1,840 kcal（23単位）の摂取エネルギー量とする。 「糖尿病食事療法のための食品交換表」による配分は，表1：10単位，表2：1単位，表3：7単位，表4：1.5単位，表5：1.5単位，表6：1.2単位，調味料：0.8単位，し好食品：0単位
	Ex）栄養教育の計画	理解度が高い患者であり，栄養療法を効果的にすすめるために，食品交換表を正しく使えるようにすることで，1日の食品を何でどれだけ摂ればよいか適正な摂取エネルギー量を計算できるようにする。また，食品を計量することで目安量を覚えてもらう。アルコールのエネルギー量を知る。

＊　アドヒアランス：adherence（支持，執着，厳守）。医学分野では，患者が治療方法を理解し，積極的に実施，継続することを意味する。

	問題（P）	食物・栄養関連の知識不足
#2	Mx）モニタリングの計画	食品交換表の使用状況を確認する。 習慣的な摂取量を把握するための食物摂取頻度調査を実施する。
	Rx）栄養療法の計画	#1に同じ
	Ex）栄養教育の計画	糖尿病治療のための食事について，健康を保つための栄養素とアルコールの違い，血糖コントロールを良くして合併症を防ぐ食事の理解を深める。
	問題（P）	ナトリウム（食塩）摂取量過剰
#3	Mx）モニタリングの計画	血圧測定，ナトリウム（食塩）摂取量とカリウム摂取量およびエネルギー摂取量を把握するための2日間の食事記録および食物摂取頻度調査
	Rx）栄養療法の計画	6g未満。「高血圧治療ガイドライン」の設定より6g未満とする。
	Ex）栄養教育の計画	エネルギー摂取量過剰による相対的に食塩摂取量過剰になることや外食の食事の特徴，漬物などの塩蔵品のほか，かまぼこ，ハム，ソーセージなど塩分の多い加工品の知識を理解する。

5. 2型糖尿病症例の栄養モニタリングと評価，および経過記録作成の方法

　この症例では経過記録が単回分しかないが，実際には1か月に1度の通院と2か月に1度の栄養指導を実施している。これより，栄養指導実施時の食事記録や食物摂取頻度調査によるエネルギー摂取量と食品交換表により摂取した食品，ならびにHbA1cと体重の経過記録一覧表を作成することが有効である。経過記録はSOAPを用いて作成する。問題ごとではなく，漏れがないように注意して一括して記述している。

　　　　S：主観的情報（Subjective Data）　O：客観的情報（Objective Data）

　　　　A：アセスメント（Assessment）　P：プラン（Plan）

栄養診断	#1　エネルギー摂取量過剰　　#2　ナトリウム（食塩）摂取量過剰 食物・栄養関連の知識不足は，3回目の栄養指導時に解決済み
S	食事を摂るときに主菜の量を確認することや揚げ物を避けるようにしている。接待時のアルコールはかなり制限している。帰宅後の食事は摂らずに朝食にご飯と主菜を摂るようにしている。HbA1cが低下してきたことで食事の管理も継続できている。網膜症や仕事中に倒れることは絶対に避けたい。
O	体重：64.0 kg，BMI：23.2 kg/m²，空腹時血糖値：138 mg/dL，随時血糖値：226 mg/dL，HbA1c：7.6 %，TC：198 mg/dL，TG：140 mg/dL，HDL-C：48 mg/dL，LDL-C：112 mg/dL，AST：34 U/L，ALT：38 U/L，γ-GT：68 U/L，血圧：125/84 mmHg，2日間の食事記録からエネルギー：1,952 kcal，炭水化物エネルギー比：52.1%，たんぱく質 91.1g（エネルギー比：18.7%），脂質 63.0 g（エネルギー比：29.0%），食塩相当量：8.5 g程度であった。食品交換表の単位では，表1：9.5単位，表2：0.5単位，表3：7.2単位，表4：1.5単位，表5：2.0単位，表6：1.4単位，調味料：0.8単位，し好食品：1.5単位，合計：24.4単位。
A	エネルギー摂取量，アルコール摂取量は減少している。食品交換表による各表別の指示単位数はほぼ実行できているが，し好食品の摂取によりエネルギー摂取量過剰，アルコール摂取量過剰，ナトリウム（食塩）摂取量過剰があと少し改善できれば，良好な血糖コントロールを目指すことができる。
P	Mx）空腹時血糖値，随時血糖値，HbA1c，エネルギー摂取量や脂質摂取量，習慣の把握のための2日間の食事記録または食物摂取頻度調査，AST，ALT，γ-GT，TC，TG，LDL-C，体重測定（BMI把握） Rx）摂取エネルギー量：1,840 kcal（23単位），食品交換表による単位配分は初回指導を継続，食塩摂取量：6g未満，さらにアルコール量を減らす。 Ex）エネルギー摂取量過剰による相対的に食塩摂取量過剰になることをもう一度確認し，食品交換表にある「1単位中に食塩1g以上含む食品」を確認して，食事計画に取り入れる。

6．2型糖尿病症例の栄養指導記録／栄養管理計画書（入院）の作成

　栄養指導記録報告書を示す。また，診療報酬の様式である「栄養管理計画書」へ応用する。栄養管理計画書は，患者が入院する際に作成するものであり，本章の症例は外来通院患者であるが，入院患者と仮定して記載する内容の例を示す。

<table>
<tr><td colspan="7" align="center">栄養指導記録報告書</td></tr>
<tr><td>患者ID</td><td></td><td rowspan="2">患者氏名</td><td colspan="2">xxxx　　xxxxxx
○　○　　○　○　○</td><td>性別</td><td>男性</td></tr>
<tr><td>外来</td><td>●　病棟</td><td></td></tr>
<tr><td>担当医師</td><td></td><td>生年月日</td><td colspan="2">196X 年　X 月　X 日　　　　生</td><td>年齢</td><td>58</td></tr>
<tr><td>初期診断</td><td>202X年X月XX日</td><td colspan="4">2型糖尿病，本態性高血圧症，脂質異常症</td></tr>
</table>

栄養指導日	年　　月　　日	栄養指導回数	3　回目	管理栄養士	○○　○○○

栄養診断　　#1　エネルギー摂取量過剰　　#2　ナトリウム（食塩）摂取量過剰
食物・栄養関連の知識不足は，前回の栄養指導時に解決済み

S　食事を摂るときに主菜の量を確認することや揚げ物を避けるようにしている。接待時のアルコールはかなり制限しているが，引き続き外食が多い。帰宅後の食事は摂らないようにしている。朝食にご飯と主菜を摂るようにしている。HbA1cが低下してきたことで食事の管理を継続する必要性がわかる。網膜症や仕事中に倒れるようなことには絶対になりたくない。

O　体重：64.0 kg，BMI：23.2 kg/m^2，空腹時血糖値：138 mg/dL，随時血糖値：226 mg/dL，HbA1c：7.6 %，TC：198 mg/dL，TG：140 mg/dL，HDL-C：48 mg/dL，LDL-C：112 mg/dL，AST：34 U/L，ALT：38 U/L，γ-GT：68 U/L，血圧：125/84 mmHg，2日間の食事記録からエネルギー：1,952 kcal，炭水化物エネルギー比：52.1％，たんぱく質 91.1g（エネルギー比：18.7％），脂質 63.0 g（エネルギー比：29.0％），食塩相当量：8.5 g程度であった。食品交換表の単位では，表1：9.5単位，表2：0.5単位，表3：7.2単位，表4：1.5単位，表5：2.0単位，表6：1.4単位，調味料：0.8単位，し好食品1.5単位，合計：24.4単位

A　食品交換表による各表別の指示単位数はほぼ実行できていることで，エネルギー摂取量は減少している。し好食品のアルコールによるエネルギー摂取量過剰，アルコール摂取量過剰，ナトリウム（食塩）摂取量過剰があと少し改善できれば，良好な血糖コントロールを目指すことができる。

#1　問題（P）：エネルギー摂取量過剰（アルコール摂取量過剰を含む），
原因（E）：エネルギー摂取量1,952 kcal/日，アルコール摂取量はし好食品で1.5単位
徴候・症状（S）：空腹時血糖値：138 mg/dL，随時血糖値：226 mg/dL，HbA1c：7.6 %

#2　問題（P）：ナトリウム（食塩）摂取量過剰
原因（E）：食塩相当量：8.5 g程度，外食が多い
徴候・症状（S）：血圧：125/84 mmHg

P
Mx）空腹時血糖値，随時血糖値，HbA1c，食習慣把握のための2日間の食事記録または食物摂取頻度調査によるエネルギー摂取量や脂質摂取量の把握，AST，ALT，γ-GT，TC，TG，LDL-C，体重測定（BMI把握）
Rx）摂取エネルギー量：1,840 kcal（23単位），食品交換表による単位配分は初回指導を継続，食塩摂取量：6 g未満，さらにアルコール量を減らす。
Ex）エネルギー摂取量過剰による相対的に食塩摂取量過剰になることをもう一度確認し，食品交換表にある「1単位中に食塩1 g以上含む食品」を確認して，食事計画に取り入れる。

次回栄養指導（予約）	年　　月　　日	（指導予定）管理栄養士	

栄養管理計画書

担当管理栄養士		計画作成日		年	月	日
（ふりがな）		担当医師				
患者氏名		入院年月日		年	月	日
生年月日	大・昭・平・令　　　年　　　月　　　日　　　歳	病棟				

● 入院時の栄養状態に関するリスク

空腹時血糖値：158 mg/dL，随時血糖値：284 mg/dL，HbA1c：10.2 %，血圧：135/95 mmHg，摂取エネルギー量：2,248 kcal，脂質エネルギー比：30.9 %，BMI：24.7 kg/m^2 だが生活背景が変わらずに5年前と比較して体重が3 kg増加している。表3の2.0単位，表5の1.0単位および調味料の1.2単位が過剰摂取，し好食品が4.5単位でその内アルコール摂取量が360 kcal，外食が多い，帰宅後の飲食，アルコール摂取時の食事内容とエネルギー摂取過剰による相対的な食塩摂取量増加，食塩摂取量 11.0 g程度

● 栄養状態の評価と課題

#1　エネルギー摂取量過剰
#2　食物・栄養関連の知識不足
#3　ナトリウム（食塩）摂取量過剰

● 栄養管理計画（2週間の糖尿病教育入院）

理解度が高い患者であり，栄養療法を効果的にすすめるために，食品交換表を正しく使えるようにすることで，1日の食品を何でどれだけ摂ればよいか適正な摂取エネルギー量を計算できるようにする。主菜副菜で用いる表3と表5および調味料について，揚げ物類を避け，表3の食品の中でも脂質含有量が多い食品を控える。アルコールは可能な限り飲まないようにしてお茶などで代用する。接待で食事を摂った後は帰宅後の食事を摂らないようにする。

● 栄養補給に関する事項

栄養補給量	栄養補給方法
・エネルギー：1,840 kcal/日（23単位） ・炭水化物：エネルギー比50～55 % ・たんぱく質：エネルギー比20 % ・脂　　質：エネルギー比25 %以下 ・食塩相当量：6 g/日未満	■経口　　□経腸栄養　　□静脈栄養
	食事内容 エネルギー・脂質制限食（食塩相当量6 g未満）
	留意事項 なし

栄養指導日

入院時栄養食事指導の必要性
　□無し　■有り（内容：「糖尿病食事療法のための食品交換表」の理解　実施予定日：　　月　　　日）
栄養食事相談の必要性
　□無し　■有り　（内容：病院食を基に食品交換表について説明する　実施予定日：　　月　　　日）
退院時の指導の必要性
　□無し　■有り　（内容：適正な摂取エネルギー量の計算について　実施予定日：　　月　　　日）

その他栄養管理上解決すべき課題に関する事項

単身赴任だが，家族にも患者の食事療法について理解してもらうよう，退院後一度は説明する。

● 栄養状態の再評価の時期　〔実施予定日：　　月　　　日〕

理解度が高い患者であり，栄養療法を効果的にすすめるために，食品交換表を正しく使うことができることを目標とする。1日の食品を何でどれだけ摂ればよいか適正な摂取エネルギー量を計算できるようにする。食品を計量することで目安量を覚えてもらう。アルコールのエネルギー量を知る。

＜参考文献＞

1）日本糖尿病学会編著『糖尿病治療ガイド2020-2021』文光堂，東京，2020

2）日本糖尿病療養指導士認定機構編著『糖尿病療養指導ガイドブック2021』メディカルレビュー社，東京，2021

3）日本糖尿病学会編『糖尿病食事療法のための食品交換表　第7版』文光堂，東京，2013

4）春日雅人編『糖尿病学イラストレイテッド―発症機序・病態と治療薬の作用機序』羊土社，東京，2012

5）清野　裕監修・稲垣暢也，他『インクレチン治療―GLP-1受容体作動薬とDPP-4阻害薬による新たな糖尿病治療』フジメディカル出版，大阪．2009.

6）日本糖尿病学会編著『糖尿病診療ガイドライン2019』南江堂，東京，2019

7）日本肥満学会編『肥満症診療ガイドライン2016』ライフサイエンス出版．東京，2016

8）日本動脈硬化学会編『動脈硬化性疾患予防ガイドライン2017年版』日本動脈硬化学会，東京，2017

🐚🐚🐚🐚🐚🐚 第3章　演習問題 🐚🐚🐚🐚🐚🐚

2型糖尿病症例（外来・通院患者　栄養指導依頼例）

1）医師からの指示とカルテ情報

❶ 医師からの指示

日常の食事内容の把握を行い，血糖コントロールを行う。

❷ 初回指導時カルテ情報

初回指導時
カルテ情報

| 年齢62歳，女性，無職 |

主病名及び合併症：2型糖尿病　本態性高血圧症　脂質異常症　肥満症

主訴：食事中に箸を持つ手（右手）が震えて，驚いて立ち上がろうとしたが立ち上がることができず，しばらくすると数秒で震えは収まった。しかし，心配になり受診した。

既往歴：特になし

家族構成：夫，息子夫婦，孫2人

家族歴：祖母（高血圧）

現病歴：

15年前に糖尿病と高血圧症を診断された。さらに10年前から脂質異常症を診断された。栄養指導を受けるも食事指導を守れず，食べることが楽しみと家族に言っていた。15年前当時の体重から現在の体重は変わっていない。高校時代は水泳でインターハイに出場するなどスポーツが好きだったが，結婚後は夫の義父母と同居して専業主婦を続ける。

薬剤の使用状況（栄養状態・栄養指標に影響を与える薬剤）：アログリプチン（DPP-4阻害薬），ナテグリニド（速効型インスリン分泌促進薬），アムロジピンベシル酸塩（カルシウム拮抗薬），バルサルタン／ヒドロクロロチアジド（アンジオテンシンⅡ受容体阻害薬・利尿薬合剤），アトルバスタチン（HMG-CoA還元酵素阻害剤）

身体計測：身長：157 cm，現体重：69.0 kg，BMI：28.0 kg/m^2，体組成：記録なし

臨床検査数値

項目名	血圧		脈拍	白血球数	
数　値	156/96 mmHg		88 bpm	8.8×10^3 /mm^3	
項目名	好中球数	リンパ球数	赤血球数		ヘマトクリット
数　値	75 %	16 %	396×10^4/mm^3		39 %
項目名	ヘモグロビン	血小板数		TP	Alb
数　値	12.4 g/dL	25.0×10^4/mm^3		7.0 g/dL	4.2 g/dL
項目名	ALP	AST	ALT	LDH	γ-GT
数　値	105 U/L	12 U/L	15 U/L	122 U/L	14 U/L
項目名	ChE	空腹時血糖値	随時血糖値	HbA1c	TC
数　値	184 U/L	188 mg/dL	298 mg/dL	9.2 %	289 mg/dL

項目名	TG	HDL-C	LDL-C	Cr	尿糖
数　値	285 mg/dL	45 mg/dL	194 mg/dL	0.8 mg/dL	（2+）
項目名	尿ケトン体	尿タンパク	尿潜血	尿アルブミン/クレアチニン比	
数　値	（−）	（±）	（−）	22.8 mg/g・Cr	

臨床診査所見：目のかすみはない。これまでは手足のしびれはなかった。浮腫なし。その他，特に所見なし。非喫煙者。

2）管理栄養士が収集した情報

❶ 初回栄養指導の際，患者から聞き取った情報

＜患者プロフィール，生活背景＞

食べることが大変好き。特に和洋菓子は我慢できない。しかし，糖尿病と診断されてからは，エネルギー量と塩分を控えるように指導され，自分なりに制限している。夕食は息子嫁が管理してくれている。息子夫婦たちとは2世帯住宅で台所は別々にあり，朝食と昼食は夫と2人で摂っている。アルコールはほとんど飲まない。体重は，15年間ほぼ変わっていない。運動は，今はまったくしていない。

＜食歴＞

朝食は，和食中心で漬物とみそ汁を必ずつけている。以前，栄養指導を受けたときに，野菜を摂るようにいわれてから自家製浅漬けを必ず摂るようにしている。昼食は簡単に作ることができるめん類が多いが，インターネットで見た新しい料理も色々調理している。孫が学校から帰ってきて塾に行くまでは話し相手をするため少しお菓子を食べる。夕食は家族が揃って食べることが多く，21時くらいになる。

❷ 初回食事調査

摂取栄養量は，2日間の食事記録より算定した。食事記録は重量の記載があったが，間食は1個や少々と書かれていた。栄養指導中に聞き取って補い，摂取栄養量は「糖尿病食事療法のための食品交換表（第7版）」に基づいて算定した。

表1：9.0単位，表2：0.5単位，表3：5.5単位，表4：1.0単位，表5：2.5単位，表6：1.4単位，調味料：1.2単位，し好食品：2.5単位，合計：23.6単位

食品交換表における1単位あたりの栄養素の平均含有量より計算した結果，エネルギー：1,888 kcal，炭水化物エネルギー比：56.4 %，たんぱく質 75.7g（エネルギー比：16.0%），脂質：57.8 g（エネルギー比：27.6%），食塩相当量は食事記録から概算して12.0g 程度であった。

3）症例の経過

初回診察時に医師から，症状は一過性脳虚血発作で脳梗塞の前兆かもしれないとの説明を受ける。その時の手の震えは今でも忘れないくらい怖い。患者は，これ以上薬を増やしたくないこと，脳梗塞になれば家族に迷惑がかかると思い，食事療法に取り組んだ。好きなものを好きなだけ食べることを止めた。自家製浅漬けも止めて，食塩を多く含む食品を減らし，味付けも気にかけるようになった。食事療法を実行すれば体重が減ることが理解できた。HbA1cは半年後に8.0％を下回り，1年半後にはHbA1c 7.2％前後で推移するようになった。計量をすることには慣れていたので，「糖尿病食事療法のための食品交換

表」も問題なく使用できている。間食を減らして，夕食は夫と 2 人で20時までには摂るようにした。近くの水泳教室に週に 2 回行くようになった。

＜身体計測＞

身長：157cm，現体重：62.6kg，BMI：25.4 kg/m²，体組成：記録なし

＜臨床検査＞

項目名	血　圧	TP	Alb	AST	ALT
数　値	142/90 mmHg	7.1 g/dL	4.3 g/dL	11 U/L	14 U/L
項目名	γ-GT	ChE	空腹時血糖値	随時血糖値	HbA1c
数　値	10 U/L	170 U/L	128 mg/dL	206 mg/dL	7.2 %
項目名	TC	TG	HDL-C	LDL-C	Cr
数　値	222 mg/dL	145 mg/dL	61 mg/dL	128 mg/dL	0.9 mg/dL
項目名	尿アルブミン/クレアチニン比				
数　値	25.5 mg/g・Cr				

＜臨床診査所見＞

特に所見なし

＜食事調査＞

持参した 2 日間の食事記録より「糖尿病食事療法のための食品交換表（第 7 版）」に基づいて算定した。

表 1：9.0単位，表 2：0.8単位，表 3：5.4単位，表 4：1.5単位，表 5：1.2単位，表 6：1.2単位，調味料：0.8単位，し好食品：1.0単位，合計：20.9単位

食品交換表における 1 単位あたりの栄養素の平均含有量より計算した結果，エネルギー：1,672 kcal，炭水化物エネルギー比：56.9％，たんぱく質：75.2g（エネルギー比：18.0％），脂質：46.6 g（エネルギー比：25.1％），食塩相当量は食事記録から概算して 7.0 g程度であった。

糖尿病性腎症【外来】での栄養ケアプラン作成

1. 症例の病態：糖尿病性腎症

（1）病因・病態

① 糖尿病性腎症（Diabetic nephropathy）

　糖尿病性腎症は糖尿病三大合併症の１つであり，慢性的な高血糖状態に起因した細胞・組織障害と腎血行状態異常の結果生じる腎疾患である。腎糸球体血管周囲の結合組織であるメサンギウムが増生し，糸球体構造の破壊，そして機能障害が起こる。典型的な腎症は，糸球体障害に起因した尿タンパクの増加に伴い，尿細管障害が進行し，ネフロン喪失とともに腎機能低下をきたす進行性腎疾患で，微量アルブミン尿の出現をもって臨床的に発症する。その後，顕性タンパク尿，持続的タンパク尿へ進展，さらに腎機能の低下，末期腎不全へと進行する。また，持続性タンパク尿の一部はネフローゼ症候群をきたし，末期腎不全においては血液透析などの腎代替療法が必要となることも多い[1) 2)]。糖尿病性腎症は透析導入患者の原疾患のなかで最も多い疾患であり，2020年わが国の慢性透析療法導入患者原疾患では40.7％を占めている[3)]。

② 糖尿病性腎臓病（Diabetic kidney disease：DKD）

　上記の典型的な糖尿病性腎症の臨床経過と異なり，顕性アルブミン尿を伴わないままGFRが低下する病態（early decliner）も存在し，近年国内外で非典型的な糖尿病関連腎疾患の増加が報告されている。アルブミン尿を呈する症例の割合が減少する一方，糸球体ろ過量の低下を呈する症例増加の理由には，加齢や集学的治療（血糖，血圧，脂質，肥満管理など）の浸透とそれらにより顕在化した病態であることが推察されている[4) 5)]。

　糖尿病性腎臓病（DKD）とは，アルブミン尿が増加し，腎機能が低下する典型的な糖尿病性腎症と，アルブミン尿の増加がないにも関わらず糖尿病が腎機能低

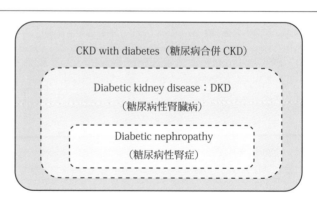

DKDは典型的な糖尿病性腎症に加え，顕性アルブミン尿を伴わないままGFRが低下する非典型的な糖尿病関連腎疾患を含む概念である。さらに糖尿病合併CKDは，糖尿病と直接関連しない腎疾患（IgA腎症，PKDなど）患者が糖尿病を合併した場合を含む，より広い概念である（糖尿病性腎症，DKD，糖尿病合併CKDは現時点で厳密に鑑別することは必ずしも容易ではなく，境界は破線で示した）。

図4－1　DKDと糖尿病合併CKDの概念図

出典）日本腎臓学会編『エビデンスに基づくCKD診療ガイドライン2018』東京医学社，2018

下に関与する非典型的な糖尿病関連腎疾患とを含めた概念である[6]。

（2）症 状

　病期により症状は異なる。第3期では高度タンパク尿による低タンパク血症のため，全身または下肢に浮腫，胸腔や心嚢への胸水貯留のため体動時の息苦しさ，腹水貯留や消化管浮腫による食欲不振や満腹感などがある。第4期および第5期では第3期の症状が増悪，また腎性貧血や高カリウム血症などの電解質異常などが主な症状としてあげられる。

（3）診断基準と病期分類

① 診断基準

　糖尿病性腎症の確定診断には，腎生検による病理診断が最も確実であるが，臨床現場では検尿所見，腎機能と臨床経過を総合的に判断して診断する。糖尿病性腎症の早期診断基準は検査対象を通常の試験紙法でタンパク尿が陰性，あるいは＋1程度の陽性を示す糖尿病症例とし，なるべく午前中の随時尿を用い，アルブミンと同時に尿中クレアチニンを測定し，微量アルブミン尿30〜299mg/g・Crが3回測定中2回以上確認できれば，早期腎症と診断する[7]。しかし，DKDにおいてはアルブミン尿陰性症例も含んでおり，DKD早期診断のためには，アルブミン尿陰性症例であっても腎機能の推移を慎重に観察する必要がある。

表4-1　糖尿病性腎症の早期診断基準

1．測定対象 　尿タンパク陰性か陽性（＋1程度）の糖尿病患者 2．必須項目 　尿中アルブミン値：30〜299 mg/gCr　3回測定中2回以上 3．参考事項 　尿中アルブミン排泄率：30〜299 mg/24 hrまたは20〜199 μg/min 　尿中IV型コラーゲン値：7〜8 μg/gCr以上 　腎サイズ：腎肥大
微量アルブミン尿の評価基準 採尿条件：なるべく午前中の随時尿を用いる。通院条件によっては容易に上記の基準を上回る可能性があるため，来院後一定の時間を経て採尿する。早期尿を用いるなどの工夫も必要である。 測定法：アルブミンを免疫測定法で測定し，同時に尿中クレアチニン（Cr）値も測定する。 診断基準：尿中アルブミン値：30〜299 mg/gCr　3回測定中2回以上該当する。 注意事項： 　1）高血圧（良性腎硬化症），高度肥満，メタボリックシンドローム，尿路系異常・尿路感染症，うっ血性心不全などでも微量アルブミン尿を認めることがある。 　2）高度の希釈尿，妊娠中・月経時の女性，高度な運動後，過労，感冒などの条件では，検査を控える。 　3）定性法で微量アルブミン尿を判定するのはスクリーニングの場合に限り，後日必ず上記定量法で確認する。 　4）血糖や血圧コントロールが不良な場合，微量アルブミン尿の判定は避ける。

出典）糖尿病性腎症合同委員会「糖尿病性腎症の新しい早期診断基準」『糖尿病2005』；48（10）：757-759，2005

② 病期分類

　腎症の病期は，尿中アルブミンと腎機能（GFR区分）により第1期（腎症前期），第2期（早期腎症期），第3期（顕性腎症期），第4期（腎不全期），第5期（透析療法期）に病期分類される（p.48，表4-3参照）。

（4）治療

　病期に応じた治療を行う。糖尿病性腎症の発症には高血糖，高血圧，肥満，脂質異常，喫煙などが共

通の危険因子として関与している。そのため単一の危険因子のみを厳格に管理するよりもこれらの危険因子を包括的に管理する集学的治療が推奨されている（表4-2）。

表4-2　糖尿病性腎症の治療指針[4]

1. 生活習慣の改善：適正体重（ＢＭＩ＜25）の維持，禁煙，過度なアルコール摂取を避ける。個々に応じた食事療法，運動療法を行う。
2. 血糖コントロール：HbA1c 7.0％未満を目標とする。低血糖を生じないよう，年齢，罹病期間，臓器障害，低血糖の危険性，サポート体制などを考慮して個々に設定する。特に高齢者では，認知機能や基本的・手段的ADLを考慮した目標設定を行う。
3. 血圧コントロール：130/80 mmHg未満を目標とする。レニン・アンジオテンシン系阻害薬を使用：第一選択薬として使用し，目標血圧値が達成できない場合，カルシウム拮抗薬，利尿薬などを併用する。
4. 脂質のコントロール：LDLコレステロール値＜120 mg/dL（心血管疾患既往ありの場合＜100 mg/dL）（急性冠動脈疾患の高リスク群は＜70 mg/dL），中性脂肪値＜150 mg/dL，HDLコレステロール値≧40 mg/dLを目標とする。スタチン系薬およびフィブラートを使用する。
5. 腎不全関連合併症に対する治療
　・腎性貧血：Hb10～12 g/dLを目安に赤血球造血刺激因子製剤を適宜使用する。適宜，鉄の評価と治療も検討する。
　・骨・ミネラル代謝異常：血清カルシウム・リン・甲状腺ホルモン（PTH）値の正常化を目標に，リン制限食，リン吸着薬，活性型ビタミンD製剤を使用する。
　・代謝性アシドーシス：HCO_3^- 22 mEq/Lを目標に，適宜重曹を使用する。
　・高カリウム血症：カリウム制限食，陽イオン交換樹脂製剤を適宜使用する。

（5）栄養療法[2][4][8]

腎症の病期に応じて低たんぱく質食また併発する高血圧に対して食塩摂取制限を行う。第3期（顕性腎症期），第4期（腎不全期）では症例に応じてカリウムやリンの摂取制限を検討する。

① 目標体重，エネルギー摂取量，炭水化物，脂質の摂取量（第3章糖尿病，p.27参照）

② 第3期（顕性腎症期）

ナトリウムの排泄障害も進行することから，高血圧の有無に限らず食塩摂取量を6g/日未満に制限する。また，高カリウム血症を認める場合は2.0g/日未満のカリウム制限を行う。

③ 第4期（腎不全期）

たんぱく質制限を行う場合は十分なエネルギー摂取量を確保する。食塩摂取量については第3期（顕性腎症期）と同様である。また症例に合わせカリウム摂取制限を行うが，腎不全期のカリウム制限は1.5g/日未満を目安に行う。

④ 低たんぱく質食[8]

低たんぱく質食の実施は，末期腎不全の進行リスクが高い場合，以下のそれぞれの症例で実施のメリットがリスクを上回ると判断できる場合に検討する。

・低たんぱく質食の実施を検討する症例

顕性アルブミン尿がありGFR<45mL/min/1.73m^{2}の症例，微量アルブミン尿以下の症例ではGFR<45mL/min/1.73m^{2}でありかつ進行性の腎機能低下（-3～-5mL/min/1.73m^2/年以上）がみられる場合には，たんぱく質摂取量を0.6～0.8g/目標体重(kg)/日とする。またGFR<30mL/min/1.73m^{2}では，腎機能低下の抑制，またリンおよび尿毒素の蓄積抑制，酸負荷の抑制を目的に，0.6～0.8g/目標体重(kg)/日のたんぱく質摂取量を検討する。

・栄養障害/サルコペニア・フレイルのリスクがある，または75歳以上の症例

低たんぱく質食を実施するには，十分なエネルギー摂取量（30～35kcal/目標体重(kg)/日）の確保

が必要となる。そのため低栄養状態あるいはエネルギー摂取量の確保が難しい場合には，腎機能維持のみを優先した低たんぱく質食の導入は推奨されない。高齢者，なかでもサルコペニア・フレイル，あるいはそのリスクがある場合，また75歳以上の高齢者の場合，低たんぱく質食は低栄養，サルコペニア・フレイル，認知症などのリスクを高める危険性がある。こうしたケースでは，1日当たりのたんぱく質摂取量は0.8g/目標体重（kg）を下限とし，個々の症例に応じて摂取量を設定する。

・低たんぱく質食を実施しない症例

なお，たんぱく質の過剰摂取が腎機能低下に影響するかどうかについては，一定の見解が得られていないが，糖尿病性腎症で低たんぱく質食を実施しない場合（すべての病期に適応），1.3g/目標体重（kg）/日以上および20％エネルギー比以上のたんぱく質摂取は避ける。また，栄養障害やサルコペニアのリスクのある症例では，$GFR>60mL/min/1.73m^2$であれば1.5g/目標体重（kg）/日までのたんぱく質摂取は許容する。

（6）類縁疾患との関係：慢性腎臓病（CKD）

2013年に糖尿病性腎症合同委員会では，CKDの概念・CKD重症度分類の普及などを受け，「改定糖尿病性腎症病期分類とCKD重症度分類との関係」を発表した（表4-3）。CKDは，腎障害の存在（アルブミン尿・タンパク尿・血尿・画像異常など）と$GFR<60mL/min/1.73m^2$未満の低下のいずれか，あるいは両方が3か月以上続く疾患群と定義される。また，重症度分類は原疾患（cause :C），GFR（G），尿アルブミン値（A）のCGA分類で示される。糖尿病性腎症はCKDに包括される疾患であり，表4-3は糖尿病性腎症病期分類とCKD重症度分類の関係を示す。

CKDは末期腎不全のみならず，心血管疾患発症の危険因子である。GFR低下とアルブミン尿・タンパク尿はそれぞれ心血管疾患の危険因子となり，GFRが低下しているほど，またアルブミン尿・タンパク尿が高度なほど心血管疾患のリスクは上昇するため，その進行阻止は重要である。

（7）この疾患を理解するために必要な知識

糖尿病性腎症の発症や進展抑制には，血糖・血圧・肥満・脂質管理，禁煙などの厳格なコントロールが必要である。各事項について理解し，治療目標に沿った管理を行うことが重要である。また，栄養療法実施後はアドヒアランス，栄養状態も評価する。

表4-3　糖尿病性腎症病期分類とCKD重症度分類との関係

アルブミン区分			A1	A2	A3
尿アルブミン定量			正常アルブミン尿	微量アルブミン尿	顕性アルブミン尿
尿アルブミン/Cr比（mg/gCr）			30未満	30〜299	300以上
（尿タンパク/Cr比）（g/gCr）					（0.50以上）
GFR区分 (mL/分/1.73m²)	G1	≧90	第1期（腎症前期）	第2期（早期腎症期）	第3期（顕性腎症期）
	G2	60〜89			
	G3a	45〜59			
	G3b	30〜44			
	G4	15〜29	第4期（腎不全期）		
	G5	<15			
	透析療法中		第5期（透析療法期）		

出典）日本糖尿病学会編『糖尿病治療ガイド 2020-2021』p.85，文光堂，2020

2. 糖尿病性腎症例（外来通院患者　栄養指導依頼例）

1）医師からの指示とカルテ情報

❶ 医師からの指示

糖尿病性腎症，第3期顕性腎症期。減塩ができているか，また体重が増加傾向にあるので（3か月で3kg増。体重変化率3.9％），減塩指導と栄養の過不足のないよう食事療法を指導して下さい。

❷ 初回指導時カルテ情報

年齢55歳，男性

主病名及び合併症：2型糖尿病　糖尿病性第3期腎症（顕性腎症）　高血圧症　脂質異常症　肥満症

主　訴：アルブミン尿，体重増加

既往歴：特になし

家族歴：父母（ともに2型糖尿病）

現病歴：15年前に2型糖尿病と診断される。教育入院，外来での加療にて経過していたが，3か月前から尿タンパク定性で3+，その後尿中アルブミン定量で375mg/gCrが認められるようになった。

薬剤の使用状況（栄養状態・栄養指標に影響を与える薬剤）：

メトグルコ（血糖降下薬）（250mg），エクア（血糖降下薬）（50mg），リピトール（コレステロール降下薬）（10mg），オルメティックOD（降圧薬，アンジオテンシンⅡ受容体拮抗薬）（20mg），ノルバスクOD（降圧薬，持続性Ca拮抗薬）（5mg）

身体計測値：身長：172.0cm，体重：80.0kg，BMI：27.0kg/m^2（肥満1度），腹囲：90.3cm，目標体重：65.1kg（65歳未満：[身長(m)^2] × 22）

臨床検査数値

項目名	血　圧	BUN	CRE	eGFR	
数　値	140/90 mmHg	19.0 mg/dL	1.22 mg/dL	49.4 mL/min/1.73m^2	
項目名	AST	ALT	TC	TG	HDL-C
数　値	22 U/L	11 U/L	225 mg/dL	130 mg/dL	40 mg/dL
項目名	LDL-C	空腹時血糖値	HbA1c	尿中アルブミン	
数　値	159 mg/dL	140 mg/dL	8.2 %	375 mg/g・Cr	

臨床診査所見：特になし

2）管理栄養士が収集した情報

❶ 初回栄養指導の際，患者から聞き取った情報

＜患者プロフィール，生活背景＞

会社員営業職。妻，中学生の子供との3人暮らし。朝食，夕食は自宅で食事を摂り，昼食は外食かコンビニ弁当で済ます。通勤，勤務中も車での移動で1日を通して活動量は少ない。毎日帰宅後，犬の散歩を30分程度行っているが，そのほかに運動習慣はない。休日は家でゆっくりと過ごすことが多い。

＜食歴＞

朝食は時間が取れず7:00頃にトースト1枚にコーヒーをカップに1杯程度を簡単に摂り，出勤。昼食

は外食かコンビニ弁当で丼物やめん類が多い。夕食は20:00～21:00頃に主食は摂らず，晩酌しながら主菜中心に副食を摂取している。野菜は夕食には必ず摂るように意識しているが，小皿に１品程度と少ない。晩酌はビール350～500mLを毎日飲んでいる。また，間食は朝食が少ないせいもあり午前中に空腹感を感じ，昼食前の仕事の合間にチーズ３～４個（１個約30g）を食べることがある。

　塩分の摂り過ぎはよくないと理解しているが，減塩は行われていない。

❷ 初回食事調査

　３日間の食事調査記録と聞き取り調査より算出。

　エネルギー：2,600kcal（40kcal/目標体重 kg/日），たんぱく質：84.6 g（1.3 g/目標体重 kg/日，エネルギー比13.0％），脂質：97.1g（エネルギー比：33.6％），炭水化物：347.1 g（エネルギー比：53.4％），食塩相当量：9.5 g

3）症例の経過

　１か月後に再指導。妻の協力も得，朝食はご飯，納豆や卵焼きなどのたんぱく質食品とほうれん草のお浸しなど野菜は必ず摂取するようにしたところ，空腹感も感じにくくなり間食に摂取していたチーズを摂らなくても良くなった。塩分が多くならないように，汁物は飲むのを止め，サラダなどはできるだけドレッシングは使わないようにした。アルコールの量は350mL１缶のみでそれ以上飲まないように注意している。運動は休日も犬の散歩に出かけるようにしている。朝食を食べるため早起きしなければならなのが辛いが，食事の内容変更は苦になっていない。

＜身体計測＞

　体重：78.5 kg，BMI：26.5 kg/m^2（肥満１度）

＜臨床検査＞

項目名	血圧	BUN	CRE	eGFR	AST
数　値	135/90 mmHg	18.0m g /dL	1.22 mg/dL	49.4 mL/min/1.73m^2	23 U/L
項目名	ALT	TC	TG	HDL-C	LDL-C
数　値	15 U/L	200 mg/dl	130 mg/dL	45 mg/dL	119 mg/dL
項目名	空腹時血糖値	HbA1c	尿中アルブミン		
数　値	126 mg/dL	8.0 %	300 mg/g・Cr		

＜食事調査＞

　現在の摂取栄養量を３日間の食事記録と聞き取り調査により算出。

　エネルギー：2,280kcal（35.0kcal/目標体重 kg/日），たんぱく質 84.6 g（1.3 g/目標体重kg/日，エネルギー比14.8％），脂質：76.2g（エネルギー比：30.1％），炭水化物：314.6 g（エネルギー比：55.2％），食塩相当量：7.3 g

3. 糖尿病性腎症例の栄養アセスメントの方法

1）栄養アセスメントの方法

　まずは情報を整理分類してみる。病歴等，身体計測，臨床検査，食事調査，等の結果から栄養状態を総合的に判定する。診療録，看護記録等には多くの情報があるが，「糖尿病性腎症の食事療法を行うにあたっての課題は何か？」を情報の中から探索することを目的に，必要な情報を選択する。分類整理した情報で，基準があるものは一つひとつ評価を行う。

　この章の糖尿病性腎症の情報を分類整理し，評価を加えると下記のようになる。

❶ 病歴等（O：Object 客観的データ）

診療録（カルテ）・看護記録などほかのスタッフからの情報	
年　齢	55歳
性　別	男性
主たる疾患名	２型糖尿病，糖尿病性腎症，第３期（顕性腎症期），高血圧症，脂質異常症，肥満症
主　訴	アルブミン尿，体重増加
現病歴	15年前に２型糖尿病と診断される。教育入院，外来での加療にて経過していたが，３か月前から尿タンパク定性で3+，その後尿中アルブミン定量で375 mg/g・Crが認められるようになった。
患者プロフィール，生活背景	会社員営業職。妻，中学生の子供との３人暮らし。朝食，夕食は自宅で食事を食べている。昼食は外食かコンビニ弁当となっている。通勤，勤務中も車での移動で１日を通して活動量は少ない。毎日帰宅後，犬の散歩を30分程度行っているが，そのほかに運動習慣はない。休日は家でゆっくりと過ごすことが多い。
既往歴	特になし
家族歴	父，母が２型糖尿病
家族構成，家庭環境	妻，中学生の子供と３人暮らし
薬剤の使用状況	（栄養状態・栄養指標に関連する薬剤）メトグルコ（血糖降下薬）（250 mg），エクア（血糖降下薬）（50 mg），リピトール（コレステロール降下薬）（10 mg），オルメティックOD（降圧薬，アンジオテンシンⅡ受容体拮抗薬）（20 mg），ノルバスクOD（降圧薬，持続性Ca拮抗薬）（5 mg）

❷ 身体計測値を評価する。（O：Object 客観的データ）

項　目	測定値	基準値と比較し評価
身長	172.0cm	
現体重	80.0 kg	（目標体重は65.1kg）
BMI	27.0 kg/m^2	肥満１度
腹囲	90.3 cm	基準値85cm未満より高値　内臓脂肪蓄積が疑われる。

❸ 臨床検査（血液検査，尿検査，生理学的検査，ほか）の中で当該患者の栄養状態と関係があると考えられる項目を選び，栄養学的視点から評価する。（O：Object 客観的データ）

　基準値と比較して「高い・低い」の評価ではなく，検査項目ごとにガイドラインの基準と比較した結果を記載することや，どのような疾患が予測できるのかなどを考えて簡潔に記載する。

検査項目	基準値と比較し評価
血圧：140/90 mmHg	血圧コントロール目標値130/80mgHg未満より高値であり，コントロール不良。
空腹時血糖値：140 mg/dL	血糖コントロール目標値130mg/dL未満より高値であり，コントロール不良。
HbA1c：8.2 %	血糖コントロール目標値7.0%未満より高値であり，コントロール不良。
ＴＣ：225 mg/dL	基準値130～220 mg/dL以上であり高値。
ＴＧ：130 mg/dL	問題なし
HDL-C：40 mg/dL	問題なし
LDL-C：159 mg/dL	脂質コントロール目標値LDL-C＜120 mg/dLより高値であり，コントロール不良。
AST：22 U/L	問題なし
ALT：11 U/L	問題なし
eGFR：49.4 mL/min/1.73m^2	GFR区分 45～59 mL/min/1.73m^2　第3期顕性腎症
尿中アルブミン：375 mg/g・Cr	顕性アルブミン尿

❹ 臨床診査の所見の中で患者の栄養状態と関わる所見を抽出し評価する。
（O：Object 客観的データ）

臨床診査所見
特になし

❺ 摂取栄養量および栄養補給法の評価。（O：Object 客観的データ）

（a）**必要栄養量の推定**（個人の栄養摂取量を評価する基準となる）

	推定値	推定方法
エネルギー	2,279 kcal	＜身体活動レベルと病態によるエネルギー係数kcal/kg＞は「普通の労作」（座位中心だが通勤・家事.軽い運動を含む）を選択した。[30～35kcal×目標体重 (kg)]を用いる。30～35kcal×65.1 kg =1950～2279 kcalと算出できる。体重増加傾向，BMI27.0であるが，現栄養摂取量と乖離が大きいと食事療法に負担感が生じる可能性があるため，第1段階の目標として2279kcal（35kcal/目標体重kg/日）を用いた。
たんぱく質	84.5 g 未満	eGFR49.4mL/min/1.73m^{2}につき，たんぱく質摂取量は1.3g/目標体重kg/日未満とする。　1.3 g×65.1 kg = 84.5 g 未満　たんぱく質エネルギー比：14.8 %
脂　質	50.6～76.0 g	脂質エネルギー比20～30 %で設定。25 %を超える場合は飽和脂肪酸を減じるなど脂肪酸の質に配慮する。50.6 g ～76.0 g
食塩相当量	6 g 未満	

（b）**現在の栄養摂取量**

経口摂取	3日間の食事摂取記録と外来栄養食事指導時の聴き取りにより摂取栄養量は下記の通りであった。	
	エネルギー	2,600 kcal（40kcal/目標体重 kg/日）
	たんぱく質	84.6 g（1.3 g/目標体重 kg/日，たんぱく質エネルギー比：13.0 %）
	脂　質	97.1 g（脂質エネルギー比：33.6 %）
	食塩相当量	9.5 g

（c）**摂取栄養量および栄養補給法の評価**

　基準である推定栄養必要量と比較し，糖尿病性腎症の食事療法を行うにあたっての課題を探索し，評価する。

評　価
エネルギー，脂質エネルギー比が高く，食塩摂取量が多くなっている。

❻ カルテ等から得た情報を参考にして，患者から情報の聞き取りを行う。聞き取った栄養関連の情報を記述する。（S：Subject 主観的データ）

	患者から聞き取った情報
食歴	朝食は時間が取れず7:00頃にトースト１枚にコーヒーをカップに１杯程度を簡単に摂り出勤している。昼食は外食かコンビニ弁当で済ませ，丼物やめん類を選ぶことが多い。夕食は20:00〜21:00頃に主食は摂らず，晩酌しながら主菜を中心に副食を摂取している。野菜は夕食には必ず摂れるように意識はしているが，小皿に１品程度と野菜の摂取量は少ない。晩酌はビール350〜500 mLを毎日飲んでいる。また，間食は朝食が少ないせいもあり，午前中に空腹感を感じ，昼食前の仕事の合間に摂る。チーズ２〜３個（１個約30g）を食べている。塩分の摂り過ぎはよくないと理解しているが，減塩は行われていない。

2）栄養診断とリスク評価

❶ 関連図の作成

　栄養アセスメントの項目を評価し，栄養上の問題と考えられる情報の関連図を作成する。症例自身の行動（食生活や身体活動）と数量化された身体計測，臨床検査データを関連付けて考えるのが重要である。

❷ 栄養診断

問題：エネルギー摂取量の過剰

エネルギー摂取量過剰に伴う，たんぱく質摂取量の増加も考えられるので是正を行う。

- ・現体重：80.0 kg（IBW 65.1 kg）
- ・BMI：27.0 kg/m²（肥満１度）
- ・腹囲：90.3 cm
- ・HbA1c：8.2 %
- ・空腹時血糖値：140 mg/dL
- ・CRE：1.22 mg/dL
- ・eGFR：49.4 mL/min/1.73m²
- ・尿中アルブミン：375 mg/g・Cr

- ・仕事は車通勤
- ・平日は30分程度犬の散歩を行う。

- ・飲酒習慣（ビール350〜500 mL）がある。

- ・摂取エネルギー量：2,600kcal
- ・脂質エネルギー比：33.6%

- ・間食でのチーズなどたんぱく質や脂質の摂取量が多い。

- ・野菜の摂取量が少ない。
- ・昼食は外食，コンビニ弁当が中心。
- ・夕食は主食を摂取せず，主菜を中心に副食を摂取。

問題：脂質の過剰摂取

- ・TC：225 mg/dL
- ・LDL-C：159 mg/dL

特に飽和脂肪酸の過剰と食物繊維不足が考えられるので，今後さらに食事調査を行う。

問題：食塩の過剰摂取

- ・血圧：140/90 mmHg
- ・食塩摂取量 9.5 g程度

血圧は投薬による管理も行われているが，食塩過剰摂取がうかがえるため，減塩が必要である。

関連図を描き，グループ分けを行ったなら，グループに問題名をつける。それを優先順位の高い順に並べて問題リストを作成する。本症例のような生活習慣病患者においては，問題のグループに含まれる症例自身の行動（食生活や身体活動）が，その問題の主たる原因であり，数量化された身体計測，臨床検査データは徴候である。

P. E. S. の関係は,「この問題（P）＝栄養判定名は，この原因（E）と関連する。根拠は，この徴候・症状（S）である」と表現できること。

#1	問題（P）	エネルギー摂取量過剰
	原因（E）	・空腹感からの間食（チーズなど） ・昼食は外食，コンビニ弁当が中心 ・飲酒習慣
	徴候・症状（S）	エネルギー摂取量：2,600 kcal
#2	問題（P）	脂質過剰摂取
	原因（E）	・空腹感からの間食（チーズなど） ・昼食は外食，コンビニ弁当が中心
	徴候・症状（S）	・TC：225 mg/dL，LDL-C：159 mg/dL
#3	問題（P）	食塩の過剰摂取
	原因（E）	・昼食は外食，コンビニ弁当が中心 ・夕食は主食を摂取せず，主菜を中心に副食のみ摂取 ・野菜の摂取量が少ない
	徴候・症状（S）	血圧：140/90 mmHg，食塩摂取量：9.5 g

リスク評価（列挙した問題の今後の見通し）：将来起こりうるあらゆる状況の想定
現在の生活を継続すると，血糖コントロール不良，肥満症，高LDL-C血症，高血圧の影響で腎機能低下の増悪が予測される。また，動脈硬化の進展と，動脈硬化の進展による脳血管疾患，心疾患の発症が懸念される。

4. 糖尿病性腎症例の栄養介入計画作成方法

1）栄養管理の目標を設定する

生活習慣病患者の外来指導の場合，長期目標のゴールは半年から1年後を目安とし，短期目標については，初回指導後に2週間後の目標設定を行い，次回指導からは1か月後の目標設定を行うことを目安とする。患者が実現可能であると思えるような目標であり，かつリスクの軽減が行える目標設定が重要である。この症例は月に1回の外来受診であったので，短期目標の設定は1か月後となっている。

栄養管理の長期目標 （ゴール）	・摂取エネルギーの適正化，エネルギー産生栄養素バランスを整えた食事ができる。 ・1年後までにBMI<25.0 kg/m²，投薬の増量なしにHbA1c<7.0 %，血圧130/80 mmHg未満，LDL-C<120 mg/dLを目指す。
栄養管理の短期目標 （いつまでに何を）	・3食主食＋主菜（たんぱく質食品）＋副菜（野菜，海藻，きのこ類，こんにゃく）をそろえる。 ・間食を控える。 ・アルコールを控える。 ・食塩摂取量を6g未満にする。 ・毎日30分程度の歩行運動を行う 次の診察までの1か月間，上記の中で実行可能なものから取り組む。

2）栄養処方

栄養必要量とほぼ同じ内容とした。

	設定量	根　拠
エネルギー	2,279 kcal	35 kcal/目標体重 kg/日
たんぱく質	84.5 g 未満	1.3 g/目標体重 kg/日未満
脂　質	50.6〜76.0 g	エネルギー比 20〜30 %
食塩相当量	6 g 未満	

栄養補給方法（補給ルート，食事形態等）
経口摂取。食事形態に制限はない。

3）初期計画

　問題リストの各問題に対応した栄養介入計画を，Mx）：モニタリングの計画，Rx）：栄養療法の計画，Ex）：栄養教育の計画に分けて記述する。モニタリングの計画は徴候・症状に基づき記述し，栄養療法の計画は栄養処方に基づき記述する。本症例は生活活動を高めることが重要であるので，運動についても記述した。

	問題（P）	エネルギー摂取過剰
#1	Mx）モニタリングの計画	HbA1c，空腹時血糖値，CRE，eGFR，尿中アルブミン，BMI，摂取エネルギー量調査（3日間の食事記録調査），身体活動量の調査
	Rx）栄養療法の計画	2,279 kcalのエネルギー摂取とする。 毎日30分以上の中等度の運動強度の有酸素運動を行う。
	Ex）栄養教育の計画	適正な食品を組み合わせて食事を摂取できるようにする。 30分間の有酸素運動を実施可能な内容で計画する。
	問題（P）	脂質過剰摂取
#2	Mx）モニタリングの計画	LDL-C，脂質エネルギー比（3日間の食事記録調査）
	Rx）栄養療法の計画	脂質50.6〜76.0 g。脂質エネルギー比 30 %以下で設定。
	Ex）栄養教育の計画	肉類や乳製品の過剰摂取に注意をする。 1日を通して野菜の摂取量を増やす。外食時はサラダなど野菜料理組み合わせ食事を構成できるようにする。
	問題（P）	食塩の過剰摂取
#3	Mx）モニタリングの計画	血圧，食塩摂取量（3日間の食事記録調査）
	Rx）栄養療法の計画	6 g 未満。
	Ex）栄養教育の計画	麺類の汁は残す。漬物などの塩蔵品のほか，かまぼこ，ハム，ソーセージなど塩分の多い加工品を知り，摂取を控える。

5. 糖尿病性腎症例の栄養モニタリングと評価，および経過記録作成の方法

　この症例では経過記録が単回分しかないので，経過一覧表は作成していない。SOAPを用いた経過記録の作成を行っている。問題ごとではなく，漏れがないように注意して一括して記述している。

S :主観的情報（Subjective Data）O :客観的情報（Objective Data）

A：アセスメント（Assessment）P：プラン（Plan）

栄養診断	#1　エネルギー摂取量過剰　　#2　脂質過剰摂取　　#3　食塩の過剰摂取
S	・主食はご飯に変更し，納豆や卵焼きなどのたんぱく質食品と野菜は必ず摂取するようにしたところ，空腹感も感じにくくなり間食に摂取していたチーズを摂らなくてもよくなった。 ・塩分が多くならないように，汁物は飲むのを止め，サラダなどはできるだけドレッシングは使わず，ほかの副菜と一緒に食べるようにした。 ・アルコールの量は350mL 1 缶のみでそれ以上飲まないように注意している。 ・運動は休日も犬の散歩に出かけるようにしている。
O	体重：78.5 kg, BMI：26.5 kg/m^2, 血圧：135/90 mmHg, 空腹時血糖値：126 mg/dL, HbA1c：8.0%, LDL-C：119 mg/dL, CRE：1.22 mg/dL, eGFR：49.4 mL/min/1.73m^2, 尿中アルブミン：340 mg/g・Cr, 摂取エネルギー：2,020 kcal, たんぱく質摂取量：74.1 g（1.1 g /IBW kg/日），脂質エネルギー比：25 %, 食塩摂取量：7.3 g
A	・食事内容を整えることで空腹感を感じることが少なくなり，チーズなどの間食は減った。 ・塩分が多くならないよう，汁物やドレッシング類の使用も控えるようになった。 ・アルコールは減量した。 ・休日も犬の散歩にでかけるようになった。
P	Mx）HbA1c, 空腹時血糖値, CRE, eGFR, 尿中アルブミン, BMI, 血圧, LDL-C, 摂取栄養素量（3 日間の食事記録調査） Rx）摂取エネルギー量：2,279kcal, 脂質エネルギー比：30％以下, 食塩摂取量：6 g未満, 毎日30分程度の歩行運動を行う Ex）・現実行内容の継続 　　・食塩摂取量を適正量にする 　　・アルコールは休肝日を設ける

6. 糖尿病性腎症例の栄養指導記録の作成

　栄養指導記録の書式は，病院・施設ごとに多様である。記載方法はSOAPで記載することが推奨される。SOAPは他の医療職種も記録作成に活用しているからである。日本栄養士会は栄養指導記録のSOAP記載のAの欄にPES報告を入れることを推奨している。ここでは初回時の栄養指導の記録の一例を示す。

患者氏名：○○　○○	疾患名：2型糖尿病，第3期（顕性腎症），高血圧症，脂質異常症，肥満症
栄養診断：　#1　エネルギー摂取量の過剰　　#2　脂質過剰摂取　　#3　食塩の過剰摂取	

Mx) HbA1c，空腹時血糖値，CRE，eGFR，尿中アルブミン，BMI，血圧，LDL-C，摂取栄養量調査（3日間の食事記録調査），身体活動量の調査
Rx) 摂取エネルギー量 2,279 kcal，脂質エネルギー比 30 %以下，食塩摂取量 6 g 未満
　　毎日30分以上の中等度の運動強度の有酸素運動（ウオーキング）を行う

初回指導記録	
○○○○年　○月　○日	次回指導（1か月後）　　管理栄養士　○○　○○

S	朝食，夕食は自宅で食事を食べている。昼食は外食かコンビニ弁当となっている。通勤，勤務中も車での移動で1日を通して活動量は少ない。毎日帰宅後，犬の散歩を30分程度行っているが，そのほかに運動習慣はない。休日は家でゆっくりと過ごすことが多い。
O	BMI：27.0 kg/m^2（肥満1度），血圧：140/90 mmHg，CRE：1.22 mg/dL，eGFR：49.4 ml/min/1.73m^2，TC：225 mg/dL，LDL-C：159 mg/dL，空腹時血糖値：140 mg/dL，HbA1c：8.2 %，尿中アルブミン：375 mg/gCr，摂取エネルギー：2,600 kcal，たんぱく質摂取量 1.3 g/目標体重kg，脂質エネルギー比33.6 %，食塩摂取量9.5g，運動習慣は犬の散歩，仕事は事務で車通勤。
A	問題（P）：エネルギー摂取量過剰，脂質過剰摂取，食塩の過剰摂取。 原因（E）：3食の食事バランスの偏りとその影響による間食の増量，また昼食は外食かコンビニ弁当になっている。 徴候・症状（S）：HbA1c：8.2%，空腹時血糖値：140mg/L，LDL-C：159 mg/dL，血圧140/90mmHg，BMI：27.0kg/m^2
P	Ex) 3食主食＋主菜（たんぱく質食品）＋副菜（野菜，海藻，きのこ類，こんにゃく）をそろえる。間食を控える。アルコールを控える。食塩摂取量を6g未満にする（麺類の汁は残す。漬物などの塩蔵品のほか，かまぼこ，ハム，ソーセージなど塩分の多い加工品を知り摂取を控える），毎日30分以上の中等度強度の有酸素運動（ウオーキング）を行う。

<参考文献>
1）日本糖尿病学会編『糖尿病診療ガイドライン2019』南江堂, 東京, 2019
2）日本糖尿病学会編『2020-2021糖尿病治療ガイド』文光堂, 東京, 2020
3）花房規男『わが国の慢性透析療法の現況（2020年12月31日現在）』透析会誌, 2021；54（12）：611～657
4）日本糖尿病学会編『改訂第8版糖尿病専門医研修ガイドブック』診断と治療社, 東京, 2019
5）岡田浩一『DKDの疾患概念と腎臓病専門医への紹介基準』日本内科学会誌,2019：108巻5号,901-906.
6）日本腎臓学会編『エビデンスに基づくCKD診療ガイドライン2018』東京医学社, 東京, 2018
7）日本腎臓学会・日本糖尿病学会糖尿病性腎症合同委員会『糖尿病性腎症の新しい早期診断基準』日腎会誌 2005;47(7):767-769
8）山内敏正, 他,日本糖尿病学会コンセンサスステートメント策定に関する委員会『糖尿病患者の栄養食事指導—エネルギー・炭水化物・たんぱく質摂取量と栄養食事指導—』糖尿病, 2020：63,91-109
9）日本糖尿病療養指導士認定機構編著『糖尿病療養指導ガイドブック2020』株式会社メディカルビュー社, 東京, 2020

第4章　演習問題

糖尿病性腎症（外来・通院患者　栄養指導依頼例）

1）医師からの指示とカルテ情報

❶ 医師からの指示

　半年で体重が5kg（体重減少率7.7%）減少しているため，エネルギーが摂れているか確認し，エネルギーを補えるよう指導して下さい。血清カリウム値の上昇が認められます。カリウム制限に対する栄養指導を行ってください。

❷ 初回指導時カルテ情報

初回指導時
カルテ情報

年齢70歳　男性　自営業（造園業）

主病名及び合併症：2型糖尿病　糖尿病性腎症・第3期顕性腎症　高血圧症　脂質異常症
主訴：血清カリウム値上昇，体重減少
既往歴：なし
家族歴：なし
現病歴：20年前に2型糖尿病と診断。この間数回の教育入院歴がある。インスリン療法試行中。ここ1年間HbA1cは7〜8%台で推移している。今回採血にて血清カリウム値5.1 mmol/Lと上昇が認められた。また，半年間で体重が5kg（体重減少率7.7%）減少している。低たんぱく質食施行中。
薬剤の使用状況（栄養状態・栄養指標に影響を与える薬剤）：
アピドラ注ソロスター（インスリングルリジン：超速効性インスリン）26単位（朝8単位,昼10単位,夕8単位）,レベミル注フレックスペン（インスリンデテミル：持効型インスリン）6単位（就寝前）,リピトール（コレステロール降下薬：アトルバスタチンカルシウム錠）5 mg, タナトリル（降圧薬：ACE阻害剤）5 mg
身体計測：身長：170cm, 現体重：60.0kg, BMI：20.8 kg/m^2

臨床検査数値

項目名	血圧	BUN	CRE	UA	eGFR
数値	135/85 mmHg	30.0 mg/dL	1.4 mg/dL	6.9 mg/dL	39.7 mL/min/1.73m^2
項目名	血清Na	血清K	血清Cl	血清P	血清Ca
数値	138 mmol/L	5.1 mmol/L	101 mmol/L	3.9 mg/dL	9.4 mg/dL
項目名	AST	ALT	γ-GT	空腹時血糖	HbA1c(NGSP)
数値	25 U/L	14 U/L	26 U/L	120 mg/dL	6.8 %
項目名	TC	TG	HDL-C	LDL-C	尿中アルブミン
数値	200 mg/dL	130 mg/dL	65 mg/dL	109 mg/dL	352 mg/g·Cr
項目名	Alb	TP	Hb		
数値	3.8 g/dL	6.5 g/dL	11.0 g/dL		

臨床診査所見：特になし

2）管理栄養士が収集した情報

❶ 初回栄養指導の際，患者から聞き取った情報

＜患者プロフィール，生活背景＞

　妻と2人暮らし。これまで，減塩（1日6g未満）や主菜（たんぱく質食品）を多く食べ過ぎないように注意していた。食事は1日3食しっかりと食べている。仕事先で休憩時間に菓子類や果物を出されることが多い。夏の暑さもあり，最近果物を多く食べ過ぎていたと思う。スイカなどみずみずしい果物が美味しくて量が増えてしまっていた。カリウムが高いといわれ驚いている。

＜食歴＞

　ご飯は普通茶碗に1膳，主菜は魚だと切り身1/2〜2/3切れ，肉だったら薄切り2枚くらいは食べている。野菜はお浸しや和え物として毎食小鉢に1つくらいは食べている。あっさりとした食事が好きなため，和食中心となっている。果物は朝，バナナにヨーグルトをかけ食べている。間食は仕事先で休憩時間に職場仲間とせんべいやクッキーを2〜3枚食べている。スイカなら2〜3切れ。最近は果物が増えていたと思う。

❷ 初回食事調査

　栄養食事指導開始時の栄養摂取量は，持参した3日間の食事記録に基づいて計算した。また，主調理者である妻も同席してもらった。

　摂取エネルギー：1,686kcal（26.5kcal/IBW kg/日），たんぱく質：63.5g（1.0g/IBW kg/日，エネルギー比15.1%），脂質：34.1g（エネルギー比18.2%），炭水化物：281.1g（エネルギー比66.7%），カリウム：2,500mg，食塩相当量：6.8gであった。油を使用しない焼き物や煮物が中心となっており，脂質の摂取量が少なかった。

3）症例の経過

　1か月後に再指導を行った。カリウムについては妻に協力してもらい，生野菜は細かく切って水さらしを行ったり，茹でこぼしたりして食べるようにしていた。生の果物も控えるようにし，どうしても食べたくなった時は缶詰を利用した。また，エネルギーを確保するために主食量や揚げ物や炒め物の調理方法を増やすことができていた。

＜身体計測＞

　身長：170cm，現体重：60.6kg，BMI：21.0kg/m^2

<＜臨床検査＞

項目名	血圧	BUN	CRE	UA	eGFR
数　値	130/85 mmHg	25.0 mg/dL	1.40 mg/dL	6.8 mg/dL	39.7 mL/min/1.73m^2
項目名	血清Na	血清K	血清Cl	AST	ALT
数　値	140 mmol/L	4.3 mmol/L	101 mmol/L	25 U/L	18 U/L
項目名	γ-GT	空腹時血糖	HbA1c（NGSP）	TC	TG
数　値	26 U/L	115 mg/dL	6.8 %	196 mg/dL	123 mg/dL
項目名	HDL-C	LDL-C	尿中アルブミン	TP	Alb
数　値	65 mg/dL	106 mg/dL	350 mg/g・Cr	6.5 g/dL	3.9 g/dL

＜食事調査＞

持参した３日間の食事記録より算定。

エネルギー：1,853kcal（29.1kcal/kg/日），たんぱく質：65.2g（1.1g/kg/日，エネルギー比14.1%），脂質：51.6 g（エネルギー比 25.1%），炭水化物：281.7 g（エネルギー比 60.8%），カリウム：1,900mg，食塩相当量：6.4 g

慢性腎臓病　透析【外来】での栄養ケアプラン作成

1. 症例の病態：慢性腎臓病 透析

（1）病因・病態

　慢性腎臓病（CKD）の発症およびその進展因子は，肥満，高血圧，糖尿病・耐糖能異常，脂質異常症，高尿酸血症などがあげられている。また，腎機能障害に伴うタンパク尿，高血圧，尿毒症，高カリウム血症，アシドーシス，貧血，CKDに伴う骨・ミネラル代謝異常（CKD-MBD）などもCKD増悪因子およびCKD発症因子として重要である。

　腎機能が低下し末期腎不全になると，尿毒症となり倦怠感や食欲不振，悪心，嘔吐，頭痛などといった症状が出現し，重症の場合，全身けいれんなどの症状が現れる。また，心不全や肺水腫を起こし，息切れや呼吸困難なども出現しやすくなる。この状態になると全身への悪影響が顕著になってくるため，透析療法が必要となる。

（2）症状

　基本的には特有の症状はない。

　末期腎不全である透析導入前には，上記の（1）で示した尿毒症状が出現する場合もある。

　透析導入初期には，頭痛や悪心，血圧変動など出現する場合もある。これは，血液の老廃物は抜けるが，老廃物が取れにくい脳の中では老廃物が残っており，脳圧が上がってしまうことにより起こる。

（3）診断基準

　透析導入時期の判断は，十分な保存的治療を行っても進行性に腎機能の悪化を認め，GFR<15 mL/min/1.73 m^2になった時点で必要性が生じてくる。ただし実際の血液透析の導入は，腎不全症候，日常生活の活動性，栄養状態を総合的に判断し，それらが透析療法以外に回避できないときに決定する。

（4）治療

　血液透析は，腎臓の働きを代替えする治療である。一般的には1回4〜5時間の治療を週3回行う。血液の取り出し口として処置された血管（シャント）から，1分間に200〜300 mL程度の血液を引き出し，ダイアライザとよばれる人工腎臓に引き入れる。そして，ダイアライザを通過する際に，尿毒素や過剰な水分の除去を行い，血液をきれいにして体に返している。

（5）栄養療法

　食事療法基準は日本腎臓学会から提言されている（巻末資料, p.285）。

　実際の栄養処方においては，エネルギー産生栄養素は総エネルギー量，脂質の比率，たんぱく質摂取量から計算される。十分なエネルギー量の摂取（30〜35 kcal/kg標準体重/日），高いアミノ酸スコア（動物性食品の摂取）を中心とした，過不足のないたんぱく質摂取（0.9〜1.2 g/kg標準体重/日），透析患者では心血管合併症が多いため，健常者で目指されているのと同様に脂質エネルギー比を20〜25％に設

定する。脂質の内容として，中鎖脂肪酸は吸収・代謝効率がよいとの報告がある。

　近年では，透析患者のサルコペニア・フレイルが話題としてあげられている。透析患者は年々高齢化しているため，食事療法基準は参照値と考え，年齢はもちろん性別，体格，身体活動量，食事状況，身体的・精神心的要因，社会的要因などの背景も考慮し，患者個々に合わせた栄養処方の設定が必要である。

（6）この疾患を理解するために必要な知識

　透析患者では，さまざまな原因で健常者と比較してたんぱく質異化が亢進しやすい傾向にある。透析液へのアミノ酸・たんぱく質の喪失は，喪失分が体外から十分に供給されないと異化亢進の原因となる。血液透析では，透析条件によっては，1回の透析で5〜10 g程度のアミノ酸が喪失されるため，良質なたんぱく質の摂取を促す必要がある。

　高リン血症は，血管石灰化などの異所性石灰化や二次性副甲状腺機能亢進症のリスクを高めるだけでなく，生命予後不良となる危険因子の1つであるため，リン管理を行うことは大切となってくる。また，高リン血症は食事管理のみならず，透析条件や薬剤管理も影響してくる。3食のリン摂取量のばらつきや欠食習慣などリン摂取量が少ない場合もあるため，食事パターンやリン摂取量に見合った，高リン治療薬の処方がされているかなど，服薬状況の確認も必要である。

　透析患者の体重管理として，適正な体重を「ドライウェイト」といい，これは透析終了時に余分な体液がすべて除去された体重のことである。ドライウェイトの設定の指標としては，透析中の著しい血圧低下がない，透析終了時には開始時の血圧より高くなっていない，末梢に浮腫がない，胸水は肺うっ血がなく心胸比50％以下（女性は53％以下），などがあげられている。

2. 慢性腎臓病透析症例（外来通院患者　栄養指導依頼例）

1）医師からの指示とカルテ情報

❶ 医師からの指示

透析導入のため，腎臓食から透析食への移行ついての食事指導

❷ 初回指導時カルテ情報

初回指導時
カルテ情報

　年齢45歳，男性

主病名：慢性腎臓病

合併症：糖尿病，高血圧症，高脂血症，高尿酸血症

主訴：特になし

既往歴：特になし

家族歴：母親，弟（ともに糖尿病）

現病歴：他院の糖尿病内科に通院中にCreが上昇し，透析導入となり，当院紹介され外来維持透析となる。

薬剤の使用状況（栄養状態・栄養指標に与える薬剤）：ニフェジピン40 mg 2錠2×朝夕（Ca拮抗薬），フェブリク20 mg 1錠1×朝（尿酸生成抑制薬），クレストール2.5 mg 1錠1×朝（脂質異常症用薬），リオナ250 mg 3錠3×朝昼夕（高リン血症治療薬），ライゾデグ配合注フレックスタッチ 朝12単位 昼10単位（インスリン製剤）

身体計測：身長：178 cm，現体重（ドライウェイト）：91.5 kg，BMI：28.9 kg/m^2（肥満1度），上腕周囲長（AC）：33.5 cm，上腕三頭筋部皮下脂肪厚（TSF）：22.0 mm，上腕筋囲（AMC）：26.6 cm，%TSF：188.4％，%AMC：110.4％

尿量：1,000 mL/日程度

臨床検査数値

項目名	血圧*	TP	Alb	ChE	BUN
数　値	123/89 mmHg	6.8 g/dL	4.4 g/dL	316 U/L	77.9 mg/dL
項目名	CRE	K	P	Ca	Na
数　値	11.23 mg/dL	4.1 mmol/L	6.5 mg/dL	9.4 mg/dL	139 mmol/L
項目名	Hb	Ht	TIBC	TG	HDL-C
数　値	11.8 g/dL	34.0 %	267 μ g/dL	97 mg/dL	40 mg/dL
項目名	LDL-C	UA	GA	CRP	nPCR
数　値	60 mg/dL	5.6 mg/dL	20.3 %	0.05 ng/mL 以下	1.00 g/kg/day

＊透析前採血結果

臨床診査所見：特になし

2）管理栄養士が収集した情報

❶ 初回栄養指導の際，患者から聞き取った情報

＜患者プロフィール・生活背景＞

　母親と2人暮らし。タバコは吸わない。職業は，運送業。運動習慣については，透析導入前はジムに通っていたが，初回指導時は仕事も忙しく，ジムに通うことは中断中。また，栄養指導歴は，保存期腎不全の栄養指導は受けているが，透析食についての栄養指導は今回が初めて。

＜食歴＞

　家での食事は母親が作っているが，昼食はコンビニで購入し，夕食は仕事の都合で出張や会食が多く，ほぼ外食である。家で食べる時は母親が作った食事を食べている。

朝）欠食

昼）仕事日（週5回）：コンビニで買った弁当またはおにぎり2個とカップ麺，青汁または野菜ジュース
　　　　　　　　　　　コンビニで買ったおにぎり1個と腎臓の宅配食のおかず，青汁または野菜ジュース

　　休日（週2回）：コンビニで買った弁当またはおにぎり2個とカップ麺，青汁または野菜ジュース
　　　　　　　　　　外食で天ぷらそばやラーメン，丼物など。麺類の汁は少し飲む。

夜）透析日（週3回）：家で食事を食べる。ご飯（茶碗2膳），肉（唐揚げなど鶏肉料理は5個くらい）
　　　　　　　　　　　または魚（切り身1切れ），炒め物やサラダ，味噌汁

　　非透析日（週4回）：週1回は透析日と変わらない。
　　　　　　　　　　　　週3回は仕事の付き合いで外食が多い。焼肉や居酒屋，寿司が多い。

間食：時々果物を食べるくらい。

飲水量：1日1,500mL程度（0カロリーの炭酸飲料水，お茶，青汁または野菜ジュースなど）

❷ 初回食事調査

1週間分の食事内容を，24時間思い出し法にて聞き取り，概算した。

エネルギー：2,200～2,600 kcal，たんぱく質：65～80g，脂質：60～70g，カリウム：2,200～2,600 mg，リン900～1,000 mg，塩分12～15 g程度，飲水量1,500mL/日程度

3）症例の経過

1か月後再指導。朝食は変わらず欠食。昼食は青汁や野菜ジュースは飲まなくなった。夕食の外食時は，おかずは意識して食べ過ぎには気をつけるようになり，できる限りリン含有量の少ない料理を選ぶようになった。運動することは好きなので，休日のみ（週2回）ジムに再び通い始めた。

＜身体計測＞

項目名	身長	現体重（ドライウェイト）		BMI	
数 値	178 cm	91 kg		28.4 kg/m² (肥満1度)	
項目名	AC	TSF	AMC	%TSF	%AMC
数 値	33.5cm	21.5mm	26.7cm	184.1%	110.0％
項目名	体脂肪量	体脂肪率	徐脂肪量	筋肉量	骨格筋量
数 値	35.6kg	39.1％	55.4kg	51.2kg	30.5kg
項目名	尿量				
数 値	1,000 mL/日程度				

＜臨床検査＞（透析前採血結果）

項目名	血 圧	TP	Alb	ChE	BUN
数 値	128/86 mmHg	7.2 g/dL	4.4 g/dL	317 U/L	64.4 mg/dL
項目名	CRE	K	P	Ca	Na
数 値	9.98 mg/dL	3.6 mmol/L	6.1 mg/dL	9.2 mg/dL	141 mmol/L
項目名	Hb	Ht	TIBC	TG	HDL-C
数 値	11.7 g/dL	32.9 %	255 μg/dL	95 mg/dL	43 mg/dL
項目名	LDL-C	UA	GA	CRP	nPCR
数 値	63 mg/dL	4.3 mg/dL	19.8 %	0.06 ng/mL以下	0.90 g/kg/day

＜食事調査＞

1週間分の食事内容を，24時間思い出し法にて聞き取り，概算した。

エネルギー：2,000～2,400 kcal，たんぱく質：55～70 g，脂質：50～60 g，カリウム：2,000～2,300 mg，リン800～900 mg，塩分：10～13 g程度，飲水量：1,000mL/日程度

3. 慢性腎臓病透析症例の栄養アセスメント方法

1）栄養アセスメントの方法

❶ 病歴等（O：Object 客観的データ）

診療録（カルテ）・看護記録など他のスタッフからの情報	
年齢	45歳
性別	男性

主たる疾患名	慢性腎臓病
現病歴	他院の糖尿病内科に通院中Cre上昇し，透析導入となり，当院紹介され外来維持透析となる。
患者プロフィール・生活背景	母親と2人暮らしであるが，食事は仕事の都合上中食や外食が多い。運動量は，透析導入前はジムに通い運動していたが，導入後は仕事が忙しく通わなくなり，仕事で荷物の上げ下ろしなど動く程度であった。
既往歴	特になし
家族歴	母親，弟（ともに糖尿病）
家族構成・家族環境	母親と2人暮らし。
薬剤の使用状況	ニフェジピン 40mg 2錠2×朝夕，フェブリク 20 mg 1錠1×朝，クレストール 2.5 mg 1錠1×朝，リオナ250 mg 1錠3×朝昼夜，ライゾデグ配合注フレックスタッチ 朝12単位 昼10単位※内服状況では指示通り内服している。

❷ 身体計測値を評価する。（O：Object 客観的データ）

項目	測定値	基準値と比較し評価
身長	178 cm	（標準体重は69.7 kg）
現体重（ドライウェイト）	91.5 kg	
BMI	28.9 kg/m^2	肥満1度
体重増加率	中2日5.3% 中1日3.0%	中2日5％増加（4.6 kg増加）， 中1日3％増加（2.7 kg増加）以内
上腕三頭筋皮下脂肪厚	188.4 %	
上腕筋囲	110.0 %	

❸ 臨床検査（血液検査，尿検査，生理学的検査，他）の中で当該患者の栄養状態と関係があると考えられる項目を選び，栄養学的視点から評価する。（O:Object 客観的データ）

検査項目	基準値と比較し評価
TP：6.8 g/dL	問題なし
Alb：4.4 g/dL	問題なし
ChE：316 U/L	問題なし
BUN：77.9 mg/dL	たんぱく質摂取量過剰
CRE：11.23 mg/dL	腎機能低下
K：4.1 mmol/L	問題なし
P：6.5 mg/dL	高リン血症
Ca：9.4 mg/dL	問題なし
Na：139 mmol/L	問題なし
Hb：11.8 g/dL	問題なし
Ht：34.0 %	問題なし
TIBC：267 μg/dL	問題なし
TG：97 mg/dL	問題なし
HDL-C：40 mg/dL	問題なし
LDL-C：60 mg/dL	問題なし
UA：5.6 mg/dL	問題なし
GA：20.3 %	高血糖
CRP：0.05 ng/mL以下	問題なし

❹ 臨床検査の所見の中で患者の栄養状態と問われる所見を抽出し評価する（O：Object 客観的データ）。

臨床診査所見
特になし

❺ 摂取栄養量および栄養補給法の評価。（O：Object 客観的データ）

（a）必要栄養量の推定（個人の栄養摂取量を評価する基準となる）

	推定値	推定方法
エネルギー	2,000 kcal	慢性腎臓病に対する食事療法基準に基づき 30～35 kcal×標準体重 kgを用いる。 肥満があるため，［30 kcal×標準体重 kg］を用いる。 30 kcal×標準体重69.7 kg ≒ 2,000 kcal
たんぱく質	60～80 g	慢性腎臓病に対する食事療法基準に基づき ［0.9～1.2g×標準体重kg］を用いる。 0.9～1.2g×69.7kg≒60～80g
脂質	45～55 g	脂質エネルギー比20～25％を用いる。 2,000 kcal×0.20～0.25＝400～500 kcal 400～500 kcal÷9≒45～55 g
カリウム	2,000mg以下	慢性腎臓病に対する食事療法基準に基づき 2,000 mg/日以下
リン	900 mg以下	慢性腎臓病に対する食事療法基準に基づき ［たんぱく質g×15以下］を用いる。 60～80g×15＝900～1,200 mg 血清リン高値のため，下限値の900 mgに設定。
食塩相当量	6 g未満	慢性腎臓病に対する食事療法基準に基づき 6 g未満
水分	1,000mL以下	慢性腎臓病に対する食事療法基準に基づき できるだけ少なく ※透析での除水量，尿量，体重増加を観察しながら調整する

（b）現在の摂取栄養量

経口摂取	1週間分の食事内容を，24時間思い出し法にて聞き取り，概算した。	
	エネルギー	2,200～2,600 kcal
	たんぱく質	65～80 g
	脂質	60～70 g
	カリウム	2,200～2,600 mg
	リン	900～1,000 mg
	食塩相当量	12～15 g程度

（c）摂取栄養量および栄養補給法の評価

評　価
摂取エネルギーは多めであり，特に外食日は過剰である。たんぱく質摂取量は適正であるが，リン摂取量が多いため，リン/たんぱく質比の高い食品を摂取していることが考えられる。また，高リン治療薬が処方されているため，コンプライアンスの確認が必要である。カリウム摂取量は多いが，血清K値は基準値内であるため，経過を観察。塩分摂取量は多く，透析間の体重増加も多いため，減塩，飲水制限量の確認が必要である。

❻ カルテ等から得た情報を参考にして，患者から情報の聞き取りを行う。聞き取った栄養関連情報を記述する

患者・家族から聞き取った情報	
食歴	朝食は欠食。昼食はコンビニで買ったおにぎりやカップ麺，青汁や野菜ジュースを飲むことが多い。時々腎臓食の宅配のおかずを摂取することもある。夕食は仕事の都合上，ほぼ外食が多く，居酒屋での食事や焼き肉，寿司などを摂取することが多い。水分は1日1,500mL程度飲んでいる。

2）栄養診断とリスク評価

❶ 関連図の作成

　栄養アセスメントの項目を評価し、栄養上の問題と考えられる情報の関連図を作成する。症例自身の行動（食生活や身体活動）と数量化された身体計測、臨床検査データを関連付けて考えるのが重要である。

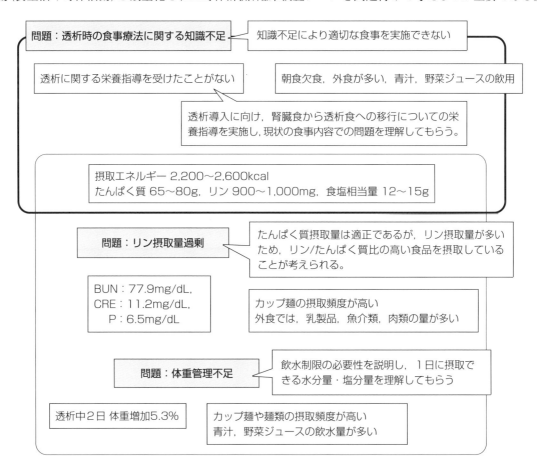

❷ 栄養診断

#1	問題（P）	透析期の食事療法について知識不足
	原因（E）	透析食についての栄養指導歴なし。
	徴候・症状（S）	透析間の体重増加量，リン高値
#2	問題（P）	リン摂取量過剰
	原因（E）	外食頻度が多く，リン摂取量過剰
	徴候・症状（S）	P：6.5mg/dL，推定リン摂取量 900～1,000 mg
#3	問題（P）	体重管理不良
	原因（E）	カップ麺や麺類などの摂取や外食頻度が多く，塩分・水分摂取量が多い。
	徴候・症状（S）	中2日体重増加 5.3%
#4	問題（P）	肥満
	原因（E）	仕事での活動のみで運動量が少ない
	徴候・症状（S）	BMI：28.9 kg/m^2，%TSF：188.4%

リスク評価（列挙した問題の今後の見通し）：将来起こりうるあらゆる状況の想定
高リン血症が続くと，骨代謝異常や動脈硬化，心血管イベントなどを生じ，生命予後の悪化やQOLの低下に繋がる。体重増加が多いと，心臓に負担がかかり，うっ血性心不全を招く可能性がある。肥満は心血管疾患などのリスクが高いといわれているが，透析患者では脂肪量が多い方が予後がよいとの報告もある。しかし，体脂肪量が増加し，筋肉量が低下するとサルコペニア肥満となることが懸念されるため，筋肉量は維持できるよう介入が必要である。

4. 慢性腎臓病透析症例の栄養介入計画作成方法

1）栄養管理の目標を設定する

外来透析患者の栄養指導の場合，長期目標は半年から1年後を目安とし，短期目標は初回栄養指導後の採血結果がわかる，1か月後に目標設定を行うことを目安とする。体組成測定は半年に1回のため，初回測定時から半年後の長期目標に設定する。

栄養管理の長期目標（ゴール）	上手く中食や外食の内容を調整できるようになり，血清P（リン）値を基準値内にすること。また，体重管理も良好に保てること。 体脂肪量が増加し，筋肉量が減少しないように，身体活動量を保つこと。
栄養管理の短期目標（いつまでに何を）	1か月で透析食の食事療法について理解できること。リン摂取量を減らし，血清P値が初回栄養指導時より上昇せず，下がること。また，外食や中食の内容を調整し，体重増加量が中2日5%，中1日3%以内になること。

2）栄養処方

	設定量	根　拠
エネルギー	2,090 kcal	肥満があるため，［30 kcal×標準体重kg］を用いる。 30 kcal×標準体重69.7 kg＝2,090 kcal
たんぱく質	62.7 g	［0.9～1.2 g×標準体重kg］を用いる。 0.9 g×標準体重69.7kg＝62.7 g たんぱく質エネルギー比：13%
脂質	58 g	脂質エネルギー比20～25%で設定。46～58 g

カリウム	2,000 mg以下	2,000 mg/日以下
リン	930 mg 以下	62g×15＝ 930 mg
食塩相当量	6 g 未満	6 g 未満
水分	1,000 mL以下	できるだけ少なく ※透析での除水量，尿量，体重増加を考慮し設定。

摂取栄養量および栄養補給法の評価
経口摂取。自立して食事の摂取が可能。 リン摂取量と塩分摂取量の低下を目的とした食事内容（外食・中食内容）の選択を行う。

3）初期計画

#1	問題（P）	**透析期の食事療法について知識不足**
	Mx）モニタリングの計画	患者の発言
	Rx）栄養療法の計画	
	Ex）栄養教育の計画	透析期の食事療法（エネルギー確保，水分制限，カリウム制限，リン制限，塩分制限）やなぜ食事療法が必要か病態への影響についても理解してもらう。
#2	問題（P）	**リン摂取量過剰**
	Mx）モニタリングの計画	食事摂取状況（たんぱく質摂取量，リン摂取量），高リン治療薬の内服状況
	Rx）栄養療法の計画	たんぱく質 65 g以下。リン（P）930 mg以下に設定。
	Ex）栄養教育の計画	高リン血症の影響について説明し，リン制限の必要性を理解してもらう。 カップ麺の摂取頻度を減らす。よく行く外食の焼き肉では，リン含有量の少ないホルモンや脂身の多い肉を選択。ご飯を大盛にし，肉の量を今までよりも減らす。居酒屋では乳製品や魚介類の摂取量には気をつけ，できる限り野菜の天ぷらや揚げ物などを選択する。デザートは乳製品よりゼリーなどに。寿司では，秋刀魚，鯖，大トロなど脂身の多いネタを選択し，ウニや魚卵などの摂取量には気をつける。 高リン血症治療薬である，リオナを指示通り朝昼夜と1錠ずつ内服しているが，朝食欠食であるため，医師や薬剤師に報告し，朝のリオナを夕食時に回す（夕食のリン摂取量が多いため）ことを提案する。
#3	問題（P）	**体重管理不良**
	Mx）モニタリングの計画	透析間の体重増加量
	Rx）栄養療法の計画	中2日5％以内，中1日3％以内の増加
	Ex）栄養教育の計画	透析食では飲水制限が必要となることを説明し，1日に摂取できる水分量を理解してもらう。 カップ麺や麺類を摂取する時は，汁は残す。居酒屋や焼き肉での漬物やキムチなどの塩蔵品は控える。寿司摂取時のガリは控える。減塩醤油を持参するなど減塩方法について指導
#4	問題（P）	**肥満**
	Mx）モニタリングの計画	摂取エネルギー量，体重（ドライウェイト），BMI，％TSF，％AMC，体脂肪量，体脂肪率，徐脂肪量，筋肉量，身体活動量
	Rx）栄養療法の計画	初回指導時より活動量低下なく，本人のできる範囲で増加すること。
	Ex）栄養教育の計画	仕事でしか動いていないため，休日の活動量の増加を促す。行動変容に繋がりやすいように，次回栄養指導時に体組成を測定し，現在の体組成について実感してもらう。

5. 慢性腎臓病透析症例の栄養モニタリングと評価，および経過記録作成の方法

栄養診断	#1 透析期の食事療法について知識不足　　#2 リン摂取量過剰　　#3 体重管理不良　　#4 肥満
S	リン少し下がったけど，まだ高いよね。焼き肉の時は，食べ過ぎないようにした。居酒屋の時は，ご飯ものを食べるようにして，フライとか天ぷらを増やした。チーズを使った料理とか乳製品は食べなかった。リンの薬は，朝は飲まないで，昼１錠，夜２錠食直後に飲んでいるけど，時々夕食の外食の時に薬を持って行くのを忘れて，飲み忘れることがある。 飲む水分の量は減らした。今は水とお茶で１日1,000mLくらい。麺類の汁は飲まないようにした。漬物とかキムチも食べないようにした。野菜ジュースとか青汁は飲んでいない。カリウムは大丈夫でしょ？昼の食事内容は変わらない。 体重はなかなか減らない。休日だけ，ジムにまた通うようにした。エアロバイクで１時間運動したり，ルームランナーで１時間走ったり，２時間くらい運動している。体脂肪量多いんだね。もう少し頑張ってみるよ。前から動くことは好きだから苦ではない。仕事の日もジムに行けたらいいけど，忙しくて行けなくて。
O	体重（ドライウェイト）：91 kg，BMI：28.4 kg/m^2，体脂肪量：35.6kg，体脂肪率：39.1％，徐脂肪量：55.4 kg，筋肉量：51.2 kg，透析間体重増加中２日：4.9％， TP：7.2 g/dL，Alb：4.4 g/dL，CHE：317 U/L，BUN：64.4 mg/dL，K：3.6 mmol/L，P：6.1 mg/dL，Ca：9.2 mg/dL，Hb：11.7 g/dL，Ht：32.9％，TIBC：255 μg/dL，TG：95 mg/dL，HDL-C：43mg/dL，LDL-C：63 mg/dL，UA：4.3 mg/dL，GA：19.8％ 聞き取りの食事状況からは，推定摂取エネルギー：2,000〜2,400 kcal，たんぱく質：55〜70 g，脂質：50〜60 g，カリウム：2,000〜2,300 mg，リン：800〜900 mg，塩分：10〜13 g程度，飲水量：1,000 mL/日程度 身体活動量は，仕事での活動量は変わらない。休日ジムに通い２時間程度エアロバイクやルームランナーを実施。
A	リンやカリウムについて自ら発言することができており，透析期の食事療法については理解できていると思われる。外食時には，食べ過ぎには気をつけ，リン含有量の少ない食品をできる限り選択するようにしておりP値は低下。しかし，まだ高値。家で摂取する時は，リン摂取量は過剰でないため，今後外食時の食事内容の調整が必要と思われる。外食時に高リン治療薬を飲み忘れることがあるようだったため，今後忘れる頻度が多くならないよう観察必要。塩分，飲水量は減少しており，体重増加も基準値内。Alb，CHE値から栄養状態の低下はないと考える。 休日にジムに通うなど，活動量について意識できている。
P	Mx）体重（ドライウェイト），BMI，%TSF，%AMC，透析間の体重増加量，TP，Alb，CHE，BUN，K，P，Ca，Hb，Ht，TIBC，TG，HDL-C，LDL-C，食事摂取状況，身体活動量 　　　※体脂肪量，体脂肪率，除脂肪量，筋肉量は半年に１回評価。 Rx）エネルギー：2,000 kcal，たんぱく質：62 g，カリウム：2,000 mg以下，リン：930 mg以下，食塩相当量：6 g未満，水分：1,000mL以下 　　　休日のジムでの運動継続。可能であれば，運動時間増加を目標。 Ex）#1 終了 　　　#2 今後も外食時は食べ過ぎには気をつけ，できる限りリン含有量の少ない料理を選択してもらう。高リン治療薬の内服忘れの頻度が多くならないように声掛けする。 　　　#3 今後尿量が低下してくると，現在の飲水量では体重増加率が多くなることが懸念されるため，他職種と連携を図り，飲水制限量を確認し本人に伝えていく。 　　　#4 今後体脂肪量の増加，筋肉量，除脂肪量の低下がみられないように，活動量について指導を継続する。定期的に体組成を測定し，本人の意識を高める。

6. 慢性腎臓病透析症例の栄養指導記録の作成

初期診断	202X 年 X 月 XX 日	疾患名	慢性腎不全　血液透析
栄養診断	＃1 透析期の食事療法について知識不足　＃2 リン摂取量過剰　＃3 体重管理不良　＃4 肥満		

Mx）体重（ドライウェイト），BMI，％TSF，％AMC，透析間の体重増加量，TP，Alb，CHE，BUN，K，P，Ca，Hb，Ht，TIBC，TG，HDL-C，LDL-C，食事摂取状況，身体活動量
　　※体脂肪量，体脂肪率，除脂肪量，筋肉量は半年に1回評価。
Rx）エネルギー：2,090 kcal，たんぱく質：62 g，カリウム：2,000 mg以下，リン：930 mg以下，食塩相当量：6 g未満，水分：1,000 mL以下
　　休日の活動量の増加。

初回指導記録				
○○○○ 年　○ 月 ○日	次回指導（1カ月後）	管理栄養士		○○　○○
S	腎臓病の食事の栄養指導は受けたことはあるが，透析の食事は初めて。母と2人暮らしであるが，食事は仕事の付き合いで外食が多い。仕事は運送業で荷物の上げ下ろしとか，配送とかしている。 食事内容は朝食べない。昼はコンビニで買った弁当かおにぎり2個とカップ麺，宅配の腎臓食のおかずを食べることもある。青汁や野菜ジュースをコップ1杯飲む。休日は外食で麺類を食べることが多い。時々丼物も食べる。夜は透析の日は家で母親が作った料理を食べる。透析のない日は，仕事の付き合いで，寿司や焼肉など外食が多い。			
O	体重（ドライウェイト）：91.5 kg，BMI：28.9 kg/m², ％TSF：188.4％，％AMC：110.4％，透析間体重増加中2日：5.3％。 TP：6.8 g/dL，Alb：4.4 g/dL，CHE：316 U/L，BUN：77.9 mg/dL，K：4.1 mmol/L，P：6.5 mg/dL，Ca：9.4 mg/dL，Hb：11.8 g/dL，Ht：34.0％，TIBC：267 μ g/dL，TG：97 mg/dL，HDL-C：40 mg/dL，LDL-C：60 mg/dL，UA：5.6 mg/dL，GA：20.3％ 尿量：1,000 mL/日，飲水量：1,500 mL/日 推定摂取エネルギー：2,200～2,600 kcal，たんぱく質：65～80 g，脂質：60～70 g，カリウム：2,200～2,600 mg，リン：900～1,000 mg，塩分：12～15 g 活動量は，仕事での荷物上げ下ろしのみ。			
A	問題（P）	食事療法について知識不足，リン摂取量過剰，体重管理不良，肥満		
	原因（E）	透析食について栄養指導歴がなく，食事は外食・中食がほとんどであり，リンや水分摂取量は気にせず摂取している。		
	徴候・症状（S）	コンビニの弁当やカップラーメン，外食の摂取がほとんど。		
P	Ex）透析食の食事療法について理解でき，上手に中食や外食の内容や摂取量を調整できる。カップ麺の摂取頻度を減らす。焼き肉では，ホルモンや脂身の多い肉を選択，ご飯を大盛にし，肉の量を今までよりも減らす。居酒屋では乳製品や魚介類の摂取量には気をつけ，野菜の天ぷらや揚げ物などを選択する。デザートは乳製品よりゼリーやシャーベットなどに。寿司では，脂身の多いネタを選択し，ウニや魚卵などの摂取量には気をつける。			

＜参考文献＞

1）日本病態栄養学会編「病態栄養認定管理栄養士のための病態栄養ガイドブック（改訂第5版）」腎疾患

2）鈴木一之「透析医が透析患者になってわかったしっかり透析のヒケツ改訂2版」MCメディカ出版

3）日本透析医学会『維持血液透析ガイドライン：血液透析導入』「日本透析医学会雑誌」46巻12号2013

4）日本腎臓病学会編『慢性腎臓病に対する食事療法基準2014年版』「日腎会誌」2014

5）花房規男『三大栄養素の重要性－消化・吸収・代謝および各種ビタミンの働き』「臨牀透析」2017，11

6）渡邉愼二『エネルギー源としての脂質の特性と有効な活用法とは？』「臨牀透析」2017，11

7）中尾俊之『食事療法がまるわかり！透析患者の栄養管理と食事指導，なぜ透析患者に食事療法が必要なのか』「透析ケア2013年夏季増刊」MCメディカ出版

8）奥田絵美，中川幸恵『ADLとQOL低下の予防と対処法（2）食事・栄養療法』「臨牀透析」2020，9

9）松永智仁『食事療法がまるわかり！透析患者の栄養管理と食事指導，蛋白質』「透析ケア2013年夏季増刊」MCメディカ出版

10）北島幸枝『透析患者を支える適切な栄養管理ための実践ポイント，透析患者のCKD-MBDと食事管理』「臨床栄養」2019，10

11）岡村幹夫『食事療法がまるわかり！透析患者の栄養管理と食事指導，低血圧・高血圧』「透析ケア2013年夏季増刊」MCメディカ出版

第5章　演習問題

慢性腎臓病透析症例（在宅・外来　栄養指導例）

1）医師からの指示とカルテ情報

❶ 医師からの指示

透析導入後，血清リン値高値のため，食事指導

❷ 初回指導時カルテ情報

年齢77歳，女性

主病名及び合併症：慢性腎臓病　高血圧症　脂質異常症

主訴：特になし

既往歴：特になし

家族歴：特になし

現病歴：透析導入後，外来維持透析を週3回4時間実施しており，半年経過し，高リン血症が認められ，栄養指導実施となる。

薬剤の使用状況（栄養状態・栄養指標に影響を与える薬剤）：

アジルバ40 mg　1錠1×夕（アンジオテンシンⅡ受容体拮抗薬（ARB）），シルニジピン10mg　2錠2×朝夕（Ca拮抗薬），ニフェジピン40 mg　2錠2×朝夕（Ca拮抗薬），ドキサゾシンメシル酸塩4 mg　1錠1×夕（α遮断薬），アトルバスタチン5 mg　1錠1×夕（脂質異常症用薬），フォスブロック250 mg　3錠3×朝昼夕（高リン血症治療薬），リオナ250 mg　3錠3×朝昼夕（高リン血症治療薬），オルケディア2 mg　1錠1×夕（Ca受容体作動薬），アローゼン顆粒0.5 g（大腸刺激性下剤）

身体計測：

身長：152cm，現体重（ドライウェイト）：53.5 kg，BMI：23.1 kg/m^2（普通），上腕周囲長（AC）：28.0 cm，上腕三頭筋皮下脂肪厚（TSF）：21.0 mm，上腕筋囲（AMC）：21.4 cm，％TSF：145.5%，％AMC：106.6%，体組成：測定なし，尿量：100mL/日程度

臨床検査数値（透析前採血結果）

項目名	血　圧	TP	Alb	ChE	BUN
数　値	138/70 mmHg	7.0 g/dL	3.9 g/dL	239 U/L	74.9 mg/dL
項目名	CRE	K	P	Ca	補正Ca
数　値	11.79 mg/dL	5.3 mmol/L	6.3 mg/dL	7.9 mg/dL	8.0 mg/dL
項目名	Na	Hb	Ht	TIBC	TG
数　値	138 mmol/L	12.4 g/dL	41.2 %	236 μg/dL	84 mg/dL
項目名	HDL-C	LDL-C	UA	CRP	nPCR
数　値	73 mg/dL	90 mg/dL	8.1 mg/dL	0.05 ng/mL以下	1.00 g/kg/day

臨床診査所見：特になし

2）管理栄養士が収集した情報

❶ 初回栄養指導の際，患者から聞き取った情報

＜患者プロフィール，生活背景＞

息子と娘3人暮らし。喫煙：なし。職業：主婦。

運動習慣：月1〜2回ヨガ（1時間半程度）に通っている。通常は買い物で歩く程度。

栄養指導歴：透析導入時に他院で栄養指導受診しているが，当院では初めて。

＜食歴＞

家での食事は娘が3食作っている。牛乳は好きで飲みたいが，リン含有量が多いため，低リンミルクを購入し，毎朝飲んでいる。間食は仏壇にお供え物もあげているので毎日食べており，洋菓子が多い。外食は月1〜2回で定食や寿司，焼肉，中華料理を食べる。

朝）食パン1枚またはロールパン2個（ジャムやバターなど塗る），卵料理（卵1個），ウィンナー2本，サラダ（ドレッシング），生果物少し，ヨーグルト1個，低リンミルクを1本（200mL）飲む。

昼）透析日（週3回）：病院の透析食

非透析日（週4回）：ご飯（100g程度）またはお餅2個，残り物1〜2品

夜）ご飯（120gくらい），肉（60g程度）または魚（60g程度），野菜料理2品くらい（炒め物や煮物，和え物や酢の物など）

間食：シュークリームやケーキ，バームクーヘンなど洋菓子が多い。1日2回食べることもある。

飲水量：1日600mL程度（紅茶，玄米茶，水などでジュースは飲まない）。

❷ 初回食事調査

1週間分の食事写真より推定計算。

エネルギー：1,500〜1,800 kcal（平均1,660 kcal），たんぱく質：55〜75 g（65 g），脂質：55〜80 g（66 g），カリウム：1,700〜1,800 mg（1,760 mg），リン：820〜1,000 mg（900 mg），食塩相当量：6.5〜8.0 g（7.0 g）程度

3）症例の経過

1か月後再指導。3食の食事内容に大きな変化はないが，朝食にヨーグルトは摂取しなくなった。間食に和菓子を食べるようになった。また，干し芋を毎日食べていた。

月1〜2回のヨガは変わらず行っている。家にいる時には寝ながら足上げ下ろしなどのレジスタンス運動を取り入れている。

＜身体計測＞

項目名	身長	現体重（ドライウェイト）		BMI	
数　値	152 cm	53.5 kg		23.1 kg/m^2（普通）	
項目名	AC	TSF	AMC	%TSF	%AMC
数　値	28.0 cm	21.0 mm	21.4 cm	145.5%	106.6%
項目名	体組成	尿量			
数　値	測定なし	1,000 mL/日程度			

＜臨床検査＞（透析前採血結果）

項目名	血　圧	TP	Alb	ChE	BUN
数　値	132/64 mmHg	6.8 g/dL	3.7 g/dL	216 U/L	68.4 mg/dL
項目名	CRE	K	P	Ca	補正Ca
数　値	11.78 mg/dL	6.0 mg/dL	5.9 mg/dL	8.0 mg/dL	8.3 mg/dL
項目名	Na	Hb	Ht	TIBC	TG
数　値	136 mmol/L	12.5 g/dL	41.4 %	218 μg/dL	53 mg/dL
項目名	HDL-C	LDL-C	UA	CRP	nPCR
数　値	61 mg/dL	70 mg/dL	7.9 mg/dL	0.12 ng/mL以下	0.94 g/kg/day

＜食事調査＞

1週間分の食事写真より推定計算。

エネルギー：1,600〜1,800kcal（平均1,700kcal），たんぱく質：55〜65 g（60 g），脂質：45〜55 g（50 g），カリウム：2,100〜2,200mg（2,140mg），リン：700〜800 mg（780mg），食塩相当量：6.5〜7.0 g（7.0 g）程度

Memo

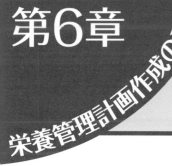

小児肥満症
【外来】での栄養ケアプラン作成

1. 症例の病態：小児肥満症

（1）病因・病態

　小児肥満とは，肥満度が高く，かつ体脂肪率が増加した小児の状態である。また肥満症とは，肥満に起因ないし関連する健康障害（医学的異常）を合併するか，その合併が予測される場合，医学的に肥満を軽減する必要がある状態をいう。肥満の原因として明らかな疾病を確認できないものを原発性肥満（単純性肥満）といい，中枢神経系や内分泌疾患系などの特定の疾病・病態に由来する肥満を二次性肥満（症候性肥満）という。

（2）症　状

　肥満に伴う健康障害による症状を有することはあるが，肥満症による症状はない。

（3）診断基準

　「小児肥満症診療ガイドライン2017」（日本肥満学会編）では，6歳以上18歳未満の小児が対象となり，肥満とは肥満度20％以上，かつ体脂肪率が有意に増加した状態である。また，肥満治療を必要とする医学的異常，肥満と関連が深い代謝異常，身体的因子や生活面の問題により，肥満症と診断する（表6-1，6-2）。

表6-1　小児肥満症の診断基準と関連する健康障害

肥満の定義	肥満度が+20％以上，かつ体脂肪率が有意に増加した状態（有意な体脂肪率の増加とは，男児：年齢を問わず25％以上，女児：11歳未満は30％以上，11歳以上は35％以上）
肥満症の定義	肥満に起因ないし関連する健康障害（医学的異常）を合併するか，その合併が予測される場合で，医学的に肥満を軽減する必要がある状態をいい，疾患単位として取り扱う
適用年齢	6歳から18歳未満
肥満症診断	A項目：肥満治療を必要とする医学的異常 B項目：肥満と関連が深い代謝異常 参考項目：身体的因子や生活面の問題 肥満の程度を勘案して判定する方法のみ （1）A項目を1つ有するもの （2）肥満度が50％以上でB項目の1つ以上を満たす （3）肥満度が50％未満でB項目の2つ以上を満たすものを小児肥満症と診断する （参考項目は2つ以上あれば，B項目1つと同等とする）
診断基準に含まれる肥満に伴う健康障害	A項目 1）高血圧 2）睡眠時無呼吸症候群などの換気障害 3）2型糖尿病・耐糖能障害 4）内臓脂肪型肥満 5）早期動脈硬化症

	B項目 1）非アルコール性脂肪性肝疾患（NAFLD） 2）高インスリン血症かつ／または黒色表皮症 3）高TC血症かつ／または高non HDL-C血症 4）高TC血症かつ／または低HDL-C血症 5）高尿酸血症
診断基準に含まれる 肥満に伴う健康障害	参考項目 1）皮膚線条などの皮膚所見 2）肥満に起因する運動器機能障害 3）月経異常 4）肥満に起因する不登校・いじめなど 5）低出生体重児または高出生体重児

出典）日本肥満学会編「小児肥満症診療ガイドライン2017」ライフサイエンス出版，p. ix「表B 小児肥満症の診断基準と関連する健康障害：2002年と2017年の比較」より抜粋

表6-2　小児肥満症の診断に必要な健康障害の補足

A項目

（1）高血圧の判定基準：高血圧治療ガイドライン2014

	SBP　かつ／または　DBP（mmHg）	
幼児	≧120	≧70
小学校低学年	≧130	≧80
小学校高学年	≧135	≧80
中学生　男子	≧140	≧85
中学生　女子	≧135	≧80
高校生	≧140	≧85

（2）睡眠時無呼吸：International Classification of Sleep Disorder 3rdに準拠
　　　小児の閉塞性無呼吸症候群の判定基準
　　　睡眠中に，いびきや閉塞性呼吸障害などの臨床症状を伴う2呼吸（5秒が目安）以上の呼吸停止が1時間に1回以上ある。

（3）2型糖尿病：糖尿病治療ガイドライン2016・2017（血糖値：mg/dL）
　　　①空腹時血糖値≧126. ②OGTT 1.75g/kg体重（最大75g）2時間値≧200. ③随時血糖値≧200. ④HbAlc≧6.5%
　　　・初診で①-④のいずれかを認められた場合は「糖尿病」と診断する。
　　　・別の日に再検査を行い，再び「糖尿病型」が確認されれば糖尿病と診断する。
　　　・①-③のいずれかと④が確認されれば，初回検査だけでも糖尿病と診断する。
　　　・耐糖能異常（impaired glucose tolerance：IGT）とは，空腹時血糖値<126. 140≦OGTT　2時間値<200の場合である。
　　　・100≦空腹時血糖値<110の者は「正常高値」とされる。

（4）内臓肥満型脂肪：以下のいずれかを満たす場合
　　　・臍高で撮影した腹部CT検査で内臓脂肪面積≧60cm²
　　　・ウエスト周囲長：小学生≧75cm，中学生・高校生≧80cm
　　　・ウエスト身長比（ウエスト周囲長（cm）／身長（cm）≧0.5

（5）早期動脈硬化：評価法を問わず基準値を超える場合
　　　・血流依存性血管拡張反応（%FMD）≦8.0
　　　・上腕足首脈波伝播速度（baPWV）≧1,200cm／秒
　　　・総頚動脈内中膜複合体厚（IMT）≧0.55mm
　　　・総頚動脈stiffnessβ≧5.0

出典）日本肥満学会編「小児肥満症診療ガイドライン2017」ライフサイエンス出版，p xi「表C 小児肥満症の診断に必要な健康障害（表B右，2017年）の補足」より抜粋

（4）治療

　小児肥満症の治療目標は，体重を減らすことではなく，過剰に蓄積した内臓脂肪を減少させて，肥満に伴う合併症の数や程度を減少させることである。小児では成人と異なり，対象者がどのような発育段階にあるか考慮した上で治療目標を検討する。受診間隔が長すぎると治療成績は悪化するので，2～3か月に1回受診し，体格の再評価を行う。小児肥満では，食事によるエネルギー制限よりも，運動による消費エネルギーの増大を心がける。

　さらに，対象者の出生後の体重の変化がわかるもの（母子手帳等の記録）により身長・体重の発育状況と対象を取り巻く環境の変化（転校，進学，兄弟の誕生等）もあわせて確認し，肥満の出現時期の評価を行うことも必要である。

（5）栄養療法・食品と調理法の選択

　合併症（健康障害）の状況からエネルギー等の栄養素の調整が必要なければ，対象者の年齢や性別に応じた「日本人の食事摂取基準（2020年版）」で示された量を基本とする。対象者の年齢にもよるが，学童期であれば1日の栄養量を3回（朝食・昼食・夕食）のほかに間食（おやつ）で摂ることを目標とする。

　対象者が低年齢であれば，家族（保護者）が食事の用意を行っていることから，家族全体の食習慣の改善を図る場合もある。年齢が上がるにつれ，対象本人が食事や食品を選択する場面が増えるため，年齢に応じた食事や食品の選択方法を理解する必要がある。

（6）この疾患を理解するために必要な知識

　「第2章　高血圧（肥満症）」にもあるように，体脂肪が蓄積される流れを復習する。本章では小児を対象としているため，疾病の治療とともに，「成長・発育」も考慮する必要があり，各ライフステージにおける栄養の問題や課題について再度，復習する。

　成人では肥満の判定にBMIを使用するが，小児においては肥満の判定には「肥満度」を使用する。肥満度は「｛(実測体重－標準体重)/標準体重｝×100（%）」で求められる。標準体重は表6-3を使用して推定する。

表6-3　標準体重の推定式（5～17歳）

年齢	男子 a	男子 b	女子 a	女子 b
5	0.386	23.699	0.377	22.750
6	0.461	32.382	0.458	32.079
7	0.513	38.878	0.508	38.367
8	0.592	48.804	0.561	45.006
9	0.687	61.390	0.652	56.992
10	0.752	70.461	0.730	68.091
11	0.782	75.106	0.803	78.846
12	0.783	75.642	0.796	76.934
13	0.815	81.348	0.655	54.234
14	0.832	83.695	0.594	43.264
15	0.766	70.989	0.560	37.002
16	0.656	51.822	0.578	39.057
17	0.672	53.642	0.598	42.339

身長別標準体重（kg）＝a×実測身長（cm）－b

・文部科学省の平成12年度学校保健統計調査報告書（5-17歳，2000年）のデータをもとに男女別，1歳毎に身長・体重をプロットし，等確率楕円式で5%棄却し，1次式の標準体重計算式を作成

小児保健研究2010：69：6.13
日本小児内分泌学会 http://jspe.umin.jp
日本成長学会 http://autology.jp/

出典）日本肥満学会編「小児肥満症診療ガイドライン2017」ライフサイエンス出版. p. xii「表E 標準体重の推定式」

2. 小児肥満症例（外来通院患者　栄養指導依頼例）

1）医師からの指示とカルテ情報

❶ 医師からの指示

　身長に対して体重が多いため，今後の発育により身長と体重のバランスが是正されるよう指導（次回の診察時に採血を行い，血糖値等を測定する予定である）。

❷ 初回指導時カルテ情報

初回指導時
カルテ情報

> 　年齢6歳（小学1年生），女児
>
> 主病名及び合併症：肥満症　本態性高血圧症
>
> 主　訴：特になし
>
> 既往歴：特になし
>
> 家族構成：父，母，妹（4歳），妹（1歳）
>
> 家族歴：父（糖尿病），母（肥満）
>
> 現病歴：
> 対象児の妊娠，出産の経過は正常であった。市の3歳児健診の際に体重が多いことを指摘され，食事について相談した。その後，母親（調理担当者）は体重が多いことについては気にはしていたが，食習慣を改善することはなかった。予防接種のため，近隣の小児科を受診した際に体重について相談をしたところ，小児肥満の栄養指導を実施している当院を紹介され，受診した。
> 薬剤の使用状況（栄養状態・栄養指標に影響を与える薬剤）：なし
> 身体計測値：身長：115.0cm，現在体重：27.0kg，肥満度：31.1%（中等度肥満），体脂肪率：33.0%
>
> 臨床検査：血圧：110/80 mmHg
> 　　　　　採血は実施していない（次回の診察時に採血を実施予定である）
>
> 臨床診査所見：特になし

2）管理栄養士が収集した情報（食事調査，生活状況聞き取り等）

❶ 初回栄養指導の際，患者及び家族から聞き取った情報

＜患者のプロフィール，生活背景＞

　食事の準備は母親が行っている。母親は料理が苦手であり，スーパーの惣菜や冷凍食品を使用することが多い。過去に3歳児健診で食事相談を受けたが，何からやっていいのかがわからなかった。本人は体を動かすことは大好きであるが，この1年ほど，妹の誕生等の事情により外で遊ぶ機会が減り，室内で過ごすことが多くなっている。母親がこれまでの身長・体重の記録を持参した（表6-4）。

表6-4　対象者（6歳・女児）の身長・体重の記録

	出生時	1か月	3か月	7か月	1歳6か月	2歳	3歳
身長	50.0 cm	53.0 cm	61.0 cm	68.0 cm	80.0 cm	85.0 cm	94.0 cm
体重	3,460 g	4,500 g	6,600 g	8,700 g	11.0 kg	13.0 kg	17.0 kg

＜食歴＞

　1日3食と15時におやつ（間食）を食べる。学校がお休みの日には午前中にもおやつを食べている。揚げ物が大好きで野菜が嫌いである。ごはんよりパン類，麺類を好むので，パン類や麺類を食べること

が多い。主菜は週の半分以上が肉料理であり，魚料理は頻度が少なく，かつ残すことが多い。おやつは，スナック菓子やチョコレートを主に毎日食べる。おやつは量を決めて食べておらず，好きなだけ食べている。飲み物は牛乳やジュース類（清涼飲料水含む）が多い。平日の昼食は学校給食を食べており，おかわりをしている。

❷ 初回食事調査

現在の栄養摂取量は母親からの聞き取り内容から概算した。

エネルギー：1,700kcal，たんぱく質：60.0g（たんぱく質エネルギー比：14.1％），脂質：55.0g（脂質エネルギー比：29.1％），炭水化物：240.0g（炭水化物エネルギー比：56.8％，炭水化物量はたんぱく質エネルギー比，脂質エネルギー比から算出），食塩相当量：6.0～7.0g

3）症例の経過

2か月後に再指導を実施。毎日，お風呂に入る前に家族みんなで体重を計ることを習慣化することにした。前回から体重の変動はない。食事記録を記入することができなかったが，夕食の食事内容を携帯に撮影しておくようにした。おやつは本人のお皿に1回量を決めて渡し，おかわりをしないようにした。週末は積極的に外で遊ぶようにした。本人から「縄跳びができるようになったよ」との発言があった。

＜身体計測＞

身長：115.5cm，体重：27.0kg，肥満度：29.8％（軽度肥満）

＜臨床検査＞

血圧：105/85 mmHg

空腹時血糖：95 mg/dL

＜食事調査＞

持参した食事内容の画像や聞き取り内容から概算した。

エネルギー：1,500～1,600kcal，たんぱく質：60.0g，脂質：50.0g，食塩相当量：6g程度

3.　小児肥満症例の栄養アセスメントの方法

1）栄養アセスメントの方法

小児肥満症においては，対象者の出生後の体重の変化がわかるもの（母子手帳等の記録）により身長・体重の発育状況を確認し，肥満の出現時期や対象者を取り巻く環境の変化（転校，進学，兄弟の誕生等）もあわせて確認し，栄養アセスメントを行うことが重要になる（図6－1）。

本症例は6歳の小児であることから，本人から正確な情報を聞き取ることが難しく，患者に関する情報は保護者（父・母）に確認することになる。本症例が「肥満」もしくは「肥満症」どちらに該当するのか診断ガイドラインを再度確認し，健康障害の有無を評価する必要がある。基準値は小児の基準を使用する。

また，食事の準備をするのが家族（保護者）であることを考え，家族の食事を準備する能力や食習慣についても評価することが求められる。

本症例の情報を分類整理し，評価を加えると次ページのようになる。

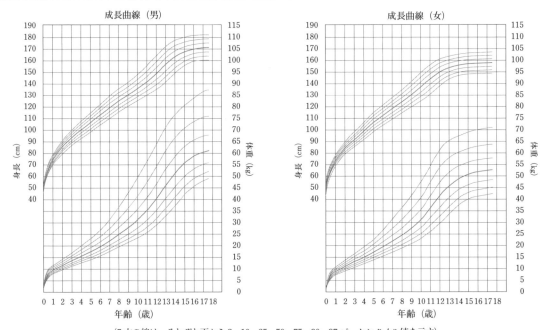

図6-1　成長曲線（身長・体重パーセンタイル曲線）

出典）日本肥満学会編「小児肥満症診療ガイドライン2017」ライフサイエンス出版, p.9

❶ 病歴等（O：Object 客観的データ）

診療録（カルテ）・看護記録などほかのスタッフからの情報			
年　齢	6歳（小学1年）	性　別	女児
主たる疾患名	肥満症，本態性高血圧症	主　訴	特になし
現病歴	市の3歳児健診の際に体重が多いことを指摘され，食事について相談をした。その後，母親（調理担当者）は体重が多いことについては気にはしていたが，食習慣を改善することはなかった。予防接種のため近隣の小児科を受診した際に体重について相談をしたところ，小児肥満の栄養指導を実施している当院を紹介され，受診した。		
患者プロフィール，生活背景	食事の準備は母親が行っている。母親は料理が苦手であり，スーパーの惣菜や冷凍食品を使用することが多い。過去に3歳児健診で食事相談を受けたが，何からやっていいのかがわからなかった。本人は体を動かすことは大好きであるが，この1年ほど，妹の誕生等の事情により外で遊ぶ機会が減り，室内で過ごすことが多くなっている。		
既往歴	特になし	家族歴	父：糖尿病，母：肥満
家族構成，家庭環境	父，母，妹（2人）	薬剤の使用状況	特になし

❷ 身体計測値を評価する。（O：Object 客観的データ）

項　目	測定値	基準値と比較し評価
身長	115.0 cm	115.6cm（学校保健統計調査平均値）
現体重	27.0 kg	20.9kg（学校保健統計調査平均値）
肥満度	31.1 %	中等度肥満

❸ 臨床検査（血液検査，尿検査，生理学的検査，他）の中で当該患者の栄養状態と関係があると考えられる項目を選び，栄養学的視点から評価する。（O：Object 客観的データ）

検査項目	基準値と比較し評価
血圧110/80 mm Hg	ガイドライン（小児の基準）から高血圧である

❹ 臨床診査の所見の中で患者の栄養状態と関わる所見を抽出し評価する。（O：Object 客観的データ）

臨床診査所見
特になし

❺ 摂取栄養量および栄養補給法の評価。（O：Object 客観的データ）
（a）必要栄養量の推定（個人の栄養摂取量を評価する基準となる）

	推定値	推定方法
エネルギー	1,450 kcal	「日本人の食事摂取基準(2020年版)」の6～7歳の推定エネルギー必要量・身体活動レベルⅡで設定
たんぱく質	55.0 g	「日本人の食事摂取基準(2020年版)」の6～7歳の「目標」で設定 47.1～72.5 g（たんぱく質エネルギー比 13～20％） たんぱく質エネルギー比 15％で設定（54.45g）
脂　質	40.0 g	「日本人の食事摂取基準(2020年版)」の6～7歳の「目標量」で設定 32.2～48.3 g（脂質エネルギー比：20～30％） 脂質エネルギー比25％で設定（40.3g）
炭水化物	220.0 g	「日本人の食事摂取基準(2020年版)」の6～7歳の「目標量」で設定 181.3～235.6 g（炭水化物エネルギー比：50～65％）炭水化物エネルギー比60％で設定（217.5g）
食塩相当量	4.5 g未満	「日本人の食事摂取基準(2020年版)」の6～7歳の「目標量」で設定

（b）現在の栄養摂取量

		母親からの聞き取り内容から概算した。
経口摂取	エネルギー	1,700 kcal
	たんぱく質	60.0 g（たんぱく質エネルギー比：14.1％）
	脂質	55.0 g（脂質エネルギー比：29.1％）
	炭水化物	240.0 g（炭水化物エネルギー比：56.8％，241.4g）（たんぱく質エネルギー比, 脂質エネルギー比から算出）
	食塩相当量	6.0～7.0 g

(c) 摂取栄養量および栄養補給法の評価

基準である推定栄養必要量と比較し，肥満症の要因を探索し，評価する。

評　価
エネルギー摂取量が多い。エネルギー産生栄養素（たんぱく質，脂質，炭水化物）すべての摂取量が多く，食事量（間食含む）が全体的に多いと考えられる。摂取量の過剰が体重過多の要因であると考えられる。また，食塩の摂取量は多く，減塩が必要である。活動（運動）量が少ないことから消費量も少ないと推測され，改善が必要である。

❻ カルテ等から得た情報を参考にして，患者から情報の聞き取りを行う。聞き取った栄養関連の情報を記述する。（S：Subject 主観的データ）

	患者から聞き取った情報
食歴	1日3食と15時におやつ（間食）を食べる。学校がお休みの日には午前中にもおやつを食べている。揚げ物が大好きで野菜が嫌いである。ごはんよりパン類，麺類を好むので，パン類や麺類を食べることが多い。主菜は週の半分以上が肉料理であり，魚料理は頻度が少なく，かつ残すことが多い。おやつは，スナック菓子やチョコレートを主に毎日食べる。おやつは量を決めて食べておらず，好きなだけ食べている。飲み物は牛乳やジュース類（清涼飲料水含む）が多い。平日の昼食は学校給食を食べており，おかわりをしている。

2）栄養診断とリスク評価

❶ 関連図の作成

　栄養アセスメントの項目を評価し，栄養上の問題と考えられる情報の関連図を作成する。症例自身の行動（食生活や身体活動）と数量化された身体計測，臨床検査データを関連付けて考えるのが重要である。

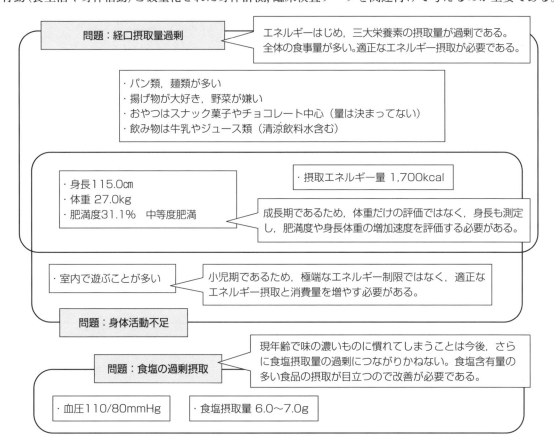

❷ 栄養診断

　関連図を描き，グループ分けを行ったなら，グループに問題名をつける。それを優先順位の高い順に並べて問題リストを作成する。本症例のように，問題のグループに含まれる症例自身の行動（食生活や身体活動）が，その問題の主たる原因であり，数量化された身体計測，臨床検査データは徴候である。

　P. E. S. の関係は，「この問題（P）＝栄養判定名は，この原因（E）と関連する。根拠は，この徴候・症状（S）である」と表現できること。

#1	問題（P）	経口摂取量過剰
	原因（E）	・パン類，麺類が多い ・揚げ物が大好き，野菜が嫌い ・おやつはスナック菓子やチョコレート中心（量は決まってない） ・飲み物は牛乳やジュース類（清涼飲料水含む）
	徴候・症状（S）	身長 115.0cm，体重 27.0 kg，肥満度 31.1％（中等度肥満），摂取エネルギー量 1,700 kcal
#2	問題（P）	身体活動不足
	原因（E）	外で遊ぶ機会が減り，室内で遊ぶことが多い
	徴候・症状（S）	＃1と同様
#3	問題（P）	食塩の過剰摂取
	原因（E）	＃1と同じ内容
	徴候・症状（S）	血圧：110/80 mmHg，食塩摂取量：6.0〜7.0 g程度

リスク評価（列挙した問題の今後の見通し）：将来起こりうるあらゆる状況の想定
現在の食生活を継続した場合，今後，糖尿病，心不全，動脈硬化性疾患の発症リスクが高まる。また，小児肥満症ではいじめや不登校など精神的・心理社会的問題にも発展する可能性がある。学童期の食行動・食習慣は生涯にわたる食生活のQOLをはじめ健康状態に大きく影響することが考えられる。

4. 小児肥満症例の栄養介入計画作成方法

1）栄養管理の目標を設定する

　小児肥満症の治療目標は，体重を減らすことではなく，過剰に蓄積した内臓脂肪を減少させて，肥満に伴う合併症の数や程度を減少させることである。小児は成長発達の途上にあるため，過激な食事療法や科学的根拠に乏しいダイエットによって正常な発育を妨げることは厳に慎まねばならない。治療の方針としては，正常な発達を妨げない，内臓脂肪の減少，肥満による健康障害の減少，動脈硬化の進行を遅らせる，心血管疾患・2型糖尿病の発症予防があげられている（表6-4）。

表6-4　小児肥満症・メタボリックシンドローム治療の基本方針

1．正常な発達を妨げない。 2．内臓脂肪を減少させる。 3．肥満で生じた健康障害の数を減少させる。 4．加速している動脈硬化の進行を遅らせる。 5．心血管病や2型糖尿病の発症を予防する。 　（すでに発症している場合には合併症の予防と治療を行う）

出典）日本肥満学会編「小児肥満症診療ガイドライン2017」ライフサイエンス出版. p.52

栄養管理の目標は対象本人が理解でき，無理なく実施できる内容とする。2～3か月に1回の受診時に，体格を評価する。目標は対象者のみならず，保護者（父・母）も実行できる内容とする。

栄養管理の長期目標（ゴール）	ライフステージに見られる栄養の問題点（課題）も含め，望ましい食生活の習慣化を図る。体重増加速度を緩め，肥満度を是正する。身長・体重の成長曲線に沿った成長発達を維持する。
栄養管理の短期目標（いつまでに何を）	体重の増加速度を緩めることを目標とし，「主食がごはんの機会を増やす」「間食の1回量を決める」「毎日，外遊び等体を動かすこと」「野菜の料理を食べること」の中で実行可能なものから取り組む。次回の栄養指導までに，体重を増加させないことを目標とする。

2）栄養処方

　必要栄養量とほぼ同じ内容とした。初期計画の段階で栄養量を付加または減量する必要はない。

	設定量	根　拠
エネルギー	1,450 kcal	「日本人の食事摂取基準（2020年版）」の6～7歳の推定エネルギー必要量・身体活動レベルⅡで設定
たんぱく質	55.0 g	「日本人の食事摂取基準（2020年版）」の6～7歳の「目標」で設定 47.1～72.5 g（たんぱく質エネルギー比：13～20 %） たんぱく質エネルギー比15％で設定（54.45 g）
脂　質	40.0 g	「日本人の食事摂取基準（2020年版）」の6～7歳の「目標量」で設定 32.2～48.3 g（脂質エネルギー比：20～30 %） 脂質エネルギー比25％で設定（40.3 g）
炭水化物	220.0 g	「日本人の食事摂取基準（2020年版）」の6～7歳の「目標量」で設定 181.3～235.6 g（炭水化物エネルギー比：50～65 %） 炭水化物エネルギー比60％で設定（217.5 g）
食塩相当量	4.5 g未満	「日本人の食事摂取基準（2020年版）」の6～7歳の「目標量」で設定

栄養補給方法（補給ルート，食事形態等）
食事内容について，「何をどの程度食べているか」を対象本人および保護者含め理解することから始める。料理が苦手な母親が簡単に作れる料理の情報を提供し，野菜の摂取量の増加を図る。また，間食については1回量を決め，お皿に出してから食べるようにする。

3）初期計画

　問題リストの各問題に対応した栄養介入計画を，Mx）：モニタリングの計画，Rx）：栄養療法の計画，Ex）：栄養教育の計画に分けて記述する。モニタリングの計画は徴候・症状に基づき記述し，栄養療法の計画は栄養処方に基づき記述する。本症例は活動（運動）量を増やすことが重要であるので，運動についても記述した。

#1	問題（P）	経口摂取量過剰
	Mx）モニタリングの計画	身長・体重の測定，食事記録調査（3日間），身体活動量の調査
	Rx）栄養療法の計画	「日本人の食事摂取基準（2020年版）」と同程度とする
	Ex）栄養教育の計画	食事を記録し，何をどの程度食べているか理解し，食生活を改善する必要性を本人および保護者が理解する。間食の1回量を決める。毎日，外遊びを行う。お風呂の前に体重を測定する。
#2	問題（P）	身体活動不足
	Mx）モニタリングの計画	食事記録調査に身体活動の有無を記載する項目を作成し，記録する
	Rx）栄養療法の計画	毎日，体を動かす遊びをする（運動の種類は問わず，外遊びで構わない）
	Ex）栄養教育の計画	間食を食べた後に，体を動かす遊びを行う。遊びの種類は問わず，習慣化させることを優先とする。
#3	問題（P）	食塩の過剰摂取
	Mx）モニタリングの計画	血圧，食事記録調査（3日間）
	Rx）栄養療法の計画	「日本人の食事摂取基準（2020年版）」と同程度とする
	Ex）栄養教育の計画	主食をパン類や麺類から，ごはんの機会を増やす。子どもが好む野菜を使用した料理のレシピを提供する（母親が作れる程度の料理とする）。

5. 小児肥満症例の栄養モニタリングと評価，および経過記録作成の方法

　この症例では経過記録が単回分しかないので，経過一覧表は作成していない。SOAPを用いた経過記録の作成を行っている。問題ごとではなく，漏れがないように注意して一括して記述している。

　S：主観的情報（Subjective Data）O：客観的情報（Objective Data）

　A：アセスメント（Assessment）P：プラン（Plan）

栄養診断	#1　経口摂取量過剰　　#2　身体活動不足　　#3　食塩の過剰摂取
S	毎日，お風呂に入る前に家族みんなで体重を計るようにした。食事記録を記入することができなかったが，夕食の食事内容を携帯に撮影しておくようにした。おやつは本人のお皿に1回量を決めて渡し，おかわりをしないようにした。週末は積極的に外で遊ぶようにした。縄跳びができるようになった。
O	身長115.5cm，体重27.0kg，肥満度29.8%（軽度肥満），血圧105/85 mmHg，空腹時血糖95 mg/dL。食事記録は持参せず，携帯の夕食の画像のみ。 摂取エネルギー：1,500～1,600 kcal，たんぱく質：60.0 g，脂質：50.0 g，食塩相当量：6 g程度。
A	保護者はこれまでの生活を継続することは好ましくないと理解しており，できること（体重の計測，間食の量）から実施している。前回から体重が増えておらず，身長の伸びにより肥満度が低下している。本人から否定的な発言はない。
P	Mx）身長，体重の測定，食事記録調査（画像でもよい），身体活動量の調査。 Rx）摂取栄養量は食事摂取基準の同年齢児と同等，毎日体を動かす遊びをする。 Ex）毎日，体重の計測ができているので，両親も含めた体重の記録作成を勧める。間食の食べた方については継続する。毎食，少なくとも1品野菜料理を食べるようにする。

6. 小児肥満症例の栄養指導記録の作成

患者氏名：○○ ○○	疾患名：肥満症，本態性高血圧

栄養診断： #1 経口摂取量過剰 #2 身体活動不足 #3 食塩の過剰摂取

Mx）身長・体重の測定，食事記録調査（3日間），身体活動量の調査
Rx）「日本人の食事摂取基準（2020年版）」と同程度とする
　　毎日，体を動かす遊びをする

初回指導記録		
○○○○年 ○月 ○日	次回指導（2か月後）	管理栄養士 ○○ ○○

S	食事の準備は母親が行っている。母親は料理が苦手であり，スーパーの惣菜や冷凍食品を使用することが多い。過去に3歳児健診で食事相談を受けたが，何からやっていいのかがわからない。本人は，体を動かすことは大好きであるが，この1年ほど，妹の誕生等の事情により外で遊ぶ機会が減り，室内で過ごすことが多くなっている。
O	身長 115.0 cm，体重 27.0kg，体脂肪率 33.0 %，肥満度 31.1 %（中等度肥満），血圧 110/80 mmHg 摂取エネルギー：1,700 kcal，たんぱく質：60.0 g，脂質：55.0 g，炭水化物：240.0 g，食塩：6.0〜7.0 g
A	問題（P）：経口摂取量過剰，身体活動不足，食塩の過剰摂取による肥満と高血圧 原因（E）：間食を含む食事の量を決めておらず，好きなものを食べている 徴候・症状（S）：パン・麺類が多く，揚げ物が好きで野菜が嫌い，おやつは好きなものを好きなだけ食べる
P	Ex）食事を記録し，何をどの程度食べているか理解し，食生活を改善する必要性を本人および保護者が理解する。主食をパン類や麺類から，ごはんの機会を増やす。子どもが好む野菜を使用した料理のレシピを提供する。間食の1回量を決める。間食を食べた後に，毎日，外遊びを行うもしくは体を動かす遊びを行う。遊びの種類は問わず，習慣化させることを優先とする。お風呂の前に体重を測定する。

〈参考文献〉
1）日本肥満学会 編『小児肥満症診療 2017』日本肥満学会，ライフサイエンス出版，東京，2017
2）日本高血圧学会高血圧治療ガイドライン作成委員会編『高血圧治療ガイドライン2019』日本高血圧学会，東京，2019
3）日本動脈硬化学会編『動脈硬化性疾患予防ガイドライン2017年版』日本動脈硬化学会，東京，2017
4）文部科学省『令和元年学校保健統計調査の結果』
　　https://www.mext.go.jp/b_menu/toukei/chousa05/hoken/kekka/k_detail/1411711_00003.htm
5）伊藤貞嘉，佐々木敏『日本人の食事摂取基準2020年版』第一出版，2020

◦◦◦◦◦◦ 第6章　演習問題 ◦◦◦◦◦◦

小児肥満症（外来　栄養指導例）

1）医師からの指示とカルテ情報

❶ 医師からの指示

食生活を見直し，減量を行い，血圧や血糖の改善を図るよう指導。

初回指導時
カルテ情報

14歳（中学3年生），男児

主病名及び合併症：肥満症　本態性高血圧症　脂質異常症（高 TG 血症）

主訴：特になし

既往歴：特になし

家族歴：父（本態性高血圧症），母：特になし

現病歴：小学校低学年時は身長・体重は平均であったが，小学校高学年になり，体重増加量が著しくなったがサッカーをやっており，運動量が多いため気に留めなった。中学校になり，体重が平均値より多かったが，引き続きサッカー（部活）を続けており気にしなかった。中学3年生になり部活の引退後，体重増加（5 kg）を認めたため，母親が心配になり，受診した。

薬剤の使用状況（栄養状態・栄養指標に影響を与える薬剤）：なし

身体計測：身長：170.0 cm，現体重：80.0 kg，肥満度 35.1 %（中等度肥満），体脂肪率：27.0 %

臨床検査数値

項目名	血圧	空腹時血糖値	HbA1c	TC	TG	HDL-C
数　値	130/95 mmHg	105 mm/dL	5.9 %	200 mg/dL	130 mg/dL	43 mg/dL

臨床診査所見：特になし

2）管理栄養士が収集した情報

❶ 初回栄養指導の際，患者から聞き取った情報

＜患者プロフィール，生活背景＞

　共働きの両親と暮らしている。朝食，夕食は母親が用意している。両親の帰りが遅いため，夕食は1人で食べることが多い。お小遣いで好きなものを買って食べている。小学校よりサッカーを行っており，中学3年生になり部活（サッカー）を引退してからは運動を行っていない。

＜食歴＞

　中学校に入ってから，ごはんを丼で食べるようになった。牛乳は週に5本（5,000mL）ほど飲む。マヨネーズをかけるのが好きであり，何にでもかける。好き嫌いは特にない。昼食は学校給食であり，毎日，必ずおかわりをしている。中学2年生より塾に通うようになり，行き帰りにコンビニでお菓子や炭酸飲料などを買うようになった。毎日，炭酸飲料を2本（500mL）購入し，すべて飲み切っている。

❷ 初回食事調査

　現在の栄養摂取量を，本人からの聞き取り内容を概算した。

　エネルギー：3,000kcal，たんぱく質：90.0g（たんぱく質エネルギー比：12.0％），脂質：70.0g（脂質エネルギー比：21.0％），炭水化物：502.5 g（炭水化物エネルギー比：67.0％，炭水化物量はたんぱく質エネルギー比，脂質エネルギー比から算出），食塩相当量：13.0g程度

3）症例の経過

　2か月後に再指導を実施予定。前回の指導の内容を聞き，自分の食生活にはいろいろと問題があることがわかった。何気なく飲んでいる飲み物にも注意しなければならないとわかった。

　食事記録はなし。夕食は母親が用意した食事を食べ，そのほかには食べないようにした（買わないようにした）。主食を丼から茶碗に変えて食べるようにした。お菓子のエネルギー表示などが気になって，見るようになった。部活を行っているときは，自宅で筋トレやスクワット，また夕食後にランニングを行っていたので，それらを再開した。運動すると，気分もすっきりするので気持ちがよい。また，コンビニで炭酸飲料を買う時は1本までとし，もう1本はお茶にした。

　携帯電話に運動をした内容を保存している。

＜身体計測＞

　身長：170.0cm，現体重：78.0kg，肥満度：31.8％（中等度肥満）

＜臨床検査＞（採血は実施せず）

　血圧：128/90 mmHg

＜食事調査＞

　本人からの聞き取り内容から概算した。

　エネルギー：2,700kcal，たんぱく質：80.0g（たんぱく質エネルギー比：11.9％），脂質：60.0g（脂質エネルギー比：20.0％），炭水化物：459.7g（炭水化物エネルギー比：68.1％，炭水化物量はたんぱく質エネルギー比，脂質エネルギー比から算出），食塩相当量：13.0g程度

〈参考文献〉
1）日本肥満学会編『小児肥満症診療2017』日本肥満学会，ライフサイエンス出版，東京，2017
2）日本高血圧学会高血圧治療ガイドライン作成委員会編『高血圧治療ガイドライン2019』日本高血圧学会，東京，2019
3）日本動脈硬化学会編『動脈硬化性疾患予防ガイドライン2017年版』日本動脈硬化学会，東京，2017
4）文部科学省『令和元年　学校保健統計調査の結果』
　　https://www.mext.go.jp/b_menu/toukei/chousa05/hoken/kekka/k_detail/1411711_00003.htm
5）伊藤貞嘉，佐々木敏『日本人の食事摂取基準2020年版』第一出版，2020
6）日本糖尿病学会編・著『糖尿病治療ガイド2020-2021』文光堂，東京，2020

消化器がん周術期【入院】での栄養ケアプラン作成

1. 症例の病態：胃がん切除

（1）病因・病態

　胃がんは胃粘膜に発生する悪性腫瘍であり，組織学的には90%以上が線がんである。胃がん発生の危険因子には，ヘリコバクター・ピロリ（Helicobacter pylori）感染による萎縮性胃炎，腸上皮化生や食塩の過剰摂取，喫煙などがある。好発部位は胃角～前庭部（幽門部）である。胃がんは進行度により，早期胃がんと進行胃がんに分けられる。早期胃がんは粘膜層または粘膜下層までに限局するもので，進行胃がんは固有筋層以下に達するものをいう。

（2）症　状

　胃がんの症状としては胃痛，悪心，嘔吐などが起こるが，早期は自覚症状に乏しい。がんからの出血は，吐血あるいはタール便として認められる。

（3）診断基準

　胃がんの多くは上部消化管造影検査，上部消化管内視鏡検査で診断が可能である。また胃がんの腫瘍マーカーにはCEAやCA19-9などがある

（4）治　療

　治療には原則として胃切除を含む外科的療法が行われる。

（5）栄養療法

＜術前の栄養管理＞

　手術前の患者の多くに，特に消化器外科手術を受ける患者では，食欲低下や消化・吸収機能の低下，低栄養が認められる。さらに脱水状態にある患者は，電解質にも異常をきたしていることが少なくない。高度肥満や糖尿病（血糖コントロール不良）も術後合併症のリスクとなるため，事前に減量や血糖コントロールの指導を行う場合がある。術前に経口摂取が可能であれば経口で，経口が不可能な場合には経腸栄養や経静脈栄養を検討する。術前栄養を実施する基準を表7-1に示す。

　なお，早期がんでは術前栄養状態は良い。一方，進行がんでは，術前の栄養状態の低下もある。

表7-1　術前栄養を実施する基準

① 病歴：重度の低栄養や慢性疾患の存在を確認
② 体重減少：過去6か月間に10～15 %以上，直近1か月間に5 %以上
③ 体重：標準体重の80 %以下，BMIが18.5 kg/m²以下
④ 検査値：血清アルブミン値（Alb）＜ 3.0 g/dL
⑤ 栄養補給ルート経口 ＞ 経腸 ＞ 経静脈
⑥ 栄養（イムノニュートリッション）（アルギニン，グルタミン，ヌクレオチド，n-3脂肪酸を含んだ栄養剤）も考慮される

参考資料）上原誉志夫編著「最新臨床栄養学 第3版」光生館，p338を基に筆者作成

<術後の栄養管理>

　胃切除後の栄養ケア・マネジメントについては，胃切除・消化管再建による栄養摂取障害に対して，体重減少を防ぐために摂取量を無理に増やすのはなく，少量でもバランスよく摂っていくことが重要となる。術後は「小胃症状」となるため，少量分割食の摂取を勧めること。食べてはいけない，禁止の食品はない。

　また，術後の合併症として逆流性食道炎やダンピング症候群がある。予防のため，食べるスピードなどを含めた食べ方の指導も必要である。逆流症状を予防するため，食直後にすぐには横にはならない。そのほか，身体計測・臨床検査・食事摂取量を把握した上で，不足しがちな栄養素を把握し，貧血，骨粗しょう症の予防を図る。

（6）この疾患を理解するために必要な知識

　胃切除後の合併症として貧血があげられる。胃酸の還元作用不足により鉄分の吸収が低下するので，半年〜1年後に鉄欠乏性貧血となることがある。また3〜6年ではキャッスル内因子が欠乏し，ビタミンB$_{12}$の吸収も低下するので巨赤芽球性貧血となることがある。そのため，術後は食事摂取量ならびに身体計測，臨床検査を含めて経時的に評価し，栄養状態の回復を見ていく必要がある。

2. 胃がん切除後症例（入院患者　栄養指導依頼例）

1）医師からの指示とカルテ情報

❶ 医師からの指示

　入院時術前の栄養評価および術後の食事の進め方について指導をお願いしたい。

❷ 初回指導時カルテ情報

年齢75歳，男性

主病名及び合併症：噴門部胃がん
主　訴：特になし
既往歴：特になし
家族歴：特になし
現病歴：8月頃より近医内科にて急激な体重減少から胃がん疑いにて内視鏡検査の結果，噴門部胃がんを指摘され当院消化器外科紹介となった。
薬剤の使用状況（栄養状態・栄養指標に影響を与える薬剤）：特になし
身体計測値：身長：155.4 cm，現体重：53.4 kg（−4.1 kg／6か月），BMI：22.1 kg/m^2，体組成：骨格筋量 21.8 kg（標準域 22.3〜27.3），体脂肪量 13.2 kg（標準域 6.4〜12.8），体脂肪率 24.7 %，上腕周囲長 27.9 cm，上腕筋囲長 20.7 cm，上腕皮下脂肪厚 22.9 mm，握力 21 kg（右）・22 kg（左）

臨床検査数値

項目名	血　圧	WBC	RBC	Hb	Alb
数　値	125/64 mmHg	2.9（10^3/μL）	4.7（10^6/μL）	14.8 g/dL	3.9 g/dL
項目名	T-cho	CRP	TLC	T-Bil	AST
数　値	176 mg/dL	0.1 mg/dL	1,131 /mm^3	0.7 mg/dL	14 U/L

項目名	ALT	BUN	Cr	ビタミンB₁₂	Zn
数　値	13 U/L	19 mg/dL	0.93 mg/dL	532 pg/mL	61 μg/dL
項目名	Fe	TIBC*	UIBC*	Tf**	TTR***
数　値	85 μg/dL	290 μg/dL	205 μg/dL	239 mg/dL	27.9 mg/dL

臨床診査所見：特になし

2）管理栄養士が収集した情報

❶ 初回栄養指導の際，患者から聞き取った情報

<患者プロフィール，生活背景>

　妻と2人暮らし。妻が食事を作ってくれる。

<食歴>

　1日3食摂取していた。通常時体重は57.5kgだったが，自分は太っているのではないかと思い込み，ダイエットがてら1日20分程度のウォーキングを半年前から始めていた。半年で4.0kgも減ったのでおかしいと思っていた。これ以上は体重を落とさないように必死に食べているが体重は増えない。

❷ 入院時食事調査

　入院時（術前）の食事摂取量は，入院患者食（常食）エネルギー1,900kcal，たんぱく質75gの食事を全量摂取できている。

3）症例の経過

　入院3日後，予定通り腹腔鏡下胃全摘術（Roux-en Y再建）が施行された。

❶ 退院時栄養指導（術後第10日目（第13病日））

<身体計測>

　体重：50.0kg，BMI：20.7kg/m²

　体組成：骨格筋量20.3kg（標準域22.3〜27.3），体脂肪量12.0kg（標準域6.4〜12.8），体脂肪率23.9 %，
　上腕周囲長26.8cm，上腕筋囲長20.2cm，上腕皮下脂肪厚21.0mm，握力24kg（右）・24.5kg（左）

<臨床検査>

項目名	血圧	WBC	RBC	Hb	Alb
数　値	120/72 mmHg	3.5 ($10^3/\mu$L)	4.7 ($10^6/\mu$L)	13.7 g/dL	3.2 g/dL
項目名	T-cho	CRP	TLC	T-Bil	AST
数　値	155 mg/dL	1.2 mg/dL	875 /mm³	0.7mg/dL	28 U/L
項目名	ALT	BUN	Cr	ビタミンB₁₂	Zn
数　値	39 U/L	22 mg/dL	0.77 mg/dL	413 pg/mL	98 μg/dL
項目名	Fe	TIBC	UIBC	Tf	TTR
数　値	99 μg/dL	326 μg/dL	227 μg/dL	193 mg/dL	16.4 mg/dL

＊TIBC(総鉄結合能) ＝ Fe(血清鉄) ＋ UIBC(不飽和鉄結合能)
＊＊トランスフェリン（transferrin）
＊＊＊TTR：トランスサイレチン（transthyretin），プレアルブミン（PreAlbm）ともいう。

＜臨床診査所見＞

　特になし

＜食事調査＞

　入院患者食摂取量（1日あたりの下部消化管術後食の摂取量）

　エネルギー：659kcal，たんぱく質：15.4g，脂質：19.0g，炭水化物：106g

❸ 退院時栄養指導の際，患者から聞き取った情報

　「手術後食事が開始になって，うれしく一度に全部食べたら冷や汗が出てきてしまってともても苦しい思いをしました。先生には点滴も入っているし，無理しなくてよいといわれ少しずつ食べるようにしていたら症状はなくなりました。今は上手に食べられるようになったと思います。お腹が空く感覚もないし，食べたいとも思わないな。もともとは早食いの大食いだったんだけどね。退院したら早く畑仕事をしたいな。」

3．胃がん切除後症例の栄養アセスメントの方法

1）栄養アセスメントの方法

　まずは情報を整理分類してみる。病歴等，身体計測，臨床検査，食事調査，等の結果から栄養状態を総合的に判定する。診療録，看護記録等には多くの情報があるが，「消化管術後に起こる問題は何か？」を情報の中から探索することを目的に，必要な情報を選択する。分類整理した情報で，基準があるものは一つひとつ評価を行う。

　この章の胃がん切除後の情報を分類整理し，評価を加えると下記のようになる。

❶ 病歴等（O：Object 客観的データ）

診療録（カルテ）・看護記録などほかのスタッフからの情報	
年　齢	75歳
性　別	男性
主たる疾患名	特になし
主　訴	特になし
現病歴	8月ごろ近医内科にて急激な体重減少から胃がん疑いにて内視鏡検査の結果噴門部胃がんを指摘され，当院消化器外科紹介となった。
患者プロフィール,生活背景	通常体重は57.5kgだが，自分は太っているのではないかと思い込み，ダイエットがてら1日20分程度のウォーキングを半年前から始めていた。
既往歴	特になし
家族歴	特になし
家族構成，家庭環境	妻と2人暮らし
薬剤の使用状況	特になし

❷ 身体計測値を評価する。（O：Object 客観的データ）

項目	標準域	測定値		術前・術後の比較
		術前	術後	
身長　155.4㎝				
体重（kg）	57.5	53.4	50.0	減少
BMI（kg/m²）	18.5 〜 24.9	22.2	20.7	減少
骨格筋量（kg）	22.3 〜 27.3	21.8	20.3	減少
体脂肪量（kg）	6.4 〜 12.8	13.2	12.0	減少
上腕周囲長（cm）		27.9	26.8	減少
上腕筋囲長（cm）		20.7	20.2	減少
上腕周囲皮下脂肪厚(mm)		22.9	21.0	減少

❸ 臨床検査（血液検査，尿検査，生理学的検査，他）の中で当該患者の栄養状態と関係があると考えられる項目を選び，栄養学的視点から評価する。（O：Object 客観的データ）

　基準値と比較して「高い・低い」の評価ではなく，検査項目ごとにガイドラインの基準と比較した結果を記載することや，どのような疾患が予測できるのかなどを考えて簡潔に記載する。

検査項目	単位	入院時（術前）	退院時（術後）	基準値	基準値と比較し評価
Hb	g/dL	14.8	13.7	男性14〜18	低値
Alb	g/dL	3.9	3.2	4.0〜5.0	低値
T-cho	mg/dL	176	155	142〜248	問題なし
CRP	mg/dL	0.1	1.2	0.1以下	高値
TLC	/mm³	1,131	875	≧1,600正常	低値・免疫能の低下
ビタミンB₁₂	pg/mL	532	413	233〜914	問題なし
Zn	μg/dL	61	98	65〜110	問題なし
Fe	μg/dL	85	99	男性54〜181	問題なし
TIBC	μg/dL	290	326	男性250〜380	問題なし
UIBC	μg/dL	205	227		問題なし
Tf	mg/dL	239	193	200〜350	低値・血液中のたんぱく質が低下
TTR	mg/dL	27.9	16.4	20.0〜40.0	低値・血液中のたんぱく質が低下

参考資料）日本臨床栄養代謝学会JSPENテキストブック

❹ 臨床診査の所見の中で患者の栄養状態と関わる所見を抽出し評価する。
　（O：Object 客観的データ）

臨床診査所見
特になし

❺ 摂取栄養量および栄養補給法の評価。（O：Object 客観的データ）

（a）必要栄養量の推定（個人の栄養摂取量を評価する基準となる）

	推定値	推定方法
エネルギー	1,600 kcal	① ハリス・ベネディクトの式を使い基礎エネルギー支出量（BEE）を算出し設定（現体重維持を目標：現体重53.4kg（BMI 22.1）を用いて算出）活動係数（ベッド外活動あり）1.3，ストレス係数（小手術）1.2で 必要エネルギー1,671kcal ② 簡易式 必要エネルギー量＝体重(kg)×25～30 kgを用いて， 53.4kg×25～30kg＝1,335～1,602 kcal 上記のことから必要エネルギー量は1,600 kcalを目標に設定する
たんぱく質	64.0 g	体重あたり1.2 g/kg/日（術前栄養状態まで回復目的）で設定（現体重53.4kgを用いる）。 1.2 g×53.4 kg＝64.0 g たんぱく質エネルギー比：16.0 %
脂質	43 g 以下	脂質エネルギー比 20～25 %で設定。 35 g～43 g
炭水化物	233 g	総エネルギーよりたんぱく質・脂質のエネルギー量を差し引いて設定。炭水化物エネルギー比 59%
水分	1,335 mL程度	［25 mL×体重(kg)］で設定（65歳以上の水分必要量 25mL/kg/日より）。 25 mL×53.4kg＝1,335 mL

（b）現在の栄養摂取量

入院患者食（1日当たり）。

		術前（入院時）	術後（10日目）
経口摂取	エネルギー	1,900 kcal	659 kcal
	たんぱく質	75 g	15.4 g
	脂質	42～53 g	19 g
	炭水化物	282～305 g	106 g
	水分	1,000 mL程度（食事のみ，飲水含まず）	950 mL程度

（c）摂取栄養量および栄養補給法の評価

　基準である推定栄養必要量と比較し，胃がん切除術後の栄養素摂取（補給）量の不足が生じている問題を探索し，評価する。

評　価
身体計測による体重減少，臨床検査データの血清たんぱく項目の減少ならびに栄養必要量に対する食事摂取量を評価すると，経口摂取量の不足より，栄養状態の低下につながっている。このことは胃切除術後に食物を貯蔵する役目の胃を全摘したため，食事を1回に十分量が食べられないことや，食べたあとのダンピング症状により経口摂取量があがらない要因と考えられる。

❻ カルテ等から得た情報を参考にして，患者から情報の聞き取りを行う。聞き取った栄養関連の情報を記述する。（S：Subject 主観的データ）

患者から聞き取った情報	
術　前	1日3食摂取 通常時体重は57.5kgだが，自分は太っているのではないかと思い込みダイエットがてら1日20分程度のウォーキングを半年前から始めていた。 半年で4.0kgも減ったのでおかしいとは思っていた。"これ以上は体重を落とさないように"必死に食べているが体重は増えない。 自宅では妻が料理を作ってくれる。
術　後	術後食事が開始になって，うれしく一度に全部食べたら冷や汗が出てきてしまってとても苦しい思いをしました。先生には点滴も入っているし，無理しなくてよいといわれ少しずつ食べるようにしていたら症状はなくなりました。今は上手に食べられるようになったと思います。お腹が空く感覚もないし，食べたいとも思わないな。もともとは早食いの大食いだったんだけどね。退院したら早く畑仕事をしたいな。

2）栄養診断とリスク評価

❶ 関連図の作成

　栄養アセスメントの項目を評価し，栄養上の問題と考えられる情報の関連図を作成する。症例自身の行動（食生活や身体活動）と数量化された身体計測，臨床検査データを関連付けて考えるのが重要である。

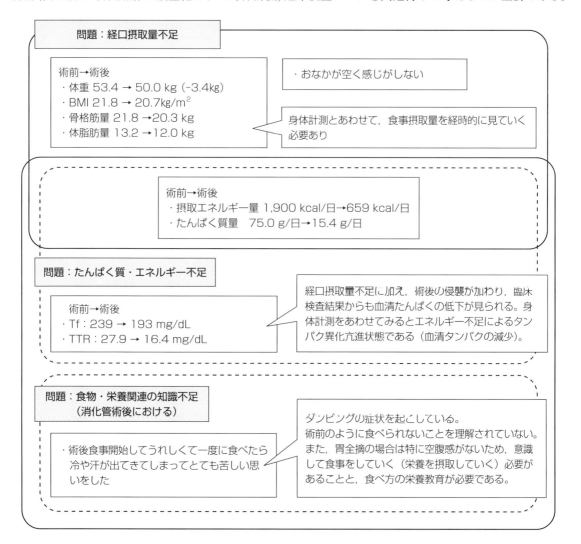

❷ 栄養診断

　関連図を描き，グループ分けを行ったなら，グループに問題名をつける。それを優先順位の高い順に並べて問題リストを作成する。本症例のような消化管切除の患者においては，術後の侵襲と十分な食物摂取するができないことが，その問題の主たる原因であり，数量化された身体計測，臨床検査データは徴候である。

　P. E. S. の関係は，「この問題（P）＝栄養判定名は，この原因（E）と関連する。根拠は，この徴候・症状（S）である」と表現できること。

<table>
<tr><td rowspan="3">#1</td><td>問題（P）</td><td>経口摂取量不足</td></tr>
<tr><td>原因（E）</td><td>消化管（胃がん）切除後による食欲低下ならびに許容量の減少</td></tr>
<tr><td>徴候・症状（S）</td><td>体重，BMI，骨格筋量，体脂肪量の減少がみられる</td></tr>
<tr><td rowspan="3">#2</td><td>問題（P）</td><td>たんぱく質・エネルギー不足</td></tr>
<tr><td>原因（E）</td><td>＃1に同じ</td></tr>
<tr><td>徴候・症状（S）</td><td>TfやTTRの血清たんぱくの減少</td></tr>
<tr><td rowspan="3">#3</td><td>問題（P）</td><td>（消化管術後における）食物・栄養関連の知識不足</td></tr>
<tr><td>原因（E）</td><td>＃1に同じ</td></tr>
<tr><td>徴候・症状（S）</td><td>ダンピング症状を起こしている　空腹感がない</td></tr>
<tr><td colspan="3" align="center">リスク評価（列挙した問題の今後の見通し）：将来起こりうるあらゆる状況の想定</td></tr>
<tr><td colspan="3">現在の状態を継続すると，明らかに低栄養状態に陥る。エネルギー・たんぱく質の不足だけではなく，他の栄養素（ビタミンやミネラルなど）不足も今後懸念され，胃切除後に起きる吸収障害による合併症（貧血や骨粗しょう症等）を招くことが考えられる。</td></tr>
</table>

4. 胃がん切除後症例の栄養介入計画作成方法

1）栄養管理の目標を設定する

　胃がん切除術後患者の長期目標のゴールは半年から1年後を目安とし，短期目標については，初回指導後に退院後2〜3週間後の目標設定を行い，次回指導からは1か月後（約4週間後）の目標設定を行うことを目安とする。消化管切除術後の栄養指導は継続したサポートが必要である。患者が実現可能であると思えるような目標であり，かつ，リスクの軽減（合併症予防）が行える目標設定が重要である。この症例は退院後2週間が外来予定日であったので短期目標の設定は退院後2週間となっている。

<table>
<tr><td>栄養管理の長期目標
（ゴール）</td><td>術前の体重に戻ることは難しいが，1年後を目安に体重増加，もしくは体重の減少を招かないように維持していくことを目標とする。</td></tr>
<tr><td>栄養管理の短期目標
（いつまでに何を）</td><td>1か月間に，胃がん切除後の食事の摂り方（少量分割食），よりエネルギーの高い食物の選択，ならびに調理方法を理解する。</td></tr>
</table>

２）栄養処方

栄養必要量とほぼ同じ内容とした。

	設定量	根　　拠
エネルギー	1,600 kcal	① Harris-Benedictの式を使い基礎エネルギー支出量（BEE）を算出し設定（現体重維持を目標：現体重53.4kg（BMI 22.1)を用いて算出）活動係数（ベッド外活動あり）1.3，ストレス係数（小手術）1.2で 　必要エネルギー1,671 kcal ② 簡易式 必要エネルギー量＝体重（kg）×25〜30 kgを用いて， 　53.4kg×25〜30kg＝1,335〜1,602 kcal 上記のことから必要エネルギー量は1,600 kcalを目標に設定する
たんぱく質	64.0 g	体重あたり1.2 g/kg/日（術前栄養状態まで回復目的）で設定（現体重53.4kgを用いる）。 　1.2 g×53.4 kg ＝ 64.0 g 　たんぱく質エネルギー比：16.0 ％
脂　質	43 g以下	脂質エネルギー比20〜25 ％で設定。 　35 g〜43 g
炭水化物	233 g	総エネルギーよりたんぱく質・脂質のエネルギー量を差し引いて設定。炭水化物エネルギー比59％
水　分	1,335 mL程度	［25 mL×体重（kg）］で設定。 　25 mL×53.4kg ＝ 1,335 mL

栄養補給方法（補給ルート，食事形態等）
経口摂取。食事形態に制限はない。 食事内容について，1回の食事量を少量として間食を取り入れた5回〜6回の分割食とする。ただし，間食は1回の食事で摂りにくい炭水化物やビタミンやミネラルなどを取り入れたものを利用する（クッキーやひとくちのパン，乳製品や野菜ジュースなど）。

３）初期計画

　問題リストの各問題に対応した栄養介入計画を，Mx）：モニタリングの計画，Rx）：栄養療法の計画，Ex）：栄養教育の計画に分けて記述する。モニタリングの計画は徴候・症状に基づき記述し，栄養療法の計画は栄養処方に基づき記述する。本症例は消化器切除後であるので，食べたくても許容量が減少したことを理解して計画を立てる必要がある。

	問題（P）	経口摂取量不足
#1	Mx）モニタリングの計画	体重，BMI，摂取エネルギー量調査（3日間の食事記録調査）
	Rx）栄養療法の計画	必要エネルギー量 1,600 kcal /日（食事1,400 kcal ＋ 間食 200 kcal）
	Ex）栄養教育の計画	胃がん全摘の場合は特に空腹感がないため，時間で食事を摂る工夫が必要。1回の食事量と間食の摂り方を指導
	問題（P）	たんぱく質・エネルギー不足
#2	Mx）モニタリングの計画	血清たんぱくのデータ（Alb，Tf，TTR），体重，骨格筋量
	Rx）栄養療法の計画	必要たんぱく質量（64 g），たんぱくエネルギー比率16 ％
	Ex）栄養教育の計画	積極的なたんぱく質の摂り方，より効率よいエネルギーの摂り方の工夫
	問題（P）	食物・栄養関連の知識不足
#3	Mx）モニタリングの計画	食事摂取量（3日間の食事記録調査），体重，食事にかける時間
	Rx）栄養療法の計画	必要エネルギー：1,600 kcal　必要たんぱく質：64 g
	Ex）栄養教育の計画	ダンピングを予防するための食べ方の理解（よく噛む，ゆっくり食べる。主に糖質のジュースなど飲料の飲み方など）

5. 胃がん切除後症例の栄養モニタリングと評価，および経過記録作成の方法

この症例では胃切除術後の退院時栄養指導時の経過記録を，SOAPを用いて記述している。

S：主観的情報（Subjective Data）O：客観的情報（Objective Data）

A：アセスメント（Assessment）P：プラン（Plan）

栄養診断	#1　経口摂取量不足　　#2　たんぱく質摂取量不足　　#3　食物・栄養関連の知識不足
S	術後食事が開始になって，うれしく一度に全部食べたら冷や汗が出てきてしまって，とても苦しい思いをしました。先生には点滴も入っているし，無理しなくてよいといわれ，少しずつ食べるようにしていたら症状はなくなりました。今は上手に食べられるようになったと思います。お腹が空く感覚もないし，食べたいとも思わないな。もともとは早食いの大食いだったんだけどね。退院したら早く畑仕事をしたいな。
O	(術前→術後) ・体重 53.4 → 50.0 kg (-3.4kg)，・BMI 21.8 → 20.7kg/m^2 ・骨格筋量 21.8 → 20.3 kg，・体脂肪量 13.2 → 12.0kg ・Tf 239 → 193 mg/dL ・TTR 27.9 → 16.4 mg/dL ・食事摂取エネルギー 1,900 kcal/日（入院患者食）→659 kcal/日， 　たんぱく質 75 g/日→15.4 g/日
A	消化管（胃がん）切除後による食欲低下，摂取量減少，体重，BMI，骨格筋肉量の減少が見られることから，消化器術後の食事・栄養摂取に関連した知識不足，経口摂取量減少の状態にあると栄養診断する
P	Mx）食事摂取量（食事と間食）体重，BMI，骨格筋肉量 Rx）食事療法（エネルギー量：食事 1,200 kcal + 間食400 kcal（10時，15時） 　　　　　（たんぱく質量：64 g） 　　　体重増加もしくは維持，骨格筋肉量の増加 Ex）1 回の食事量と間食の摂り方，積極的なたんぱく質の摂り方と効率のよいエネルギーの摂り方，ダンピング予防の食事の摂り方の指導

6.　胃がん切除後症例の退院時栄養指導記録の作成

　栄養指導記録の書式は, 病院・施設ごとに多様である。記載方法はSOAPで記載することが推奨される。SOAPは他の医療職種も記録作成に活用しているからである。日本栄養士会は栄養指導記録のSOAP記載のA（アセスメント）の欄にPES報告を入れることを推奨している。

患者氏名：○○ ○○	疾患名：胃がん切除術後の栄養指導
栄養診断：　#1　経口摂取量不足　　#2　たんぱく質摂取量不足　　#3　食物・栄養関連の知識不足	

	初回指導記録	
	○○○○ 年　○ 月　○ 日	次回指導（1か月後）　　管理栄養士　○○ ○○
S	術後食事が開始になって, うれしく一度に全部食べたら冷や汗が出てきてしまって, とても苦しい思いをしました。先生には点滴も入っているし, 無理しなくてよいといわれ, 少しずつ食べるようにしていたら症状はなくなりました。今は上手に食べられるようになったと思います。お腹が空く感覚もないし, 食べたいとも思わないな。もともとは早食いの大食いだったんだけどね。退院したら早く畑仕事をしたいな。	
O	（術前→術後） ・体重 53.4 → 50.0 kg（-3.4kg）, ・BMI 21.8 → 20.7kg/m^2 ・骨格筋量 21.8 → 20.3 kg, ・体脂肪量 13.2 → 12.0kg ・Tf 239 → 193 mg/dL ・TTR 27.9 → 16.4 mg/dL ・食事摂取エネルギー 1,900 kcal/日(入院患者食)→659 kcal/日, たんぱく質 75 g/日→15.4 g/日	
A	消化管（胃がん）切除後による食欲低下, 摂取量減少, 体重, BMI, 骨格筋肉量の減少が見られることから, 消化器術後の食事・栄養摂取に関連した知識不足, 経口摂取量減少の状態にあると栄養診断する。	
P	Mx）食事摂取量（食事と間食）体重, BMI, 骨格筋肉量 Rx）食事療法（エネルギー量：食事 1,200 kcal + 間食400 kcal(10時, 15時) 　　　　　　（たんぱく質量：64 g） 　　　体重増加もしくは維持, 骨格筋肉量の増加 Ex）1回の食事量と間食の摂り方, 積極的なたんぱく質の摂り方と効率のよいエネルギーの摂り方, ダンピング予防の食事の摂り方の指導	

<参考文献>
1）一般社団法人日本臨床栄養代謝学会：日本臨床栄養代謝学会　JSPEN　テキストブック,南江堂　東京　2021

胃がん切除術後患者症例（通院患者 1回目栄養指導依頼例）

※本章と同様の患者の退院2週間後（術後25日目）外来栄養指導。

1）医師からの指示とカルテ情報

❶ 医師からの指示

胃がん切除術後の栄養状態の評価と食事摂取栄養量のアップについての栄養指導をお願したい。

❷ 胃切除術後の外来時，栄養指導のカルテ情報（術後25日め）

初回指導時
カルテ情報

年齢75歳，男性

主病名及び合併症：噴門部胃がん切除術後

主訴：入院時（特になし）

既往歴：入院時（特になし）

家族歴：入院時（特になし）

現病歴：8月頃より近医内科にて急激な体重減少から胃がん疑いにて内視鏡検査の結果，噴門部胃がんを指摘され当院消化器外科紹介。10月6日，腹腔鏡下胃全摘施行。

薬剤の使用状況（栄養状態・栄養指標に影響を与える薬剤）：特になし
身体計測：身長：155.4 cm，現体重：49.7 kg，BMI：20.6kg/m^2

体組成：骨格筋量 20.4 kg，脂肪量 11.3 kg，脂肪率 22.8 %，上腕周囲長 26.2 cm，上腕筋囲長 20.0 cm，上腕皮下脂肪厚 19.7 mm，握力 23.5 kg(右)・24.0 kg（左）

臨床検査数値

項目名	WBC	RBC	Hb	Alb	T-Cho
数　値	2.9（$10^3/\mu$L）	4.3（$10^6/\mu$L）	13.5 g/dL	3.9 g/dL	170 mg/dL
項目名	CRP	TLC	T-Bil	AST	ALT
数　値	0.3 mg/dL	1,711 /mm^3	0.8 mg/dL	23 U/L	30 U/L
項目名	BUN	Cr	ビタミンB$_{12}$	Zn	Fe
数　値	19 mg/dL	0.78 mg/dL	315 pg/mL	68 μg/dL	110 μg/dL
項目名	TIBC	UIBC	Tf	TTR	
数　値	303 μg/dL	193 μg/dL	238mg/dL	21.2mg/dL	

臨床診査所見：特になし

2）管理栄養士が収集した情報

❶ 初回栄養指導の際，患者から聞き取った情報

＜患者プロフィール，生活背景＞

妻と2人暮らし。妻が食事を作ってくれる。

＜食歴＞

特に特記すべきことはなし。

❷ 初回食事調査

胃がん切除術後，退院時の栄養指導（術後10日目）のときの入院患者食の摂取量。

エネルギー：659kcal/日，たんぱく質：15.4g，脂質：19.0g，炭水化物：106g

3）症例の経過

　胃がん切除術後の食事開始時において，うれしく一度に全部食べたら，冷や汗が出て，苦しい思いをしたことから（ダンピング症状）食べることに慎重になっている。少しずつ食べられているといっていたが十分量の食事はできていない。また，お腹が空くという空腹感もなかった。今回は術後25日目の外来栄養指導初回である。

＜食事調査＞

　退院時に3日間の食事記録用紙を配布。外来1週間前に病院へ送付してもらった食事記録の栄養摂取量を評価した。

[自宅での食事記録の評価]

栄養素		3日間の平均摂取量	18日目	19日目	20日目
エネルギー	（kcal）	1,020	1,223	858	979
たんぱく質	（g）	42.7	48.4	40.3	39.3
脂質	（g）	28.1	44.2	12.4	27.7
炭水化物	（g）	146.6	156.2	144.4	139.3
カルシウム	（mg）	435	442	396	467
鉄	（mg）	5.4	6.4	4.9	5.0
亜鉛	（mg）	4.9	6.4	4.0	4.4
ビタミンB_1	（mg）	0.4	0.41	0.47	0.44
ビタミンB_2	（mg）	0.7	0.81	0.61	0.55
ビタミンC	（mg）	76	80	63	85
食物繊維	（g）	9.5	9.1	10.5	8.9

＜外来指導時に患者から聞き取った情報＞

　「食欲はないね～。義務感で食べているような状況。お腹も空く感覚もない。食べたあとになんとも表現しにくいんだけど，具合悪くなるっていうのかな。調子が悪くなるんだ。でもここ最近はそれなりに食べたいものも出てきたし，食べる量も増えたと思う。」

Memo

肝硬変
【入院】での栄養ケアプラン作成

1. 症例の病態：アルコール性肝硬変

（1）病因・病態

　肝硬変は，肝臓全体に再生結節が形成され，再生結節を線維性隔壁が取り囲む病変と定義される。あらゆる慢性進行性肝疾患の終末像であり，多くは不可逆性である。病因として，ウイルス性肝炎，アルコール性，非アルコール性，自己免疫性，胆汁うっ滞型，ヘモクロマトーシスなどの代謝性疾患などがあげられる。

（2）症状

　代償性肝硬変では，肝機能が保たれており臨床症状はほとんどない。非代償性肝硬変に至ると，肝性脳症，黄疸，腹水，浮腫，出血傾向など肝不全に起因する症状が出現し，肝がんを発症する頻度も高くなる。

（3）診断基準と病期分類（巻末参考資料参照）

　問診，理学的所見，血液検査，超音波やCTによる画像診断などを総合して診断する。肝障害の原因診断や確定診断，特殊型（自己免疫性肝疾患）の診断では，肝生検の必要性が高くなる。

　肝機能を評価する指標にChild-Pugh分類がある。これは肝硬変の重症度を表す指標で，「脳症」「腹水」などの症状の有無や検査値などを総合してABCの３段階で判定する。最も重い状態をC，軽い状態をAと判定し，B以上は中等度以上に進行した状態を示す（表8-1）。

表8-1　Child-Pugh分類

評点	1点	2点	3点
肝性脳症	なし	軽度（Ⅰ・Ⅱ）	昏睡（Ⅲ 以上）
腹水	なし	軽度	中度量以上
血清ビルリビン値 (mg/dL) *	2.0 未満	2.0 〜 3.0	3.0 超
血清アルブミン値 (g/dL)	3.5 超	2.8 〜 3.5	2.8 未満
プロトロンビン時間活性値 (%)	70 超	40 〜 70	40 未満
国際標準比（INR）**	1.7 未満	1.7 〜 2.3	2.3 超

＊：血清ビルリビン値は，胆汁うっ滞（PBC）の場合は，4.0 mg/dL 未満を１点とし，10.0 mg/dL 以上を３点とする。

＊＊：INR：International Normalized Ratio.

各項目のポイントを加算し，その合計点で分類する

class A	5 〜 6 点
class B	7 〜 9 点
class C	10 〜 15 点

（Pugh RN at al. Br J Surg 1973; 60:646.649 を参考に作成）

出典）日本消化器病学会・日本肝臓学会編「肝硬変診療ガイドライン2020（改訂第3版）」p.141, 2020, 南江堂より許諾を得て転載

（4）治　療

　残された肝機能を維持し，現在の状況から悪化させないことが目標となる。ウイルス性肝炎の場合は，薬物を用いてウイルスの排除・減少を図る。また，自己免疫異常によって起こる肝炎は，副腎皮質ステロイドや免疫抑制剤を用いてコントロールする。肝硬変患者は常に合併症や発がんのリスクにさらされているため，これらの対策も並行して行う必要がある。そのほか重症度や年齢，生活環境なども加えて治療を進めていく。

（5）栄養療法

　「肝硬変診療ガイドライン2020」では，「肝発癌抑制を視野に入れた肝硬変の栄養療法ガイドラインでは，エネルギー必要量は食事摂取基準を目安にして25〜35kcal/kg（標準体重）/日，ただし耐糖能異常のある場合25kcal/kg（標準体重）/日とされている。たんぱく質必要量は不耐症がない場合は1.0〜1.5g/kg/日（BCAA製剤を含む），不耐症がある場合は0.5〜0.7g/kg/日とし，肝不全用経腸栄養製剤を併用する」と記載されている。また，非代償期には，病態や症状に応じた栄養治療が必要となる。

　肝硬変患者のエネルギー代謝は異化亢進状態であり，早朝空腹時においては健常者が2〜3日絶食した場合と同程度の飢餓状態に陥っているといわれているため，「肝硬変診療ガイドライン2020」では，肝硬変患者に分割食を推奨している。また，就寝前エネルギー投与（LES：Late Evening Snack）*においては，BCAAを含んだLESによる効果は報告されているが，BCAAを含まないLESの効果は明らかではないとしている。このため，ガイドラインでは，「肝硬変の病態を改善するとしているが，最適な成分や投与エネルギー量は明らかではなく，75g 経口糖負荷試験2時間後の血糖値が200mg/dL以上の症例ではLESにより耐糖能異常が悪化するという報告もあり，LES開始後は耐糖能異常に留意して経過観察する必要がある」と記載されている。

（6）この疾患を理解するために必要な知識

　肝臓の機能を理解する。肝臓は栄養代謝の中心的な役割を果たしており，肝機能に問題が起こると糖質やたんぱく質，脂質などさまざまな代謝障害が出現する。特に肝硬変では，たんぱく質・エネルギー低栄養状態（Protein Energy Malnutrition；PEM）が高頻度に出現し，患者の予後やQOLに影響を及ぼすため，速やかに栄養介入を行う必要がある。

2.　肝硬変症例（アルコール性肝硬変：入院患者　栄養指導依頼例）

1）医師からの指示とカルテ情報

❶ 医師からの指示

　LESの重要性を含めた肝硬変の食事指導。

❷ 初回指導時カルテ情報

初回指導時
カルテ情報

> 　年齢48歳，男性
>
> **主病名及び合併症**：アルコール性肝硬変　食道静脈瘤　耐糖能異常（境界型）

＊　就寝前エネルギー投与（LES）：1日の総摂取カロリーより約200kcalを分割し，就寝前に摂取することで夜間の飢餓状態を改善する栄養療法。

主　訴：特になし

既往歴：特になし

家族歴：特になし

現病歴：２年前に肝腫瘤を認め精査目的に当院紹介受診。肝生検で肝硬変アルコール性過形成結節と診断したが，その後通院が途絶えていた。今年になってから全身倦怠感があり，時間外で受診。上部消化管内視鏡で食道静脈瘤を認め加療目的で入院となった。眼瞼結膜に黄疸なし，腹水や浮腫の所見は認められず，肝予備能の程度としてはChild-Pugh score：8，grade Bであった。

薬剤の使用状況（栄養状態・栄養指標に影響を与える薬剤）：ラクツロース（生理的腸管機能改善・高アンモニア血症用剤），ワーファリン（抗凝固剤），ウルソ（肝・胆・消化機能改善剤），アミノレバンEN（肝不全用経口栄養剤），マイスリー（入眠剤）

身体計測値：身長：165.5cm，現体重：63.9kg（標準体重：60.3kg），BMI：23.3kg/m^2

臨床検査数値

項目名	血　圧	TP	Alb	AST	ALT
数　値	166/87 mmHg	7.2 g/dL	3.6 g/dL	91 U/L	39 U/L
項目名	LDH	γ-GT	T-Bil	アンモニア	HbA1c
数　値	278 U/L	422 U/L	3.2 mg/dL	113 μ g/dL	4.6 %
項目名	TG	TC	HDL-C	LDL-C	
数　値	338 mg/dL	133 mg/dL	43 mg/dL	51 mg/dL	

臨床診査所見：特になし

２）管理栄養士が収集した情報

❶ 初回栄養指導の際，患者から聞き取った情報

＜患者プロフィール，生活背景＞

　妻と子ども２人の４人暮らし。仕事は建築工事の現場監督。活動量は仕事の具合で変わり，事務仕事が続くこともあれば現場に出ることもあった。車通勤。

＜食歴＞

　食事に対して意識して何かをしたことがない。40代になったころから油物は好まなくなった。肉の脂は食べない。乳製品，果物も好き嫌いはないが食べない。アルコールは好きで酎ハイを１日1,000mL程度は飲んでいる。仕事内容によってはお昼にお腹が空かないこともあり，その際はコンビニのおにぎりで済ますこともある。夕食は毎日晩酌をするため，ご飯はあまり食べず，おかずをメインで食べている。

❷ 初回食事調査

　入院前の摂取栄養量を栄養指導時の聞き取りより算定した。

食事１日３食 ＋ アルコール（酎ハイ1,000mL）

エネルギー：1,090kcal（＋酎ハイ500kcal），たんぱく質：38g，食塩相当量：６g程度。主食の量が少なく，油物の摂取もほとんどない。

朝食（350kcal）：ご飯，おかず１品。昼食（360kcal）：ご飯，焼き魚，野菜炒め。夕食（370kcal）：ご飯，湯豆腐，サラダ。

内服：アミノレバン２包（エネルギー426kcal，たんぱく質 27.0g）朝昼かときどき夕

❸ 症例の経過

入院後，内視鏡的静脈瘤結紮術（けっさつ）（EVL＝Endoscopic Variceal Ligation）を施行。大きな合併症もなく経過は順調。その後は１週間ごとにEVL施行。静脈瘤はほぼ消失し経過は良好であった。

＜身体計測＞（退院時）

体重：58.5kg，BMI：21.4kg/m^2

＜臨床検査＞（退院時）

項目名	TP	Alb	AST	ALT
数　値	7.2 g/dL	3.7 g/dL	36 U/L	21 U/L
項目名	LDH	γ-GT	T-Bil	アンモニア
数　値	160 U/L	139 U/L	1.7 mg/dL	90μg/dL

＜食事摂取量＞

入院時の食事オーダーは，肝硬変症食（1,760 kcal，たんぱく質60 g，食塩相当量６g未満）であった。摂取量はほぼ全量摂取であった。

3. 肝硬変症例の栄養アセスメントの方法

１）栄養スクリーニングの方法

栄養スクリーニングとは，栄養不良または栄養不良に陥るリスクがある対象者を簡便に評価，抽出することをいう。問診と病歴から対象者の栄養状態を簡単に判定する方法として，主観的包括的評価（SGA）がある（表8-2）。そのほかMUST，MST，CONUTなどのスクリーニング法がある。

表8-2　SGA（主観的包括的評価）

```
A．病歴
　1．体重の変化
　　過去6か月間における体重喪失：_____kg（喪失率%）_____%
　　過去2週間における変化：□増加　　□無変化　　□減少
　2．食物摂取における変化（平常時との比較）
　　□無変化
　　□変化：（期間）_____週_____月
　　内容：□固形食　□完全液体食　□水分　□絶食
　3．消化器症状（2週間の持続）
　　□なし　□悪心　□嘔吐　□下痢　□食欲不振
　4．身体機能性
　　□機能不全なし
　　□機能不全：（期間）_____週_____月
　　タイプ：□制限つき労働　□歩行可能　□寝たきり
　5．疾患と栄養必要量との関係
　　初期診断：_____
　　代謝：亢進に伴う必要量／ストレス：□なし　□軽度　□中等度　□高度

B．身体状況（スコアで表示：0＝正常，1＋＝軽度，2＋＝中等度，3＋＝高度）
　　皮下脂肪の損失（三頭筋，胸部）_____
　　筋肉喪失(四頭筋，三角筋)
　　くるぶし部浮腫_____　仙骨部浮腫_____　腹水_____
C．主観的包括的評価
　　□A：栄養状態良好
　　□B：中等度の栄養不良　　B
　　□C：高度の栄養不良
```

2）栄養アセスメントの方法

　まずは情報を整理分類してみる。病歴等，身体計測，臨床検査，食事調査などの結果から栄養状態を総合的に判定する。診療録，看護記録などから必要な情報を選択し，分類整理した情報で基準があるものは一つひとつ評価を行う。

　この章の肝不全症例の情報を分類整理し，評価を加えると下記のようになる。

❶ 病歴等（O：Object 客観的データ）

診療録（カルテ）・看護記録などほかのスタッフからの情報	
年　齢	48歳
性　別	男性
主たる疾患名	アルコール性肝硬変，食道静脈瘤，耐糖能異常（境界型）
主　訴	特になし
現病歴	2年前に肝腫瘤を認め精査目的に当院紹介受診。肝生検で肝硬変アルコール性過形成結節と診断したが，その後通院がなかった。今年になってから全身倦怠感があり，時間外で受診。上部消化管内視鏡で食道静脈瘤を認め，加療目的で入院となった。
患者プロフィール，生活背景	妻と子ども2人の4人暮らし。仕事は建築工事の現場監督。活動量は仕事の具合で変わり，事務仕事が続くこともあれば現場に出ることもあった。車通勤。
既往歴	特になし
家族歴	特になし
家族構成，家庭環境	妻と子ども2人の4人暮らし。
薬剤の使用状況	（栄養状態・栄養指標に関連する薬剤）ラクツロース（生理的腸管機能改善・高アンモニア血症用剤），ワーファリン（抗凝固剤），ウルソ（肝・胆・消化機能改善剤），アミノレバンEN（肝不全用経口栄養剤），マイスリー（入眠剤）

❷ 身体計測値を評価する。（O：Object 客観的データ）

項　目	測定値	基準値と比較し評価
身　長	165.5 cm	
現体重	63.9 kg	（標準体重は60.3 kg）
BMI	23.3 kg/m^2	普通体重

❸ 臨床検査（血液検査，尿検査，生理学的検査，他）の中で当該患者の栄養状態と関係があると考えられる項目を選び，栄養学的視点から評価する。（O：Object 客観的データ）

検査項目	基準値と比較し評価
血圧：166/87 mmHg	高血圧
TP：7.2 g/dL	問題なし
Alb：3.6 g/dL	肝機能低下による，アルブミン合成障害と考えられる
AST：91 U/L	アルコール性肝硬変と診断されており，これによる肝機能障害と考えられる
ALT：39 U/L	アルコール性肝硬変と診断されており，これによる肝機能障害と考えられる
LDH：278 U/L	アルコール性肝硬変と診断されており，これによる肝機能障害と考えられる
γ-GT：422 U/L	アルコール性肝硬変と診断されており，これによる肝機能障害と考えられる
T-Bil：3.2 mg/dL	アルコール性肝硬変と診断されており，これによる肝機能障害と考えられる
アンモニア：113 μg/dL	アルコール性肝硬変と診断されており，これによる肝機能障害と考えられる

HbA1c：4.6%	問題なし
TC：133 mg/dL	問題なし
TG：338 mg/dL	150 mg/dL以上で高TG血症である
HDL-C：43 mg/dL	問題なし
LDL-C：51mg/dL	問題なし

参考資料）日本臨床栄養代謝学会JSPENテキストブック

❹ 臨床診査の所見の中で患者の栄養状態と関わる所見を抽出し評価する。（O：Object 客観的データ）

臨床診査所見
浮腫，腹水なし

❺ 摂取栄養量および栄養補給法の評価。（O：Object 客観的データ）

（a）必要栄養量の推定（個人の栄養摂取量を評価する基準となる）

	推定値	推定方法
エネルギー	1,800 kcal	基礎代謝量はハリス・ベネディクト（Harris-Benedict）の計算式より算出する。体重は標準体重（60.3 kg）を用いる。 66.47 +（13.75×60.3）+（5.0×165.5）-（6.76×48）=1,398.6 kcal 活動係数：1.3（※ストレスはないため，ストレス係数は1.0となる。1.0をかけてもよいが数値は変わらないため，今回は記載なし） 1,398.6kcal×1.3＝1,818kcal
たんぱく質	60 g	［1.0g×標準体重（kg）］を用いる。 1.0g×60.3 kg = 60.3 g たんぱく質エネルギー比：14.0%
脂質	40 g	脂質エネルギー比20%で設定し40 gとした。
水分	1,800 mL程度	［30〜35 mL×体重（kg）］で設定。 30mL×60.3kg = 1,809mL
食塩相当量	6 g未満	「高血圧治療ガイドライン」より6 g未満とする。

（b）現在の栄養摂取量

	肝硬変症食が提供となってから3日間の平均食事摂取量より算定	
経口摂取	エネルギー	1,700 kcal
	たんぱく質	55 g（たんぱく質エネルギー比：13.0%）
	脂質	39 g（脂質エネルギー比：20.6%）
	水分	1,500 mL
	食塩相当量	6 g未満

（c）摂取栄養量および栄養補給法の評価

基準である推定栄養必要量と比較し，評価する。

評　価
病院食はほぼ全量摂取できており，栄養素の不足はないと考える。

❻ カルテ等から得た情報を参考にして，患者から情報の聞き取りを行う。聞き取った栄養関連の情報を記述する。（S：Subject 主観的データ）

	患者から聞き取った情報
食 歴	食事に対して意識して何かをしたことがない。40代になったころから油物は好まなくなった。肉の脂は食べない。乳製品，果物も好き嫌いはないが食べない。アルコールは好きで酎ハイを1日1,000mL程度は飲んでいる。仕事内容によってはお昼にお腹が空かないこともあり，その際はコンビニのおにぎりで済ますこともある。夕食は毎日晩酌をするため，ご飯はあまり食べず，おかずをメインで食べていたとのこと。

2）栄養診断とリスク評価

❶ 関連図の作成

栄養アセスメントの項目を評価し，栄養上の問題と考えられる情報の関連図を作成する。症例自身の行動（食生活や身体活動）と数量化された身体計測，臨床検査データを関連付けて考えるのが重要である。

問題：アルコール摂取量過剰

・飲酒量：酎ハイ1,000mL/日
・アルコールでの摂取エネルギーが1日の1/3を占める

・毎日晩酌をする

肝硬変の原因となった飲酒だが，禁酒できていない現状である。禁酒は最も基本的な治療となるため，本人の禁酒への理解を促す必要がある。

・アンモニア：113 μg/dL　・AST：91 U/L
・ALT：39 U/L　・γ-GT：422 U/L
・T-Bil：3.2 mg/dL　・LDH：278 U/L

問題：たんぱく質・エネルギー摂取量不足

・摂取エネルギー量：1,090 kcal
・摂取たんぱく質量：38.0 g
・アミノレバン内服あれば，たんぱく質は指示量に達する

肝硬変では健常者に比べてエネルギー消費量は亢進する傾向にある。また，蛋白異化亢進も認められる。このため，指示栄養量の確保が必要となる。

・Alb：3.6 g/dL
・TP：7.2 g/dL

・仕事の内容によってはお昼にお腹が空かない時がある
・アルコールを飲むため主食が少なくなる

飲酒や内服など，病態の改善や維持のためには自己管理が重要になるため，今後は本人が病態の現状把握と治療について正しく理解し，治療に参加する意志が必要である。

問題：セルフケアの管理能力や熱意の不足

・毎日晩酌をする

・アミノレバンの内服が日によって異なる

・食に対して何か意識したことがない

・通院を途中でやめてしまったことがある

❷ 栄養診断

　関連図を描き，グループ分けを行ったなら，グループに問題名をつける。それを優先順位の高い順に並べて問題リストを作成する。本症例では，自身の行動が問題の主たる原因であり，数量化された身体計測，臨床検査データは徴候である。

　P. E. S. の関係は，「この問題（P）＝栄養判定名は，この原因（E）と関連する。根拠は，この徴候・症状（S）である」と表現できること。

#1	問題（P）	**アルコール摂取量過剰**
	原因（E）	毎日晩酌をする
	徴候・症状（S）	飲酒量：酎ハイ1,000 mL/日 アルコールでの摂取エネルギーが1日の1/3を占める アンモニア：113 μg/dL，AST：91 U/L，ALT：39 U/L，γ-GT：422 U/L，LDH：278 U/L，T-Bil：3.2 mg/dL
#2	問題（P）	**たんぱく質・エネルギー摂取量不足**
	原因（E）	仕事の内容によってはお昼にお腹が空かない時がある アルコールを飲むため主食が少なくなる
	徴候・症状（S）	摂取エネルギー量 1,090 kcal 摂取たんぱく質量 38.0 g（アミノレバンの内服があれば，たんぱく質は指示量に達する） Alb：3.6 g/dL，TP：7.2 g/dL
#3	問題（P）	**セルフケアの管理能力や熱意の不足**
	原因（E）	食に対して何か意識したことがない
	徴候・症状（S）	毎日晩酌をする アミノレバンの内服が日によって異なる 通院を途中でやめてしまったことがある

リスク評価（列挙した問題の今後の見通し）：将来起こりうるあらゆる状況の想定
現在の状況が続くと，高アンモニア血症，肝機能低下の影響により，肝性脳症の発症や浮腫や腹水などの症状が現れることが懸念される。また，食道静脈瘤の再発や肝がんへの進行も懸念される。

4. 肝硬変症例の栄養介入計画作成方法

1）栄養管理の目標を設定する

　肝硬変患者の栄養指導の場合，長期目標や短期目標は病態に合わせて時期を設定する。この症例の場合，退院後も継続指導が必要なため，長期目標のゴールを1年後，短期目標は退院後の外来受診に合わせた1か月後となっている。

栄養管理の長期目標 （ゴール）	食事摂取量を高め，必要栄養量を食事と内服で摂取できるようになる。肝機能を維持し，これ以上の進行を防ぐ。
栄養管理の短期目標 （いつまでに何を）	① 1日の食事量とバランスを病院食より把握する。 ② アミノレバンの内服を確実にする。 ③ 禁酒の必要性を理解し，アルコール摂取をやめる。

2）栄養処方

入院時の食事オーダーは，肝硬変症食エネルギー1,760kcalであった。

	設定量	根　拠
エネルギー	1,760 kcal	院内約束食事箋による。
たんぱく質	60 g	院内約束食事箋による。
脂質	40 g	院内約束食事箋による。
水分	自由摂取	腹水貯留はないため自由摂取。
食塩相当量	6 g 未満	院内約束食事箋による。

栄養補給方法（補給ルート，食事形態等）
経口摂取。食事形態に制限は無い。食道静脈瘤が確認された場合は，刺激の強いものや硬いものは避け，やわらかく調理されたものとする。また，よく噛んで食べるようにする。

3）初期計画

問題リストの各問題に対応した栄養介入計画を，Mx）：モニタリングの計画，Rx）：栄養療法の計画，Ex）：栄養教育の計画に分けて記述する。モニタリングの計画は徴候・症状に基づき記述し，栄養療法の計画は栄養処方に基づき記述する。

	問題（P）	アルコール摂取量過剰
#1	Mx）モニタリングの計画	飲酒量の確認，食事摂取量調査（3日間の食事記録調査），アンモニア，AST，ALT，γ-GT，LDH，T-Bil
	Rx）栄養療法の計画	アルコールは禁酒。エネルギー：1,360 kcal，たんぱく質：35 g，食塩相当量：6 g未満，内服：アミノレバン2包（エネルギー426 kcal，たんぱく質27.0 g）
	Ex）栄養教育の計画	アルコールは急な禁酒が難しいかもしれないが，病態を理解し，退院後は飲まないようにする。
	問題（P）	たんぱく質・エネルギー摂取量不足
#2	Mx）モニタリングの計画	食事摂取量調査（3日間の食事記録調査），Alb，TP
	Rx）栄養療法の計画	エネルギー：1,360 kcal，たんぱく質：35.0 g，食塩相当量：6 g未満，内服：アミノレバン2包（エネルギー426 kcal，たんぱく質27.0 g）
	Ex）栄養教育の計画	主食の量を病院食程度まで増やして摂取する。栄養バランスを考え，適正な栄養量を摂取できるよう，食事内容を理解できるようにする。
	問題（P）	セルフケアの管理能力や熱意の不足
#3	Mx）モニタリングの計画	内服の確認，食事摂取量調査（3日間の食事記録調査）
	Rx）栄養療法の計画	アミノレバンの内服タイミングは昼夕の食間と就寝前の2回。就寝前の内服はLESとしての摂取とする。アルコールは禁酒。
	Ex）栄養教育の計画	確実に内服するよう，服薬の必要性を理解する。アルコールについては#2の教育計画と同様。

5. 肝硬変症例の栄養モニタリングと評価，および経過記録作成の方法

入院時の経過は以下の通り。SOAPを用いて一括した経過記録の作成を行った。

S：主観的情報（Subjective Data）O：客観的情報（Objective Data）

A：アセスメント（Assessment）P：プラン（Plan）

栄養診断	#1アルコール摂取量過剰　　#2 たんぱく質・エネルギー摂取量不足　　#3 セルフケアの管理能力や熱意の不足
S	薬は決められた時間に飲んでいる。入院しているからお酒は飲んでいないが，退院したらやめられるかわからない。
O	アンモニア：90 μg/dL，AST：36 U/L，ALT：21 U/L，γ-GT：139 U/L，LDH：160 U/L，T-Bil：1.7 mg/dL，Alb：3.7 g/dL，TP：7.2 g/dL
A	入院時よりも肝機能の検査値はよくなっている。病院食はほぼ全量摂取できており，栄養量の不足はない。「アルコールがやめられるかわからない」と話すことから，食事療法に対する意識の変化はいまだ乏しい。服薬は守れている。
P	Mx）アンモニア，AST，ALT，γ-GT，LDH，T-Bil，Alb，TP，退院後は飲酒量・内服の確認，食事摂取量調査（3日間の食事記録調査） Rx）アルコールは禁酒。エネルギー1,360 kcal（食事摂取），たんぱく質35.0 g，食塩相当量6 g，内服：アミノレバン2包（エネルギー426 kcal，たんぱく質27.0 g），内服のタイミングは昼夕の食間と就寝前。 Ex）退院後，アルコールは禁酒する。アミノレバンの内服を決められた時間に行う。食事内容を理解し，適正な栄養量を摂取できるようにする。

6. 肝硬変症例の栄養管理計画書の作成

診療報酬の様式である「栄養管理計画書」へ応用した例を記載する。

1）入院時栄養状態に関するリスク

アンモニア：113 μg/dL，AST：91 U/L，ALT：39 U/L，γ-GT：422 U/L，LDH：278 U/L，T-Bil：3.2 mg/dL，Alb：3.6 g/dL，TP：7.2 g/dL。食事に対して意識して何かをしたことがなく，通院を途中で辞めてしまった経緯がある。酎ハイ1,000 mL/日の飲酒があり，アルコールでの摂取エネルギーが1日の1/3を占めていた。食事摂取量は少なく，1,090 kcal（＋酎ハイ500 kcal），たんぱく質：38 g，食塩相当量：7 g程度であった。

2）栄養状態の評価と課題

#1 アルコール摂取量過剰
#2 たんぱく質・エネルギー摂取量不足
#3 セルフケアの管理能力や熱意の不足

3）栄養管理計画

❶ 目標

1日の食事量とバランスを病院食より把握する。アミノレバンの内服を確実に行う。

❷ 栄養補給量（アミノレバン2包の内服を含む）

エネルギー：1,760 kcal，たんぱく質：60.0 g，脂質：40.0 g，水分：自由摂取，食塩相当量：6 g 未満

❸ 栄養補給方法

経口摂取

❹ 栄養食事相談に関する事項

入院時は食道静脈瘤の手術のため絶食や術後食の提供であったため，肝硬変での内容としては必要性なしとした。その他の食事相談の必要性はすべて必要あり。

・入院時栄養食事指導の必要性：なし

・栄養食事相談の必要性：あり　　　内容：病院での食事量を把握し，食事摂取の重要性を知る。アルコールの禁酒を理解する。

・退院時の指導の必要性：あり　　　内容：自宅での食事療法とアミノレバンの内服について学ぶ。

❺ 退院時及び終了時の総合的評価

食事療法の重要性やアルコールの禁酒について理解はできているが，実行できるかは不明である。継続して指導を行い，無理なく実行できるようなプランの提供を行いサポートする。

＜参考文献＞
1）日本消化器病学会，日本肝臓学会 編『肝硬変診療ガイドライン2020（改訂第3版）』南江堂，2020
2）日本肝臓学会 編『慢性肝炎・肝硬変の診療ガイド2019』文光堂，2019
3）日本栄養士会監修 木戸康博，中村丁次，小松龍史 編『栄養管理プロセス』第一出版，2018

肝硬変症例（入院患者　栄養指導依頼例）

1）医師からの指示とカルテ情報

❶ 医師からの指示

肝硬変の食事指導

❷ 初回指導時カルテ情報

初回指導時
カルテ情報

年齢64歳，男性

主病名及び合併症：C 型肝炎・肝硬変　2 型糖尿病　高血圧症

主訴：特になし

既往歴：C 型肝炎（48 歳〜）

家族歴：母（境界型糖尿病）

現病歴：毎年受けていた健康診断で 55 歳の時に血糖が高いことが指摘され，当院内科を受診。以後，食事療法と薬物療法が開始され，59 歳の時には当院にて糖尿病教育入院を受けている。教育入院の際，C 型肝炎の治療で当院の消化器内科を受診され加療中である。退職後，食生活の乱れなどが重なり血糖コントロールが悪化したため，血糖コントロール・全身精査目的で入院となった。

薬剤の使用状況（栄養状態・栄養指標に影響を与える薬剤）：

アルダクトン A（利尿・降圧剤），ウルソ錠（肝・胆・消化機能改善剤），グラケーカプセル（骨粗鬆症治療用ビタミン K 2 剤），リーバクト配合顆粒（分岐鎖アミノ酸製剤），ディオバン錠（降圧剤），オイグルコン錠（血糖降下剤），ノボラピット 30 ミックス注フレックスペン，ノボラピット注フレックスペン

身体計測：身長：159.0 cm，現体重：69.3 kg，BMI：27.4kg /m^2，体組成：記録なし

臨床検査数値

項目名	血圧	TP	Alb	AST	ALT
数　値	130/66 mmHg	6.9 g/dL	3.4 g/dL	79 U/L	67 U/L
項目名	LDH	γ-GT	T-Bil	アンモニア	HbA1c(NGSP)
数　値	274 U/L	24 U/L	1.8 mg/dL	96 μg/dL	8.0 %
項目名	TC	TG	HDL-C	LDL-C	
数　値	188 mg/dL	93 mg/dL	81 mg/dL	97 mg/dL	

臨床診査所見：眼瞼結膜貧血なし，くも状血管腫なし，腹水なし，浮腫なし

2）管理栄養士が収集した情報

❶ 初回栄養指導の際，患者から聞き取った情報

＜患者プロフィール，生活背景＞

妻と 2 人暮らし。公務員であったが60歳で退職。1日8,000歩程度を目標に散歩しており，日中は庭仕事や畑いじりをしている。喫煙歴は20〜60歳まで10本/日だったが現在は禁煙している。飲酒歴は20〜

60歳まで缶ビール1本/日だったが，これも現在は禁酒している。一週間のうち，2〜3日は1日2食のことがあるとのこと。

＜食歴＞

　濃い味付けを好んでおり，しょうゆやマヨネーズを使いすぎて家族に怒られているとのこと。また甘いものも好きで，特にあんこ物を好み，以前は1食にあんこ餅を60〜70個食べたこともある。今はその1/10ほどに抑えているとのこと。

❷ 初回食事調査

　入院前の摂取栄養量を栄養指導時の聞き取りより算定した。

　1日3食の場合：エネルギー：1,200 kcal，たんぱく：40 g，食塩相当量：8 g程度

　3食＋間食（あんこ餅8個）の場合：エネルギー：2,400 kcal，たんぱく質：60 g，食塩相当量：10 g程度)

　　　　　　　朝食（10時頃）　：ご飯，味噌汁，おかず1品

　　　　　　　昼食（14時半頃）：パンか麺類

　　　　　　　夕食（18時半頃）：ご飯，味噌汁，魚か肉，野菜のおかず1品，就寝前：あんこ餅8個

　1日2食の場合：エネルギー：900 kcal，たんぱく質：30 g，食塩相当量：6 g程度

　2食＋間食（あんこ餅8個）の場合：エネルギー：2,100 kcal，たんぱく質：50 g，食塩相当量：8 g程度}

　　　　　　　朝食（10時頃）　：ご飯，味噌汁，おかず1品

　　　　　　　夕食（18時半頃）：ご飯，味噌汁，魚か肉，野菜のおかず1品

　　　　　　　就寝前　　　　　：あんこ餅8個

3）症例の経過

　入院以前は混合型と超即効型のインスリン2種類でコントロールしていたが，1日2食の食生活などもあり，遵守できていないという現実があった。入院中，超即効型インスリンの割合が多い，混合型インスリンのみでコントロールを試みたところ，血糖値の安定が得られたため，混合型の3回打ちで継続することとなった。入院中に栄養指導を2回実施。退院後も外来受診に合わせて栄養指導を継続することとなった。

＜身体計測＞（退院前栄養指導時）

　身長：159.0cm，体重：65.9kg，BMI：26.1kg/ m²

＜臨床検査＞（退院前栄養指導時）

項目名	Alb	AST	ALT	γ-GT	アンモニア	HbA1c(NGSP)
数　値	3.4 g/dL	63 U/L	47 U/L	20 U/L	99 μg/dL	6.4 %

＜食事調査＞

　3週間ほどの入院生活で体重が65.9kgまで減った。肝機能と糖尿病関連の検査値は改善している。病院食は全量摂取しており，自分がいかに食べ過ぎていたかも理解できた様子。栄養指導中にはメモをとりながら熱心に聞く姿勢がみられ，レシピが欲しいとの言葉もあり，食事療法に対する意欲が見られるようになった。退院後は1日3食の摂取が継続できるかに加え，嗜好品の摂り方，調味料の使用量が課題となることが予想される。

Memo

膵疾患
【入院】での栄養ケアプラン作成

1. 症例の病態：膵疾患

　膵臓は外分泌（消化液の分泌）と内分泌（ホルモンの分泌）の両方を行って，消化，吸収，代謝に極めて大きな影響を持つ臓器である。長さ20cmほどで頭部，体部，尾部に分けられ，頭部は十二指腸へつながっている。

　膵疾患に対する栄養管理は，急性・慢性膵炎の疼痛や急性発作の予防に対して，また慢性膵炎進行や外科的治療による膵機能低下状態に対し行われる。いずれにおいても栄養状態の維持や改善を目的とする。

1）急性膵炎

（1）病因・病態

　急性膵炎とは，膵臓の急性の炎症で，膵と膵周囲組織に炎症があるが組織壊死はない間質性浮腫性膵炎と，膵臓あるいは膵周辺の組織壊死を伴った炎症がある壊死性膵炎とに分けられる。さらに感染性か非感染性かも鑑別される。このほかに成因による分類があり，アルコールと胆石が2大成因であり，男性ではアルコール性，女性では胆石による膵炎が多い。

（2）症状

　特徴的な臨床症状は，急性発症の上腹部を中心とした腹痛と圧痛であり，嘔吐，背部痛，発熱，頻脈などの症状が見られる場合が多い。白血球の増加や血中または尿中の膵酵素，CRPの上昇を伴う。

（3）診断基準

　急性膵炎の診断基準は表9-1の通りであるが，このほかに重症度判定基準（表9-2）も用いて治療が行われる。急性膵炎は急激に病状が悪化することもあるため，診断後ただちに重症度判定を行い，経時的に重症度判定を繰り返すこと（特に診断後48時間以内）が強く推奨されている。

表9-1　急性膵炎臨床診断基準

1．上腹部に急性腹痛発作と圧縮がある。 2．血中，尿中あるいは腹水中に膵酵素の上昇がある。 3．画像で膵に急性膵炎に伴う異常がある。 　上記3項目中2項目以上を満たし，他の膵疾患および急性腹症を除外したものを急性膵炎と診断する。ただし，慢性膵炎の急性増悪は急性膵炎に含める。 注：膵酵素は膵特異性の高いもの（膵アミラーゼ，リパーゼなど）を測定することが望ましい。

出典）「厚生省特定疾患難治性膵疾患に関する調査研究班　2008」

（4）治療

　急性膵炎に対する初期治療は，絶食による膵の安静（膵外分泌刺激の回避），十分な初期輸液，十分な除痛を基本に，膵消化酵素阻害薬の投与などを行う。重症例では厳重な呼吸・循環管理が必要であり，

表9-2 急性膵炎の重症度判定基準

A. 予後因子
 1. BE*≦－3 mEq/Lまたはショック（収縮期血圧≦80mmHg）
 2. PaO₂≦ 60 mmHg（room air）または呼吸不全（人工呼吸管理が必要）
 3. BUN≧ 40 mg/dL（または Cr≧ 2.0 mg/dL）または乏尿（輸液後も1日尿量が400mL以下）
 4. LDH≧基準値上限の2倍
 5. 血小板≦ 10万/mm³
 6. 総Ca値≦ 7.5 mg/dL
 7. CRP≧ 15 mg/dL
 8. SIRS診断基準*における陽性項目数≧3
 9. 年齢≧70歳
 *SIRS診断基準項目：（1）体温＞ 38℃または＜36℃，（2）脈拍＞90回/分，（3）呼吸数＞ 20回/分あるいはPaCO₂＜32 torr，（4）白血球数＞12,000/mm³か＜4,000 mm³または10% 幼若球出現

B. 造影CT Grade
 1. 炎症の膵外進展度

前腎傍腔	0点
結腸間膜根部	1点
腎下極以遠	2点

 2. 膵の造影不良域膵を便宜的に3つの区域（膵頭部，膵体部，膵尾部）に分け，判定する。

各区域に限局している場合，または膵の周辺のみの場合	0点
2つの区域にかかる場合	1点
2つの区域全体を占める，またはそれ以上の場合	2点

 1＋2 合計スコア
 1点以下：Grade 1, 2点：Grade 2, 3点以上：Grade 3

重症の判定
 ①予後因子が3点以上，または，②造影CTGrade 2 以上の場合は重症とする。

出典）「厚生省特定疾患難治性膵疾患に関する調査研究班 2008」

自施設で対応が困難な場合は，重症急性膵炎患者に対応可能な施設への転送を考慮しなければならない。

（5）栄養療法

　軽症では必要栄養量の増加は少なく，早期から経口または経腸栄養摂取が可能となる一方，重症急性膵炎ではエネルギー必要量が増加しており，経口栄養摂取が長期的に不可能な場合には，それに見合うだけの栄養を補充するために中心静脈栄養が必要となることが多い。

　しかし，経口または経腸栄養を行わない完全静脈栄養は，経腸栄養と比較して合併症発症率などの有害事象が明らかに増加することがわかっており，バクテリアルトランスロケーション（BT：Bacterial Translocation）予防の観点から，可能な限り回避することが推奨されている。経腸栄養は早期に開始すれば合併症発生率を低下させるので，遅くとも入院後48時間以内に開始することが望ましい。経腸栄養剤は粘性や浸透圧などを考慮して，消化態，半消化態，成分栄養剤のいずれかを選択する。

＊ BE：塩基過剰（Base Exess）。BEが負の値は，血液のpHが低いことを意味する。

腹痛の消失，血中の膵酵素（リパーゼ）値などを指標として経口摂取を決定する。

（6）類縁疾患との関係：アルコール摂取，胆石症との関係

　1日エタノール48g以上の飲酒（ビール大瓶2本，日本酒2合程度）では，膵炎発症リスクは2.5倍となる[1]。また，胆石のある患者はない患者に比べ，男性で14〜35倍，女性で12〜25倍急性膵炎になりやすいと報告されている。このリスクは胆嚢摘出術により著明に減少する[1]。

（7）この疾患を理解するために必要な知識

　膵臓の消化に関わる働きを復習する。膵臓で作られる膵液は膵管を通して十二指腸に流入する（図9-1）。この膵液は糖質を分解するアミラーゼ，たんぱく質を分解するトリプシン，脂肪を分解するリパーゼなどの消化酵素を含んでいる。こうした酵素を分泌する細胞が障害・破壊されて膵酵素が外部に逸脱する自己消化が膵壊死につながる。

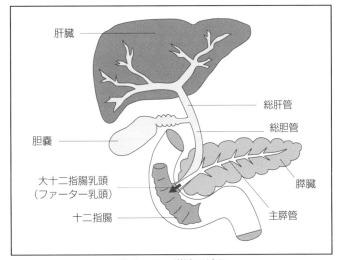

図9-1　膵液の流れ

2）慢性膵炎

（1）病因・病態

　慢性膵炎は，非可逆性の膵の炎症である。膵臓の内部に不規則な繊維化，炎症細胞浸潤，膵石の形成，膵管の不規則な拡張などの慢性変化が生じる。進行すると，膵外分泌・内分泌機能の低下を伴う病態となる。大きくはアルコール性慢性膵炎と非アルコール性慢性膵炎（特発性，遺伝性，家族性など）とに分類される。

　初期（代償期）には腹痛が主症状であり，病期の進行（移行期）とともに腹痛は軽減し，後期（非代償期）になると膵性糖尿病（糖質代謝障害）や脂肪便（消化吸収障害）などの膵内外分泌障害の臨床症状が主体となる。

（2）症状

　腹痛や背部痛，進行例では膵内外分泌機能不全による症状（糖質代謝障害，消化吸収障害）を伴うものが典型的である。腹痛発作は何らかの誘因で起こることが多く，特に飲酒は重要な要因である。慢性膵炎では膵炎発作を起こすことがあり，典型例では心窩部痛（しんかぶつう）から左側腹部にかけての腹痛が持続的に出現し，背部や左右の肩に及ぶこともある。代償期は急性発作や腹痛を伴うことが多い一方，膵外分泌機能が低下する非代償期では，自身の膵臓を傷める消化酵素分泌が低下するため腹痛は減るが，脂肪便や下痢が出現したり，膵内分泌機能の低下では多飲や多尿などの糖尿病の症状を認めることがある。

（3）診断基準

　慢性膵炎の診断基準は表9-3の通りである。日本膵臓学会の2019年の新しい診断基準では，10年前の基準と比べ，飲酒歴が純エタノール換算80gから60gに引き下げられ，急性膵炎の既往が追加された。

表9－3　慢性膵炎臨床診断基準2019

慢性膵炎の診断項目
① 特徴的な画像所見
② 特徴的な組織所見
③ 反復する上部腹部痛または背部痛
④ 血中または尿中膵酵素値の異常
⑤ 膵外分泌障害
⑥ 1日60 g以上（純エタノール換算）の持続する飲酒歴または膵炎関連遺伝子異常
⑦ 急性膵炎の既往

慢性膵炎確診：a，bのいずれかが認められる。
　a. ① または ② の確診所見
　b. ① または ② の準確診所見と，③④⑤のうち2項目以上
慢性膵炎準確診：①または②の準確診所見が認められる。
早期慢性膵炎：③～⑦のいずれか3項目以上と早期慢性膵炎の画像所見が認められる。

注1. 他の膵疾患，特に膵癌，膵管内乳頭粘液性腫瘍（IPMN）との鑑別が重要である。
注2. ①，②のいずれも認めず，③～⑦のいずれかのみ3項目以上有する症例のうち，早期慢性膵炎
　　 に合致する画像所見が確認されず，他の疾患が否定されるものを慢性膵炎疑診例とする。疑診例
　　 にはEUSを含む画像診断を行うことが望ましい。
注3. ③～⑦のいずれか2項目のみ有し早期慢性膵炎の画像所見を示す症例のうち，他の疾患が否定
　　 されるものは早期慢性膵炎疑診例として，注意深い経過観察が必要である。
付記. 早期慢性膵炎の実態については，長期予後を追跡する必要がある。

出典）日本膵臓学会「慢性膵炎臨床診断基準2019」『膵臓34：279～281』2019

（4）治療

　代償期では疼痛に対し鎮痛薬，痛みの原因となる炎症を抑える蛋白分解酵素阻害薬の内服を行うととも
に，腹痛改善や予後改善のために断酒を勧める。非代償期では薬剤による血糖コントロール，消化不
良に対し消化酵素の内服を行う。

　アルコール性慢性膵炎は断酒により腹痛の軽減，合併症抑制および生命予後の改善が期待できるため，
断酒の指導が推奨される。

（5）栄養療法

　個々の病期・病態・栄養状態に応じて適正エネルギーや食事内容を指導することが，腹痛の緩和や栄
養状態の改善に有用である。

　代償期では，頻回な腹痛発作によって経口摂取が困難になると栄養状態低下を招くため，腹痛発作の
管理が最重要であり，脂質の過剰摂取や飲酒で腹痛が誘発されないような食事指導が必要となる。腹痛
がある症例では，脂肪摂取量は30～35g/日を目安にし，断酒を指導する。腹痛のない症例では，制酸
剤や消化酵素を補充しながら，40～60g/日の脂質を摂取しても問題ないとされる。過度な脂肪制限は，
脂溶性ビタミンやエネルギー不足につながるため注意が必要。慢性膵炎では，膵液中のアルカリ成分の
減少で，胃酸を中和できずに腸内が酸性に偏り，消化酵素が働きにくくなるため，制酸剤を併用する。

　非代償期では腹痛は消失していることが多く，消化吸収障害や膵性糖尿病に対する栄養療法が必要と
なる。栄養状態が低下している場合が多く，個々の栄養状態や膵機能に応じた栄養管理が必要である。

消化吸収障害がある場合は，制酸剤や十分な消化酵素の投与を行いながら，30〜35kcal/標準体重（kg）/日や，標準体重（kg）×30kcal/日以上を原則とする。適切なエネルギー投与により糖尿病の増悪をきたすことがあるので，糖尿病のコントロールは適切なエネルギー量を摂取した後に行うのが望ましい。膵性糖尿病では栄養状態改善が重要であり，一般には高血糖を回避するエネルギー制限は行わず，標準体重（kg）×30kcal以上が推奨される。インスリン治療を行う患者も多く，低血糖への注意も欠かせない。

　中鎖脂肪酸は，リパーゼや胆汁酸の影響を受けずに吸収されるため，体重回復が不十分な場合，摂取を勧める。ビタミン（特に脂溶性）や微量元素の欠乏が起こる可能性もあり，食事摂取が長期にわたり不十分な場合は補充を検討する。

（6）この疾患を理解するために必要な知識

　以前は慢性膵炎患者へは一律に脂肪制限を行っていたが，現在では痛みがなければ脂肪制限は必要ないとされている。しかし，極端な脂肪制限が不要な一方で，普段の脂肪摂取量が多い場合は食事の見直しが必要となるため，食事のアセスメントは重要である。

　膵性糖尿病では，糖尿病に準じた治療も行われるが，膵機能低下によりグルカゴンなどの血糖を上げるホルモン分泌も低下するため，低血糖を起こしやすい。そのため糖尿病の食事療法や低血糖予防対策の知識も必要となる。

2. 慢性膵炎代償期・急性膵炎発作による入院症例（入院患者栄養指導依頼例）

1）医師からの指示とカルテ情報

❶ 医師からの指示

　入院中の慢性膵炎代償期の患者の栄養状態の評価と，腹痛誘発予防の食事についての指導。

❷ 初回指導時カルテ情報

初回指導時
カルテ情報

年齢61歳，男性

主病名及び合併症：慢性膵炎

主　訴：腹痛，背部痛

既往歴：42歳時に1回，54歳時に2回急性膵炎発作があり，再発性急性膵炎があることから早期慢性膵炎と診断された。59歳時の精査で慢性膵炎の確定診断となる。

家族歴：特になし

現病歴：飲酒後に激しい腹痛・背部痛があり救急搬送。急性膵炎発作の疑いで入院となる。絶食を伴う急性期治療終了後，飲水から経口摂取を開始し，エレンタールの経口摂取を経て食事開始の許可が出た。食事量が安定するまではエレンタールの経口摂取を継続の方針。

薬剤の使用状況（栄養状態・栄養指標に影響を与える薬剤）：
フオイパン（経口蛋白分解酵素阻害剤），ベリチーム配合顆粒（消化酵素複合剤），タケプロン（プロトンポンプ阻害薬），ロキソニン（非ステロイド抗炎症薬（NSAID））

身体計測：身長：167.5cm，体重：60.5kg（入院前は64kg），BMI：21.6kg/m^2（普通体重），体組成：TSF：12mm，AMC：21.5cm

---

臨床検査

項目名	Hb	TLC	TP	Alb	TC	TG
数　値	12.3 g/dL	1,460/mm^3	6.5 g/dL	3.5 g/dL	183 mg/dL	133 mg/dL
項目名	HDL-C	LDL-C	空腹時血糖	HbA1c	BUN	Cr
数　値	42 mg/dL	121 mg/dL	96 mg/dL	5.8%	18 mg/dL	0.81mg/dL
項目名	AST	ALT	ALP	γ-GT	ChE	AMY
数　値	36 U/L	50 U/L	252 U/L	58 U/L	223 U/L	128 U/L
項目名	LIP	エラスターゼ1	CRP	eGFR		
数　値	42 U/L	421 ng/dL	0.3 mg/dL	75 mL/min/1.73m^2		

臨床診査所見：特になし

2）管理栄養士が収集した情報

❶ 初回栄養指導の際，患者から聞き取った情報

＜患者プロフィール，生活背景と食歴＞

　妻と娘の３人暮らし。平日日中は事務仕事（定年退職後の再雇用）。食事は，朝夕は自宅で妻の用意した和食中心のものを，昼は会社近くで外食。間食は時々。毎晩ビール350mL１缶と焼酎の水割りを１杯程度の晩酌をする。晩酌時は副食のみで主食は食べない。土曜日は息子家族が夕飯を食べに来るため飲酒量は普段の３倍に増える。運動習慣はないが，通勤は徒歩とバスで，１日8,000歩は歩くようにしている。20代の体重は60kg程度だったが，30代から徐々に増えて50代前半は70kgに。50代の急性膵炎発作をきっかけに減量を意識し，最近は65kg前後で推移していた。

＜現在の状況＞

　復食後，食事は少しずつ摂取量が増え，1,600kcalの膵臓食（主食全粥）を全体的に２/３程度食べている。エレンタールも１日かけて１P摂取しており，継続は可能。病棟内を歩行しているがベッド上での安静が多い。体重減少が続いているので食べなければ，と思うが腹痛が怖いことと，空腹感がないため食事量を増やすには時間がかかりそう，とのこと。

❷ 入院中の摂取栄養量（入院７日目介入時，初回栄養指導時）

　膵臓食（1,600kcal）２/３摂取＋エレンタール®１P＊

　エネルギー：1,420kcal，たんぱく質：55g，脂質：30g，炭水化物：230g，食塩相当量：7g

＜本人と妻から聞き取った普段の食事の摂取栄養量＞

　エネルギー：1,800kcal，たんぱく質：70g，脂質：60g，炭水化物：245g，食塩相当量：11g程度

❸ 症例の経過

　膵炎の回復に合わせ食事摂取量は増加し，入院２週間後（初回栄養指導から１週間後）には食事のみで必要栄養量を充足できるようになり，エレンタールは中止となった。食事摂取量が増えても腹痛は出現せず，病棟内の歩行も増えた。

＊エレンタール®1P（80g）：エネルギー300kcal，たんぱく質13.2g，脂質0.5g，炭水化物63.3g。

3. 慢性膵炎症例の入院中の栄養アセスメントの方法

1）栄養アセスメントの方法

　慢性膵炎は，病期により臨床症状が異なるため，主治医に病期の確認を行う。代償期ではもともと栄養摂取が偏っている，あるいは腹痛を恐れ摂取量が減ることによる栄養状態の低下が，また非代償期では栄養の代謝障害による栄養状態の低下が考えられるため，現在の状態だけでなく，膵炎になる前の，あるいは病歴が長ければ膵炎発症後の，体調が良かった時期の体格や食事内容，活動量を合わせて聞き取ることが重要である。

　飲酒は，膵炎の進行に影響するため，飲酒習慣のある患者に対し断酒を勧める場面は多いが，患者はただ「お酒は良くない」といわれても断酒を決心することは難しい。そこで管理栄養士が栄養学の視点から，飲酒によって食生活や摂取栄養素が偏りやすくなることを本人や家族に具体的に説明し，断酒することで「これまでの飲酒による栄養の過不足を改善できる」という方向でアプローチすることにより，患者が断酒を決意する契機となりやすくなる。

❶ 病歴等（O：Object 客観的データ）

診療録（カルテ）・看護記録などほかのスタッフからの情報	
年　齢	61歳
性　別	男性
主たる疾患名	慢性膵炎
主　訴	腹痛，背部痛
現病歴	飲酒後に激しい腹痛・背部痛があり救急搬送。急性膵炎発作の疑いで入院となる。絶食を伴う急性期治療終了後，飲水，エレンタール経口摂取を経て食事開始の許可が出た。
患者プロフィール，生活背景	妻と娘の3人暮らし。平日日中は事務仕事。食事は，朝夕は自宅で妻の用意した和食中心のものを，昼は会社近くで外食。間食はたまに。毎晩ビール350mL1缶と焼酎の水割りを1杯程度の晩酌をする。晩酌時は副食のみで主食は食べない。土曜日は息子家族が夕飯を食べに来るため飲酒量は普段の3倍に増える。運動習慣はないが，通勤は徒歩とバスで，1日8,000歩は歩くようにしている。
既往歴	特になし
家族歴	特になし
家族構成，家庭環境	妻と娘の3人暮らし
薬剤の使用状況	(栄養状態・栄養指標に関連する薬剤) フオイパン（経口蛋白分解酵素阻害剤），ベリチーム配合顆粒（消化酵素複合剤），タケプロン（プロトンポンプ阻害薬），

❷ 身体計測値を評価する。（O：Object 客観的データ）

項　目	測定値	基準値と比較し評価
身長	167.5cm	（標準体重は61.7 kg）
現体重	60.5kg	
BMI	21.6kg/m^2	普通体重
健常時体重	64.0kg	
体重変化率	1週間で−5％	1日の体重減少0.2％以上の持続で中等度以上の栄養不良
%TSF	119.3％	標準
%AMC	92.3％	標準

❸ 臨床検査（血液検査，尿検査，生理学的検査，他）の中で当該患者の栄養状態と関係があると考えられる項目を選び，栄養学的視点から評価する。（O：Object 客観的データ）

検査項目	基準値と比較し評価
Hb：12.3 g/dL	低値。消耗および栄養状態低下が考えられる。
TLC：1,460 /mm³	やや低値。消耗および栄養状態低下が考えられる。
TP：6.5 g/dL	低値。消耗および栄養状態低下が考えられる。
Alb：3.5 g/dL	低値。消耗および栄養状態低下が考えられる。
TC：183 mg/dL	問題なし
TG：133mg/dL	問題なし
HDL-C：42 mg/dL	問題なし
LDL-C：121 mg/dL	問題なし
HbA1c：5.8 %	問題なし
AST：36 U/L	やや高値。膵の炎症に伴う胆道系酵素上昇の影響が考えられる。
ALT：50 U/L	やや高値。膵の炎症に伴う胆道系酵素上昇の影響が考えられる。
AMY：128 U/L	やや高値。膵の炎症に伴うアミラーゼ（糖質分解酵素）の血中逸脱の影響が考えられる。
LIP：42 U/L	基準範囲内高値。膵の炎症に伴うリパーゼ（脂肪分解酵素）の血中逸脱の影響が考えられる。
エラスターゼ1：421 ng/dL	やや高値。膵の炎症に伴うエラスターゼ（蛋白分解酵素）の血中逸脱の影響が考えられる。
BUN：18 mg/dL	問題なし
Cr：0.81 mg/dL	問題なし
eGFR（75mL/min/1.73m²）	問題なし
CRP：0.3 mg/dL	やや高値。膵の炎症の影響が考えられる。

❹ 臨床診査の所見の中で患者の栄養状態とかかわる所見を抽出し評価する（O：Object 客観的データ）

臨床診査所見
特になし

❺ 摂取栄養量および栄養補給法の評価。（O：Object 客観的データ）

（a）栄養必要量の推定（個人の栄養摂取量を評価する基準となる）

	推定値	推定方法
エネルギー	1,851kcal	「慢性膵炎診療ガイドライン2015」による標準体重（kg）× 30〜35kcal/日のうち，下限の30kcalを用いて算出。
たんぱく質	69.4 g	標準的なエネルギー比率15〜20％のうち，15％で算出。（たんぱく質を多く含む食品は脂質も多いため，まずは15％に設定した。）69.4g（1.1g/現体重/日）
脂　質	30〜35 g	ガイドラインの腹痛が存在する場合を参考に30〜35gで設定。（エネルギー比15〜18％）
水　分	315〜325g	エネルギー比率65〜70％
食塩相当量	7.5g	食塩制限の必要はないため，「日本人の食事摂取基準（2020年版）」を基に設定。

（b）現在の栄養摂取量

経口摂取	膵臓食（1,600kcal・主食全粥）2/3摂取 ＋ エレンタール1Pの摂取栄養量を計算。	
	エネルギー	1,420 kcal
	たんぱく質	55g（たんぱく質エネルギー比：15.5%）
	脂質	30g（脂質エネルギー比：19.0%）
	炭水化物	230g（炭水化物エネルギー比率：65.5%）
	食塩相当量	5g程度

（c）摂取栄養量および栄養補給法の評価

　身体計測や臨床検査結果，基準である推定栄養必要量と比較し，摂取栄養量の妥当性を評価する。

評　価
体重減少，血清たんぱく指標の低値や摂取栄養量の評価から，たんぱく質と炭水化物の摂取不足によるエネルギー不足と判断できる。食事摂取による腹痛の心配と，臥床時間が長く空腹感が起きないことから食事摂取量が増えないが，主食が全粥で水分が多いため満腹になりやすいことも摂取エネルギーが増えない一因と思われる。脂質摂取量は基準範囲に入っており，ビタミンや微量栄養素はエレンタールで補えているため，エネルギー，たんぱく質補充を重視した食事への変更が必要と考えられる。

❻ カルテなどから得た情報を参考にして，患者から情報の聞き取りを行う。聞き取った栄養関連の情報を記述する。（S：Subject 主観的データ）

患者から聞き取った情報	
食歴・生活歴	朝晩，休日は妻の作った和食中心の食事をするが，平日日中はラーメンや定食などの外食。晩酌の習慣があり，毎晩ビール350mL1缶と焼酎の水割りを1杯程度の晩酌をする。晩酌時は副食のみで主食は食べない。土曜日は息子家族が夕飯を食べに来るため飲酒量は普段の3倍に増える。間食は自ら進んではしないが，職場や家で出されれば食べる。果物と乳製品（ヨーグルト）は朝食で食べている。 運動習慣はなく事務職で座位時間が長いので通勤を利用し8,000歩/日歩くようにしている。
現在の食事・活動量	お粥は柔らかくて食べやすいが，量が多いので1/3くらい残す。主菜の肉や魚はお腹が痛くなるのが心配で食べ過ぎない方がいいと思い全部は食べない。野菜のおかずはそもそもあまり野菜が好きではないので全部食べることもあればまるまる残すことも。毎朝出るヨーグルト，昼の果物は全部食べている。エレンタールは朝食後から飲み始め，夕食前には飲み終わる。分量も味も問題ない。 午前と午後に病棟内を1〜2周歩く以外はほぼベッドで横になっている。医師や看護師からはもっと歩くようにいわれている。

2）栄養診断とリスク評価

❶ 関連図の作成

　栄養アセスメントの項目を評価し，栄養上の問題と考えられる情報の関連図を作成する。症例自身の行動（食生活や身体活動）と数量化された身体計測，臨床検査データを関連付けて考えるのが重要である。

❷ 栄養診断

　関連図を描き，グループ分けを行ったなら，グループに問題名をつける。それを優先順位の高い順に並べて問題リストを作成する。本症例の場合は，症例自身の行動である食生活が問題の主たる原因であり，数量化された食事摂取量，身体計測等は徴候である。

　P. E. S. の関係は，「この問題（P）＝栄養判定名は，この原因（E）と関連する。根拠は，この徴候・症状（S）である」と表現できること。

問題：たんぱく質と炭水化物の摂取不足によるエネルギー不足

腹痛の心配や空腹感がないことで食事摂取量が不十分であり，栄養剤でも補いきれないたんぱく質と炭水化物摂取量を増やしてエネルギー摂取量を増やすための食事の工夫が必要である。

・現体重：60.5kg（IBW 61.7kg）
・BMI：21.6kg/m^2（普通体重）
・健常時体重は64kg（1週間で-5%）
・%TSF，%AMCから評価する栄養状態には問題なし

・食事による腹痛への漠然とした不安
・臥床時間が長く，お腹が空かない

1日の体重減少0.2%以上の持続で中等度以上の栄養不良の可能性があり，摂取栄養量と体重，体組成のモニタリング継続が必要。

摂取栄養量と充足率（%）
・摂取エネルギー量 1,420kcal（77%）
・摂取たんぱく質量　55g（79%）
・摂取脂肪量　30g（100%）
・摂取炭水化物量 230g（73%）

問題：エネルギー不足による低栄養状態

特にたんぱく質と炭水化物によるエネルギーの不足が考えられるので，食事内容の調整が必要である。

・体重変化率：5%/1週間
・Hb：12.3 g/dL
・TLC：1,460/mm^3
・Alb：3.5 g/dL

・食事による腹痛が心配
・おなかが空かない
・全粥は水分が多く，満腹になりやすい可能性

	問題（P）	エネルギー摂取量不足
#1	原因（E）	食事が進まない空腹感がわかない
	徴候・症状（S）	1週間で5%の体重減少（1日の体重減少0.2%以上）必要エネルギーに対する充足率：77%
	問題（P）	たんぱく質摂取量不足
#2	原因（E）	肉や魚の摂取量が増えると腹痛を起こすのではないかという心配
	徴候・症状（S）	たんぱく質充足率：79%，Hb：12.3 g/dL，Alb：3.5 g/dL
	問題（P）	低栄養状態
#3	原因（E）	たんぱく質，炭水化物の摂取量不足を主としたエネルギーとたんぱく質の不足
	徴候・症状（S）	1週間で5%の体重減少 Hb：12.3 g/dL，TLC：1,460 /mm^3，Alb：3.5 g/dL

リスク評価（列挙した問題の今後の見通し）：将来起こりうるあらゆる状況の想定

現在の栄養量摂取量が続くと体重やAlbなど血清たんぱく指標のさらなる低下が考えられる。現在標準域である%TSFや%AMCの評価も低栄養状態となることが予想され，低栄養状態遷延による膵炎や体力の回復の遅れが懸念される。腹痛に配慮しつつ食事量や摂取栄養量を増やしていく必要性について理解しないままでは，退院後もエネルギーや栄養素の不足が続き栄養状態低下を招く。

4. 慢性膵炎症例の栄養介入計画作成方法

1）栄養管理の目標を設定する

　入院中においては，食事の調整を行いながら，体重や体組成，臨床検査データ，摂取栄養量をモニタリングし，なるべく変化をわかりやすく数値化し，患者や医療者と共有するようにする。こうすることで，患者のモチベーションアップにつながり，多職種からの協力も得やすくなる。

　体重やAlbは1～2週間の短期間では変化は現れにくいが，食事量は食事内容の調整が奏功すれば比較的短期間で摂取量増加が期待できる。可能であればRTPのような半減期の短い栄養指標を取り入れるとよい。

栄養管理の長期目標 （ゴール）	摂取エネルギー量，たんぱく質量を増やして体重減少をくい止め，栄養状態を改善させる。食事（栄養）摂取の必要性を理解する。
栄養管理の短期目標 （いつまでに何を）	目標エネルギー量を1,800kcal/日とし，そのための食事内容の調整を行う。体重が減らないことを目標に，必要栄養量の充足を目指す。慢性膵炎の食事療法，栄養摂取の必要性，必要栄養量の考え方などの栄養教育を並行して行う。食事のみで必要栄養量を充足できるまではエレンタールは併用とし，摂取栄養量に応じて漸減する。体重，体組成，臨床検査データをモニタリングし，2週間後に再評価と栄養療法の再検討を行う。

2）栄養処方

	設定量	根　拠
エネルギー	1,800kcal	普段の摂取エネルギー量が1,800kcal/日程度であること，現在の摂取エネルギー量が1,400kcal/日程度にとどまることを考慮し，「慢性膵炎診療ガイドライン2015」による標準体重（kg）× 30～35kcal/日のうち，下限の30kcalを用いて算出。体重は現体重＝標準体重であり，健常時体重への回復以前にこれ以上の体重減少をきたさないことを目標に，標準体重を用いて算出した。
たんぱく質	70 g	標準的なエネルギー比率15～20％のうち，15％で算出。（たんぱく質を多く含む食品は脂質も多いため，まずは15％に設定した。）69.4g（1.1g/現体重/日）
脂質	35g	ガイドラインを参考に30～35gのうち，現在30g摂取できており，摂取量が増える分を見込んで設定。エネルギー比率18％。
炭水化物	300g	たんぱく質と脂質のエネルギーを差し引いた残り。エネルギー比率67％。
食塩相当量	7.5 g 未満	「日本人の食事摂取基準（2020年版）」の成人男性の目標量。

栄養補給方法（補給ルート，食事形態等）
食形態に制限はないが，消化に配慮し，副食は膵臓食に準じた内容とする。主食は，全粥は水分が多く満腹になりやすいため，医師と相談し米飯に変更。本人が抵抗なく食べられるたんぱく源や調理法について聞き取り，献立の変更を行う。食事だけで摂取量が増えない場合は，間食を取り入れることも検討する。 エレンタールは栄養充足率が十分になるまで併用とするが，摂取量をモニタリングし，漸減していく。

3）初期計画

　問題リストの各問題に対応した栄養介入計画を，Mx)：モニタリングの計画，Rx)：栄養療法の計画，Ex)：栄養教育の計画に分けて記述する。モニタリングの計画は徴候・症状に基づき記述し，栄養療法の計画は栄養処方に基づき記述する。

#1	問題（P）	エネルギー摂取量不足
	Mx）モニタリングの計画	摂取エネルギー量，体重，%TSF
	Rx）栄養療法の計画	栄養剤と合わせエネルギーを1,800kcal摂取できるよう本人と相談しながら食事を調整する。食事摂取量と栄養剤摂取量を確認し，数値化する。
	Ex）栄養教育の計画	現在の摂取エネルギー量が必要量の75％程度，食事のみでは60％であるため，食事摂取量を増やす必要があること，主食（炭水化物）によるエネルギー摂取は脂質摂取量を多くできない場合に重要であることを伝える。
#2	問題（P）	たんぱく質摂取量不足
	Mx）モニタリングの計画	摂取たんぱく質量，体重，%AMC，Hb，TP，Alb，TLC
	Rx）栄養療法の計画	栄養剤と合わせたんぱく質を70g摂取できるよう本人と相談しながら食事の調整をする。抵抗なく摂取できるたんぱく源や調理法を聞き取る。
	Ex）栄養教育の計画	たんぱく源となる肉や魚の料理は脂肪が多いイメージがあるが，種類や部位の選び方，調理法で脂質量をコントロールできること，たんぱく質は栄養状態維持の上で重要な栄養素であることを伝える。
#3	問題（P）	低栄養状態
	Mx）モニタリングの計画	栄養充足率，体重，%TSF，%AMC，臨床検査データ
	Rx）栄養療法の計画	栄養充足率をはじめ，モニタリングしたデータを評価し，必要に応じ再検討を行う。
	Ex）栄養教育の計画	慢性膵炎による膵機能低下は，栄養の代謝機能低下につながり栄養状態低下をきたしやすいこと，低栄養状態による筋力低下や易感染性の予防のためにも，良好な栄養状態維持は重要であることを伝える。

5. 慢性膵炎症例の栄養モニタリングと評価，および経過記録作成の方法

介入時（入院1週間後）栄養指導時から2週間後の評価および経過の記録。

S：主観的情報（Subjective Data）　O：客観的情報（Objective Data）

A：アセスメント（Assessment）　P：プラン（Plan）

	#1　エネルギー摂取量不足　　#2　たんぱく質摂取量不足　　#3　低栄養状態
S	腹痛が心配で残していた肉や魚のおかずも残さず食べられるようになった。肉よりも卵や豆腐，魚の方が抵抗ない。主食もお粥から米飯になって全部食べている。全量摂取できると気分が良い。食事量が増えてから歩く量も増えた。エレンタールがいらなくなってよかった。
O	体重変化率：介入時＋0.5kg，%TSF，%AMCは若干低下も標準範囲内。 Hb：12.3 → 13.4 g/dL，Alb：3.5 → 3.8 g/dL，栄養剤を含むエネルギー充足率77％ → 食事のみで100％。
A	介入4日目には食事とエレンタールで必要量を充足できるようになり，体重も下げ止まった。8日目でエレンタールは中止となるが摂取栄養量は安定して必要栄養量を充足している。
P	Mx）栄養充足率，体重，%TSF，%AMC，臨床検査データの調査 Rx）食事摂取は良好であり，体重，栄養関連の臨床検査データは改善傾向。退院まで現在の栄養療法を継続。膵炎急性発作予防と良好な栄養状態維持のための退院後の食事について，妻を含め説明を行う。

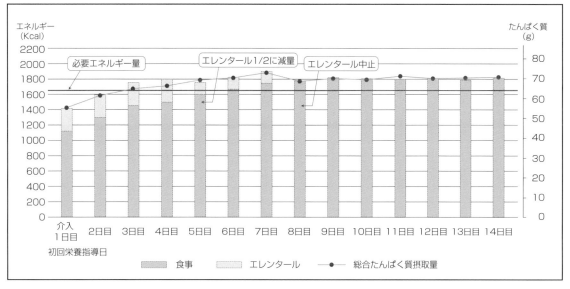

図9-2　エネルギー・たんぱく質摂取量の推移

6. 慢性膵炎症例（入院の場合）の栄養管理計画書の作成

入院患者の場合は，診療報酬の様式である「栄養管理計画書」へ応用した例を記載する。

1）入院時栄養状態に関するリスク

慢性膵炎の急性膵炎発作で緊急入院。BMI 22.8（普通体重），TP：6.2 g/dL，Alb：3.4 g/dL，TLC：840/mm^3，TC：169 mg/dL，CRP：9.3 mg/dL。絶飲食で末梢輸液管理となった。

2）栄養状態の評価と課題

#1　エネルギー摂取量不足
#2　たんぱく質摂取量不足
#3　低栄養状態

3）栄養管理計画

❶ 目標（栄養状態低下の予防）

治療上絶飲食，末梢輸液管理であること，炎症による消耗を考慮すると，エネルギー，たんぱく質をはじめとする栄養素の不足と，それに伴う栄養状態低下が予想されるため，摂取栄養量，体重，臨床検査データのモニタリングを行う。食事開始となった場合は必要に応じ食事内容の調整を行う。

❷ 栄養補給量

エネルギー：1,800kcal，たんぱく質：70 g，脂質：30〜35 g

❸ 栄養補給方法

末梢輸液

❹ 栄養食事相談に関する事項：栄養食事相談の必要性はすべて必要あり

・入院時栄養食事指導の必要性：なし　　内容：急性期治療終了後，食事開始時に行う

・栄養食事相談の必要性：あり　　　内容：必要栄養量や食事内容について説明する

・退院時の指導の必要性：あり　　　内容：膵炎急性発作予防と良好な栄養状態維持のための食事について説明を行う

❺ 退院時及び終了時の総合的評価

　食事摂取量は順調に増加し，栄養剤なしで必要栄養量を充足できるようになった。退院後は外来時，食事が徐々に偏ったり増えすぎたりしていないか，良好な栄養状態を維持できているかの確認を定期的に行っていく。

＜参考文献＞
1）急性膵炎診療ガイドライン2015改訂出版委員会 編『急性膵炎診療ガイドライン2015』金原出版株式会社，東京，2015
2）『慢性膵炎臨床診断基準2019』日本膵臓学会
3）日本消化器学会 編『慢性膵炎治療ガイドライン2015（改訂第2版）』南江堂，東京，2015

〜〜〜〜〜〜 第9章 演習問題 〜〜〜〜〜〜

慢性膵炎症例（入院患者 入院中から退院までの栄養管理例）

1）医師からの指示とカルテ情報

❶ 医師からの指示

慢性膵炎代償期入院患者の栄養評価と必要に応じた食事の介入，退院後の食事について指導。

❷ 初回指導時カルテ情報

初回指導時
カルテ情報

年齢71歳　男性

主病名及び合併症：慢性膵炎
主　訴：腹痛（現在は，なし）
既往歴：脂質異常症（65歳から現在も治療中）
家族歴：弟（糖尿病，脂質異常症，高血圧）
現病歴：1か月前に急性膵炎発作を発症し他院に2週間入院し退院。62歳および69歳の時にも急性膵炎発作で入院歴があることから，再発性急性膵炎の精査目的に当院に入院し，慢性膵炎の診断となった。
薬剤の使用状況（栄養状態・栄養指標に影響を与える薬剤）：
リバロ（HMG-CoA 還元酵素阻害剤）1日1回服用
身体計測：身長：160.0cm，体重：65.0kg，BMI：25.4 kg/m^2（肥満1度），体組成：記録なし，通常時体重：67kg（2か月前まで），上腕周囲長：27.2cm，上腕三頭筋皮下脂肪厚：18mm，上腕周囲長：21.5cm

臨床検査

項目名	Hb	TLC	TP	Alb	TC	TG
数　値	14.3 g/dL	1,780 /mm^3	6.7 g/dL	3.9 g/dL	198 mg/dL	141 mg/dL
項目名	空腹時血糖	AST	ALT	γ-GT	ChE	AMY
数　値	118 mg/dL	30 U/L	44 U/L	52 U/L	277 U/L	105 U/L
項目名	LIP	エラスターゼ1	BUN	Cr	eGFR	CRP
数　値	50 U/L	401 ng/dL	15 mg/dL	0.70 mg/dL	84 mL/min/1.73m^2	0.2 mg/dL

臨床診査所見：特になし

2）管理栄養士が収集した情報

❶ 初回栄養指導の際，患者から聞き取った情報

＜患者プロフィール，生活背景＞

　無職。妻は他界し息子家族と同居。お酒は週に3日，ビール500mL程度。62歳時に禁煙（それまでは20本/日）。朝夕犬の散歩，家庭菜園の世話をして体を動かしている。甘いものが好き。野菜は苦手。朝晩は嫁の作ったものを食べるが，昼は1人なのでパンやカップラーメンなどで簡単に済ませる。

＜食歴＞

朝食はごはん，みそ汁，卵料理，納豆，佃煮，昼はチーズトーストや菓子パン，カップラーメン，ヨーグルトなど簡単なもの。午後にクッキーやまんじゅう，果物を食べる。夕食はご飯，みそ汁におかず2～3品。孫が好むので肉料理が多い。夕食後に果物や菓子類を食べることもある。

❷ 初回食事調査

膵臓食（主食全粥）：エネルギー1,600kcal，たんぱく質60g，脂質40g，炭水化物250g，食塩相当量7.5gを全量摂取

<聞き取りによる入院前の摂取栄養量エネルギー>

エネルギー：1,800kcal，たんぱく：60g，脂質：45g，炭水化：290g，食塩相当量：10g

3）症例の経過（2週間後の再評価）

精査は順調に進み，慢性膵炎の確定診断がついた。間もなく退院予定。

<身体計測>

身長：160 cm，BMI：25.2 kg/m²

<臨床検査>

項目名	Hb	TLC	TP	Alb	TC	TG
数　値	14.9 g/dL	1,850 /mm³	6.8 g/dL	3.9 g/dL	182 mg/dL	126 mg/dL
項目名	空腹時血糖	AST	ALT	γ-GT	ChE	AMY
数　値	112 mg/dL	28 U/L	36 U/L	44 U/L	283 U/L	99 U/L
項目名	LIP	エラスターゼ1	BUN	Cr	eGFR	CRP
数　値	45 U/L	352 ng/dL	14 mg/dL	0.66 mg/dL	90 mL/min/1.73m²	0.1 mg/dL

<食事調査>

入院中は膵臓食（1,600kcal）を全量摂取。

第10章 急性心筋梗塞（脂質異常症・糖尿病・肥満症）【入院】での栄養ケアプラン作成

栄養管理計画作成の手順

1. 症例の病態：急性心筋梗塞（脂質異常症・糖尿病・肥満症）

1）急性心筋梗塞

（1）病因・病態

急性心筋梗塞（Acute Myocardial Infarction：AMI）の危険因子としては，脂質異常症，糖尿病，高血圧，喫煙，精神的ストレス，家族歴などがあげられる。これらの因子により動脈硬化が進み，冠動脈粥腫（プラーク）の破綻とそれに伴う血栓形成により冠動脈が完全閉塞し（図10-1），心臓に酸素と栄養が届けられなくなり，その部分の心筋が壊死をきたした病態をいう。

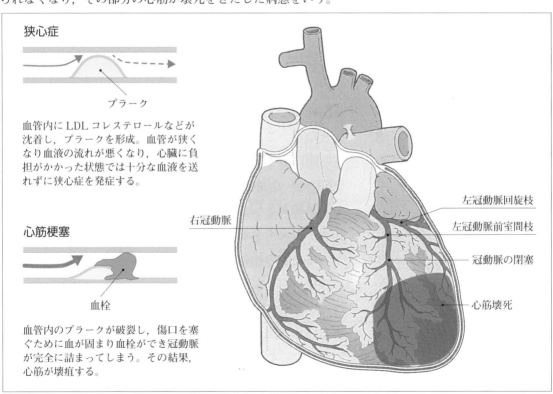

狭心症

プラーク

血管内に LDL コレステロールなどが沈着し，プラークを形成。血管が狭くなり血液の流れが悪くなり，心臓に負担がかかった状態では十分な血液を送れずに狭心症を発症する。

心筋梗塞

血栓

血管内のプラークが破裂し，傷口を塞ぐために血が固まり血栓ができ冠動脈が完全に詰まってしまう。その結果，心筋が壊疽する。

右冠動脈
左冠動脈回旋枝
左冠動脈前室間枝
冠動脈の閉塞
心筋壊死

図10-1　急性心筋梗塞の病因・病態

（2）症　状

急性心筋梗塞の症状は，安静時でも20分以上継続する激しい胸の痛みや冷汗，嘔気，嘔吐，呼吸困難などである。また心窩痛や背部痛など放散痛の場合もある。しかし糖尿病患者や高齢者では，胸痛をまったく認めない無症候性心筋虚血を起こしている場合もあるので注意が必要である。

（3）診断基準

急性心筋梗塞は，急性冠症候群（Acute Coronary Syndrome：ACS）の１つであり，「急性冠症候群ガイドライン（2018年改訂版）」の「急性冠症候群の診断の流れ」（図10-2）に基づき診断される。急性冠症候群とは，冠動脈粥腫の破綻とそれに伴う血栓形成により冠動脈の高度狭窄または閉塞をきたし急性心筋虚血を呈する病態を指し，急性心筋梗塞，不安定狭心症，虚血による心臓突然死を包括した疾患概念である。診断は，第１段階として問診，身体所見，12誘導心電図（10分以内に評価）を行い，急性冠症候群と急性の胸痛を伴うその他の疾患との鑑別を行う。心電図よりST上昇型心筋梗塞（STEMI），非ST上昇型心筋梗塞（NSTEMI）に分類され，その分類に従って治療方針が検討される。

心電図検査，胸部X線写真，血液生化学検査（心筋トロポニンIまたはT*），心エコー法は，鑑別診断に有用かつ必須だが，結果を待つことで再灌流療法が遅れないようにしなければならない。本章では，心電図検査において持続的ST上昇が見られた「ST上昇型心筋梗塞（STEMI）の症例」を取り上げる。

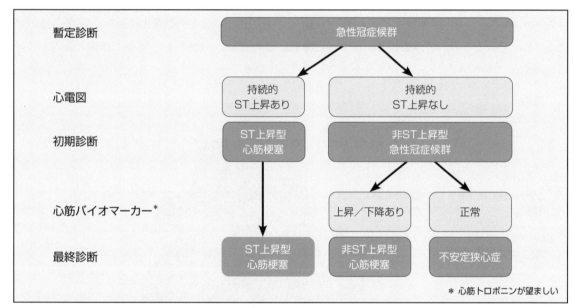

図10-2　急性冠症候群の診断の流れ

出典）日本循環器学会『急性冠症候群ガイドライン（2018年改訂版）』

（4）治　療

急性心筋梗塞に対する治療としては，再灌流療法，血栓溶解法，冠動脈バイパス術などがある。

再灌流療法（図10-3）とは，閉塞した，あるいは閉塞しかかった血管を再開通させ，壊死の進行しつつある心筋に早期に血液を供給することである。具体的には，経皮的冠動脈インターベンション（PCI）を選択し，バルーン拡張やベアメタルステントの留置，あるいは薬剤溶出性ステント（DES）の留置により，再血行再建を行う。国内では現在PCIがSTEMI治療の主体として多く行われており，PCIを選択した場合には最初の医療従事者の接触（first medical contact, 救急隊を含む）から少なくとも90分以内に初回バルーンを拡張することが目標とされている。

血栓溶解療法は，血栓溶解薬を静脈から注入する方法（経静脈的血栓溶解療法）と，カテーテル（細

＊心筋トロポニン（IまたはT）: 超急性期ではトロポニンI（CLIA法　基準値0.040ng/mL以下）が高感度を示す。一方，トロポニンTは，より遅延するため発症１週間ほどの心筋梗塞ではトロポニンT（ECLIA法0.014ng/mL以下）が高感度を示す。

い管）を使って冠動脈
内に直接流し込む方法
（経皮的冠動脈内血栓
溶解療法）があり，血
栓溶解療法を選択した
場合には，患者到着後
30分以内に血栓溶解薬
を投与する。

　このほか 3 本すべて
の冠動脈に高度な動脈
硬化が存在する場合や，
左冠動脈の根元の"主
幹部"という部分に高
度な動脈硬化がみられ
る場合は，冠動脈バイ
パス術が必要となるこ
とがある。

　このように急性心筋
梗塞の予後は，発症か
らいかに迅速に梗塞責

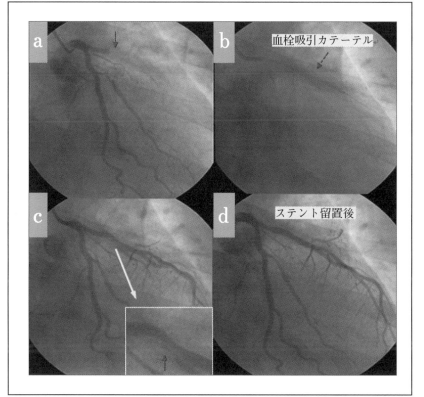

図10-3　再灌流療法

出典）国立循環器病センターホームページ「急性心筋梗塞の治療例」
http://www.ncvc.go.jp/hospital/section/cvm/coronary/treatment.htmL

任血管の再灌流を達成できるかに依存されている。これら外科的治療後には，行った治療に合わせて抗凝固薬や抗血小板薬などの内服が開始されることがある。その薬剤の作用に対して，影響を及ぼす食品や栄養素があるため，食品にも注意が必要となる。次の栄養療法でその詳細を記載する。

（5）栄養療法

　急性心筋梗塞を起こしている患者の多くは，脂質異常症，糖尿病，高血圧，肥満などリスクファクターをもっているケースが多い。そのため栄養療法の設定は，各疾患の治療ガイドラインを基本とし，さらに個々人の状況も勘案した上で設定することが望ましい。

　たとえば今回の症例では，脂質異常症と糖尿病，さらに肥満も合併しているため，それぞれのガイドラインを参考に算出するが，ガイドラインに基づいて算出したカロリーでは，急激なカロリー制限となり逆効果となり得る。このような場合には総合的に患者の状況を勘案し，無理のないエネルギーを設定し，徐々にガイドラインの指標に近づけることが重要である*。

　次に薬剤に対する食品の注意点である。抗凝固薬ワーファリン®の内服が開始になった場合は，納豆，クロレラ，青汁の摂取を制限する。たとえば納豆菌は，大量のビタミンKを含むと同時に腸管内においてビタミンKを産生する。このビタミンKがワーファリン®の効果を弱くする。そのため，ワーファリン®を服薬している患者へは，納豆の摂取を制限する必要性を指導する。

＊脂質異常症と肥満の栄養療法については第2章（p.11）を，また糖尿病の栄養療法については第3章（p.25）を参照。

（6）類縁疾患との関係：狭心症（Angina Pectoris：AP）との関係

狭心症（Angina Pectoris：AP）は，冠動脈の異常により一時的に心筋に送り込まれる血液が不足し（図10-1），心筋が酸素不足に陥り，主に前胸部，時に左腕や背中に痛みや圧迫感を生じる。安静にし，ニトログリセリンを舌下すると，血液不足が改善され痛みがとれる。痛みの持続時間は数分から15分前後といわれ，ニトログリセリンがよく効くことが特徴である。

狭心症は，症状により「不安定狭心症(UA)」と「安定狭心症」とに分けられ，また発作の現れ方により「労作性狭心症」と「安静時狭心症」とに分けられることもある。急性心筋梗塞に最も類縁している疾患はUAである。UAは，狭心痛の程度や頻度が増悪し，安静時にも発作がみられる場合をいう。「（3）診断基準」で述べた通り，冠動脈に生じた変化（粥腫の破裂など）が原因で起こり，心筋梗塞へ移行することが多い危険な狭心症といわれている。一方「安定狭心症」は，一定の身体活動を行うと発作が起こり，安静時にはおさまるものを指す。このほか，冠動脈の一過性の痙攣が原因とされる「冠攣縮性狭心症」は，「異型狭心症」とも呼ばれ，安静時や睡眠中などに突然起きることが特徴である。

（7）この疾患を理解するために必要な知識

急性心筋梗塞を起こした直後の心臓の筋肉はもろくなっており，徐々に固まっていく。また，壊死した心筋は動かなくなっているため，動かなくなった部分の大きさにもよるが，健康時に比べると心臓の動きは弱くなっている。また急性心筋梗塞の合併症としては，不整脈，心不全，狭心症などがある。そのため，運動負荷などリハビリは徐々に行っていく必要がある。運動療法をはじめとし，食事療法や禁煙指導も重要であり，医師と専門の知識を身につけた医療従事者間の連携や共同作業（チーム医療）による心臓リハビリテーション（心リハ）が行われている。そのリハビリスケジュールを盛り込み，急性冠症候群（ACS）クリニカル・パスを運用している病院が増えている。

2）脂質異常症と肥満症について

（1）病因・病態
第2章参照

（2）症状
第2章参照

（3）診断基準（巻末参考資料参照）
巻末参考資料「④脂質異常症　リスク区分別脂質管理目標値」の管理区分「冠動脈疾患の既往」に属する（p.280参照）。従って表下段に書いてある，＊の部分（急性冠症候群の時に考慮する）が該当する。よって，目標値（基準）は，LDL-C：70mg/dL未満，Non-HDL-C：100mg/dL未満と厳しくなる。

（4）治療
第2章参照

（5）栄養療法
第2章参照

（6）この疾患を理解するために必要な知識
第2章参照

3）糖尿病

第 3 章参照

2．急性心筋梗塞症例（入院患者　栄養指導依頼例）

1）医師からの指示とカルテ情報

❶ 医師からの指示

血糖コントロールのためのバランスのよい食事の摂り方と，体重減少に取り組めるよう指導。

❷ 初回指導時カルテ情報

初回指導時
カルテ情報

| 年齢37歳　男性 |

主病名及び合併症：急性心筋梗塞　脂質異常症　糖尿病　肥満症

主　訴：座って図面を書いていたところ，突然の冷汗を伴う胸痛あり。

既往歴：糖尿病

家族歴：特になし

現病歴：
7 年前に職場の健康診断で糖尿病を指摘され，血糖コントロール入院したが食事療法のみで改善傾向となり退院。1 年前より血糖コントロール悪化につき再入院を勧められていたが，通院中断。仕事中に突然の冷汗を伴う胸痛が起こり救急搬送となった。

薬剤の使用状況（栄養状態・栄養指標に影響を与える薬剤）：特になし。

身体計測値：身長：172.0cm，現体重：92.0kg，BMI：31.1kg/m^2（肥満 2 度），体組成：記録なし

臨床検査数値

項目名	血　圧	TP	LDL-C	HDL-C
数　値	110/70 mmHg	7.5 g/dL	189 mg/dL	39 mg/dL
項目名	TG	Non-HDL-C	空腹時血糖	HbA1c（NGSP）
数　値	152 mg/dL	219 mg/dL	233 mg/dL	12.1 %
項目名	トロポニンI	BUN	Cr	eGFR
数　値	0.544 ng/mL	17 mg/dL	1.0 mg/dL	91 mL/min/1.73m^2
項目名	尿糖	尿タンパク	心電図検査結果	
数　値	（3 ＋）	（−）	ST 上昇あり	

臨床診査所見：特になし

2）管理栄養士が収集した情報

❶ 初回栄養指導の際，患者から聞き取った情報

＜患者プロフィール，生活背景＞

20歳頃はラグビーをしており体重73kgであった。社会人になってからは車通勤となり運動をしなくなり体重が増加した。1 人暮らしで外食中心の食生活。仕事は，建設会社で設計や現場監督の業務を担当している。出張が多く，たとえばトンネル工事などでは山奥へ 3 か月間滞在することもある。

＜食歴＞

1日2食の食生活。朝食欠食，昼食は近場の飲食店の鶏の唐揚げ定食などランチを利用し，夕食も外で食べて帰るかファーストフードのテイクアウトかコンビニで購入し帰宅するなど，これまで自炊をしたことがない。ビールを毎晩500～1,000mL飲んでいる。出張時も朝食欠食，昼食は山の中の1軒食堂での単品メニュー（ラーメンやカレーライス，親子丼など）の大盛りを注文する。夕食は山中の仮設寮に戻り缶ビールとスナック菓子（ポテトチップス）または乾きもの（チーズ鱈）とおつまみ缶（レバー味付）とカップ麺などを食べていた。

❷ 初回食事調査

現在の摂取栄養量は，栄養指導で聞き取った内容より概算した。

エネルギー：2,400kcal，たんぱく質：65g，脂質：85g，コレステロール：320mg，水分：2,000mL，食塩相当量：13g程度

3）症例の経過

退院1か月後に再指導。仕事は出張がなくなり，会社内の業務に変わった。そのため朝食は自炊し，昼食と夕食はカロリー調整済み弁当を利用し，さらに野菜を多く摂るなど気をつけていた。アルコールも飲んでいない。運動はまだ始めていないが，本日，主治医に確認してからウォーキングを始めようと思っている。禁煙は継続している。

＜身体計測＞

身長：172.0cm，体重：88.5kg，BMI：29.9 kg/m^2（肥満1度）

＜臨床検査＞

項目名	血圧	TP	LDL-C	HDL-C	TG
数　値	112/75 mmHg	7.5 g/dL	94 mg/dL	39 mg/dL	136 mg/dL
項目名	Non-HDL-C	空腹時血糖	HbA1c	BUN	Cr
数　値	121 mg/dL	120 mg/dL	10.2 %	17 mg/dL	1.0 mg/dL
項目名	eGFR		尿糖	尿タンパク	
数　値	91 mL/min/1.73m^2		(—)	(—)	

＜食事調査＞

持参した3日間の食事記録より算定。食事記録は重量の記載がなく，栄養指導で聞き取った内容をもとに概算した。

エネルギー：1,900kcal，たんぱく質：80g，脂質：50g，コレステロール：220mg，食塩相当量8g程度

3. 急性心筋梗塞症例の栄養アセスメントの方法

1）栄養アセスメントの方法

まずは情報を整理分類してみる。病歴，身体計測，臨床検査，食事調査などの結果から栄養状態を総合的に判定する。診療録，看護記録などには多くの情報があるが，「急性心筋梗塞になった理由は何か？」を情報の中から探索することを目的に，必要な情報を選択する。分類整理した情報で，基準があるものは一つひとつ評価を行う。

この章の急性心筋梗塞症例の情報を分類整理し，評価を加えると下記のようになる。

❶ 病歴等（O：Object 客観的データ）

診療録（カルテ）・看護記録などほかのスタッフからの情報	
年　齢	37歳
性　別	男性
主たる疾患名	急性心筋梗塞，脂質異常症，糖尿病，肥満
主　訴	胸痛
現病歴	7年前に職場の健康診断で糖尿病を指摘され，血糖コントロール目的で入院したが食事療法のみで改善傾向となり退院。1年前より血糖コントロール悪化につき再入院を勧められていたが，通院中断。仕事中に突然の冷汗を伴う胸痛が起こり救急搬送となった。
患者プロフィール，生活背景	20歳頃はラグビーをしており体重は73kgであった。社会人になってからは車通勤となり運動をしなくなり体重が増加した。1人暮らしで外食中心の食生活。仕事は，建設会社で設計や現場監督の業務を担当している。出張が多く，たとえばトンネル工事などでは山奥で3か月間滞在することもある。
既往歴	糖尿病
家族歴	特になし
家族構成，家庭環境	1人暮らし
薬剤の使用状況	（栄養状態・栄養指標に関連する薬剤）なし

❷ 身体計測値を評価する。（O：Object 客観的データ）

項　目	測定値	基準値と比較し評価
身長	172.0cm	
現体重	92.0kg	標準体重は65.1kg
BMI	31.1kg/m^2	肥満2度

❸ 臨床検査（血液検査，尿検査，生理学的検査，他）の中で当該患者の栄養状態と関係があると考えられる項目を選び，栄養学的視点から評価する。（O：Object 客観的データ）

基準値と比較して「高い・低い」の評価ではなく，検査項目ごとにガイドラインの基準と比較した結果を記載することや，どのような疾患が予測できるのかなどを考えて簡潔に記載する。

検査項目	基準値と比較し評価
LDL-C：189 mg/dL	120 mg/dL以上で脂質管理目標値（糖尿病があるため高リスク区分）より高く，高LDLコレステロール血症である。
HDL-C：39 mg/dL	40 mg/dL未満で脂質異常症診断基準により，低HDLコレステロール血症である。
TG：152 mg/dL	150 mg/dL以上で脂質異常症診断基準により，高TG血症である。
Non-HDL-C：219 mg/dL	170 mg/dL以上で脂質異常症診断基準により，高Non-HDL-C血症である。
空腹時血糖：233 mg/dL	126 mg/dL以上で糖尿病型である。
HbA1c：12.1 %	6.5 %以上で糖尿病型である。
トロポニンI：0.544 ng/mL	高値
心電図検査：ST上昇あり	急性冠症候群の診断基準によりST上昇型心筋梗塞と判断される。

❹ 臨床診査の所見の中で患者の栄養状態と関わる所見を抽出し評価する。（O：Object 客観的データ）

臨床診査所見
特になし

❺ 摂取栄養量および栄養補給法の評価。（O：Object 客観的データ）

（a）必要栄養量の推定（個人の栄養摂取量を評価する基準となる）

	推定値	推定方法
エネルギー	1,600〜2,200 kcal	「動脈硬化性疾患予防ガイドライン」に基づき総エネルギー投与量の計算式［標準体重（kg）×身体活動量（普通の労作で30〜35）］，または「糖尿病診療ガイドライン」においても［目標体重（kg）×30〜35kcal（普通の労作）］を用いると65.1 kg×30〜35＝1,953〜2,279 kcalであるが，肥満2度であるため，「肥満治療ガイドライン」に基づき［25 kcal×標準体重（kg）］を用いると25 kcal×65.1 kg=1,628 kcalと算出される。しかし急激な減量は身体に負担がかかるため，1,953 kcalより少なめの1,900 kcal/日。＊目標体重：65歳未満はBMI 22を用いる。普通の労作（座位中心だが通勤・家事，軽い運動を含む）30〜35kcal/kg目標体重。肥満者の場合は，まず3%の体重減少を目指す。
たんぱく質	71.3 g〜78.1 g（たんぱく質エネルギー比1,900 kcal：15.0 〜16.4 %）	「動脈硬化性疾患予防ガイドライン」に基づきたんぱく質は1.0〜1.2 g×標準体重（kg）を用いる。しかし糖尿病もあるため，炭水化物は低めにしたい。そのため，1.2を用いる。1.2 g×65.1 kg = 78.1 g　たんぱく質エネルギー比：16.4 %　下限は，脂質エネルギー比の上限は25 %，炭水化物エネルギー比60 %以下を考慮すると，たんぱく質エネルギー比は15.0 %となる。
脂　質	49.8 g〜52.8 g（脂質エネルギー比1,900 kcal：23.6〜25.0 %）	「動脈硬化性疾患予防ガイドライン」に基づき脂質エネルギー比を20〜25 %で設定すると，42.2〜52.8 gとなるが，糖尿病もあるため慎重に検討。仮に，脂質エネルギー比を20 %，たんぱく質エネルギー比を15 %とすると，炭水化物エネルギー比が65%となる。しかし「糖尿病診療ガイドライン」に基づき，炭水化物エネルギー比は40〜60 %にすることを考慮すると，脂質エネルギー比は23.6〜25.0 %となる。コレステロール200 mg未満/日。
水　分	2,760 mL程度	［30 mL×現体重（kg）］で設定。　30 mL×92 kg = 2,760 mL
食塩相当量	6 g未満	「動脈硬化性疾患予防ガイドライン」より6 g未満/日

（b）現在の栄養摂取量

	栄養指導時に口頭で聞き取った内容を概算した。（緊急入院の食事記録持参なし）	
経口摂取	エネルギー	2,400 kcal
	たんぱく質	65 g（たんぱく質エネルギー比：10.8 %）
	脂　質	85 g（脂質エネルギー比：31.9 %），コレステロール 320 mg
	水　分	2,000 mL
	食塩相当量	13 g程度

（c）摂取栄養量および栄養補給法の評価

基準である推定栄養必要量と比較し，急性心筋梗塞の要因を探索し，評価する。

評　価
エネルギーの過剰摂取が見られたが，たんぱく質の摂取は少なく，その一方で脂質摂取量が非常に多い。エネルギー過剰摂取は肥満の要因となり，肥満はインスリン抵抗性を高め，血糖コントロールを悪化させる。また脂質の過剰摂取は脂質異常症を引き起こす。脂質異常症や糖尿病，肥満は動脈硬化の要因であり，あわせて急性心筋梗塞の要因でもある。食塩の摂取量も多く，動脈硬化予防の観点から減塩が必要である。

❻ カルテ等から得た情報を参考にして，患者から情報の聞き取りを行う。聞き取った栄養関連の情報を記述する。（S：Subject 主観的データ）

患者から聞き取った情報	
食歴	1日2食の食生活。朝食欠食，昼食は近場の飲食店の鶏の唐揚げ定食などランチを利用し，夕食も外で食べて帰るかファーストフードのテイクアウトかコンビニで購入し帰宅するなど，これまで自炊をしたことがない。ビールを毎晩500〜1,000mL飲んでいる。出張時も朝食欠食，昼食は山の中の1軒食堂での単品メニュー（ラーメンやカレーライス，親子丼など）の大盛りを注文する。夕食は山中の仮設寮に戻り缶ビールとスナック菓子（ポテトチップス）または乾きもの（チーズ鱈）とおつまみ缶（レバー味付）とカップ麺などを食べていた。

2）栄養診断とリスク評価

❶ 関連図の作成

栄養アセスメントの項目を評価し，栄養上の問題と考えられる情報の関連図を作成する。症例自身の行動（食生活や身体活動）と数量化された身体計測，臨床検査データを関連付けて考えるのが重要である。

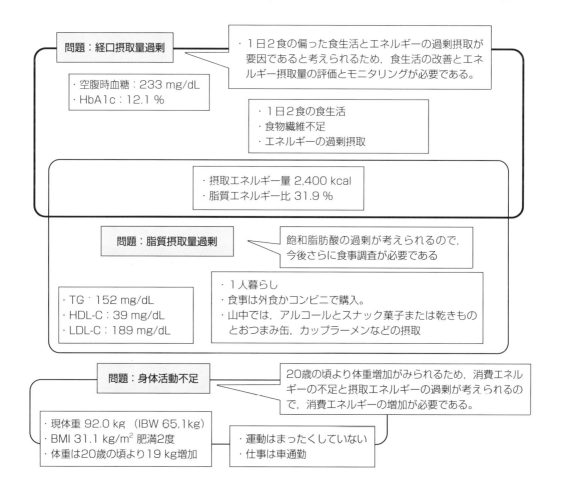

❷ 栄養診断

　関連図を描き，グループ分けを行ったなら，グループに問題名をつける。それを優先順位の高い順に並べて問題リストを作成する。本症例のような生活習慣病患者においては，問題のグループに含まれる症例自身の行動（食生活や身体活動）が，その問題の主たる原因であり，数量化された身体計測，臨床検査データは徴候である。

　P. E. S. の関係は，「この問題（P）＝栄養判定名は，この原因（E）と関連する。根拠は，この徴候・症状（S）である」と表現できること。

#1	問題（P）	経口摂取量過剰
	原因（E）	1日2食の食生活。1食の摂取カロリーが多い。 食物繊維不足
	徴候・症状（S）	空腹時血糖：233 mg/dL，HbA1c：12.1 % 摂取エネルギー量2,400 kcalで過剰となっている。
#2	問題（P）	脂質摂取量過剰
	原因（E）	食事は外食かコンビニで購入。山中では，アルコールとスナック菓子または乾きものとおつまみ缶，カップラーメンなどの摂取
	徴候・症状（S）	TG：152 mg/dL，HDL-C：39 mg/dL，LDL-C：189 mg/dL 脂質エネルギー比31.9 %，コレステロール摂取量：320 mg/日
#3	問題（P）	身体活動不足
	原因（E）	運動はまったくしていない 仕事は建設会社で設計や現場監督の業務を担当しており車通勤。
	徴候・症状（S）	BMI 31.1 kg/m^2（肥満2度）。体重は20歳の頃より19 kg増加。

| リスク評価（列挙した問題の今後の見通し）：将来起こりうるあらゆる状況の想定 |
| 現在の生活を継続すると，高血糖，脂質異常症，肥満症の影響で動脈硬化がさらに進み，心筋梗塞の再発または心不全が懸念される。また，糖尿病の合併症の1つである糖尿病性網膜症を発症している可能性があるため，眼科受診を勧める必要がある。過体重の影響で，膝関節痛などの症状も懸念される。 |

4. 急性心筋梗塞症例の栄養介入計画作成方法

1）栄養管理の目標を設定する

　急性心筋梗塞患者の入院指導の場合，長期目標のゴールは半年から1年後を目安とし，短期目標については，初回指導後1か月後の目標設定を行うことを目安とする。本症例では，入院中に血糖コントロールのためのインスリンが導入された。そのため，欠食や食事量のばらつきは，低血糖の原因となるため継続したサポートが必要である。患者が実現可能であると思えるような目標であり，かつリスクの軽減が行える目標設定が重要である。この症例の短期目標は1か月後である。

| 栄養管理の長期目標
（ゴール） | 急性心筋梗塞の再発やその後遺症である心不全予防のため，なるべく早い時期に自立して適正な栄養量の摂取ができるようになる。高血糖の是正。1年後の体重を92 kg（BMI 31.1 kg/m^{2}肥満2度）から80 kg（BMI 27.0 kg/m^2 肥満1度）へと徐々に減量を行う。 |
| 栄養管理の短期目標
（いつまでに何を） | 1か月で1kgの減量を目標とし，市販のカロリー調整済み弁当なども利用し1日3食とる，野菜を毎食食べることを習慣づける，卵類や脂肪肉などコレステロールや飽和脂肪酸を多く含むおかずはどれか週3回までにする，食塩相当量を6g未満にする，の中で実行可能なものから取り組む。 |

2）栄養処方

　必要栄養量とほぼ同じ内容とした。初期計画の段階で栄養量を付加または減量する必要はない。水分は心不全の合併が見られないため，特に管理する必要がないので自由摂取とした。

	設定量	根　拠
エネルギー	1,900 kcal	「動脈硬化性疾患予防ガイドライン」に基づき総エネルギー投与量の計算式 [標準体重（kg）×身体活動量（普通の労作で30〜35）]，または「糖尿病診療ガイドライン」においても[目標体重*（kg）×30〜35 kcal（普通の労作）]を用いると65.1 kg×30〜35＝1,953〜2,279 kcalであるが，肥満2度であるため「肥満治療ガイドライン」に基づき[25 kcal×標準体重（kg）]を用いると25 kcal×65.1 kg＝1,628 kcalと算出される。しかし急激な減量は身体に負担がかかるため，1,953 kcalより少なめの1,900 kcal/日とした。 ＊目標体重：65歳未満はBMI 22を用いる。
たんぱく質	78 g （たんぱく質エネルギー比 1,900 kcal：16.4 %）	「動脈硬化性疾患予防ガイドライン」に基づきたんぱく質は1.0〜1.2 g×標準体重（kg）を用いる。しかし糖尿病もあるため，炭水化物は低めにしたい。そのため，1.2を用いる。1.2 g×65.1 kg＝78.1 g 　たんぱく質エネルギー比：16.4 % 下限は，脂質エネルギー比の上限25%，炭水化物エネルギー比60％以下を考慮すると，たんぱく質エネルギー比の下限は15.0 %となる。
脂　質	50 g （脂質エネルギー比 1,900 kcal：23.7 %）	「動脈硬化性疾患予防ガイドライン」に基づき脂質エネルギー比を20〜25 %で設定すると，42.2〜52.8 gとなるが，糖尿病もあるため慎重に検討する。 仮に，脂質エネルギー比を20 %，たんぱく質エネルギー比を15 %とすると，炭水化物エネルギー比が65 %となる。しかし「糖尿病診療ガイドライン」に基づき炭水化物エネルギー比を40〜60 %にすることを考慮すると，脂質エネルギー比は23.6〜25.0 %となる。コレステロール摂取量：200 mg未満/日
水　分	飲水自由	
食塩相当量	6 g未満	「動脈硬化性疾患予防ガイドライン」より6 g未満/日

栄養補給方法（補給ルート，食事形態等）
経口摂取。食事形態に制限はない。 食事回数と食事内容について。 もともと自炊を行っていないため，簡易でバランスのとれたメニューの提案，外食利用時のメニューの選び方，夕食はカロリー調整済み弁当の利用を紹介し，バランスのよい1日3食の食生活。野菜の摂取量は増やし，スナック菓子とアルコールは一旦中止（血糖コントロールが正常値となるまで）。さらに脂質摂取量と食塩摂取の低下を目的とし，ラーメンなどの回数を減らす，肉の脂身やレバー味付缶，チーズはなるべく食べないなどの工夫を行う。コレステロールを多く含む食品はこれまでの半分とする。醤油をかける前にそのまま食べて，味が薄いと感じた場合はつけ醤油とし摂取量を抑える。麺類の汁は飲まない。これらを本人の意思により実行するような工夫が必要である。

3）初期計画

　問題リストの各問題に対応した栄養介入計画を，Mx）：モニタリングの計画，Rx）：栄養療法の計画，Ex）：栄養教育の計画に分けて記述する。モニタリングの計画は徴候・症状に基づき記述し，栄養療法の計画は栄養処方に基づき記述する。本症例は生活活動を高めることが重要であるので，運動についても記述した。

	問題（P）	経口摂取量過剰
#1	Mx）モニタリングの計画	摂取エネルギー量調査（3日間の食事記録調査）と1日3回の自己血糖測定の記録，体重
	Rx）栄養療法の計画	1,900 kcalのエネルギー摂取とする。
	Ex）栄養教育の計画	心筋梗塞治療後の身体で仕事から帰宅して慣れない調理は難しいことから，退院直後はカロリー調整済み弁当を利用し，夕食時のカロリーオーバーを是正する。スナック菓子とアルコールは一旦中止（血糖コントロールが正常値となるまで）。毎食主食とたんぱく質，野菜類120 gを摂り，間食は牛乳180 ccと果物1単位を摂り，1日3食をバランスよく摂取できるようにする。それでも空腹感がある場合は，トマトやところてんなど低カロリーで塩分の少ないものを紹介し，適正な食品を組み合わせて摂取できるように計画する。毎日の体重測定と記録。
	問題（P）	脂質摂取量過剰
#2	Mx）モニタリングの計画	LDL-C，HDL-C，TG。脂質エネルギー比，コレステロールと飽和脂肪酸（3日間の食事記録調査）
	Rx）栄養療法の計画	脂質50 g（脂質エネルギー比1,900 kcal：23.7 %），（飽和脂肪酸エネルギー比1,900 kcal：4.5 %以上7 %未満）コレステロール摂取量：200 mg未満/日で設定。
	Ex）栄養教育の計画	ラーメン類の回数を減らす，肉の脂身やレバー味付缶，チーズはなるべく食べないなどの工夫を行う。コレステロールを多く含む食品はこれまでの半分とする。またスナック菓子も中止し，空腹感への対応は#1と同様とした。
	問題（P）	身体活動不足
#3	Mx）モニタリングの計画	BMI，摂取エネルギー量調査（3日間の食事記録調査），ウォーキングの記録（歩数含む）
	Rx）栄養療法の計画	1,900 kcalのエネルギー摂取とする。ウォーキング週3回程度（1回につき，15〜20分以上）を行う。
	Ex）栄養教育の計画	心筋梗塞後のため，歩数や強度は決めず，週3回程度の平坦地のウォーキングを計画する。

5．急性心筋梗塞症例の栄養モニタリングと評価，および経過記録作成の方法

　この症例では経過記録が単回分しかないので，経過一覧表は作成していない。SOAPを用いた経過記録の作成を行っている。問題毎ではなく，漏れが無いように注意して一括して記述している。

　S：主観的情報（Subjective Data）　O：客観的情報（Objective Data）

　A：アセスメント（Assessment）　P：プラン（Plan）

栄養診断	#1　経口摂取量過剰　　#2　脂質摂取量過剰　　#3　身体活動不足
S	仕事は出張がなくなり，会社内の業務に変わった。そのため朝食は自炊し，昼食と夕食はカロリー調整済み弁当を利用し，さらに野菜を多く摂るなど気をつけている。スナック菓子とアルコールは中止している。運動はまだ始めていない。今日の診察時医師に確認してからウォーキングを始めようと思っている。禁煙は継続している。
O	BMI：29.9 kg/m²，血圧：112/75 mmHg，LDL-C：94 mg/dL，HDL-C：39 mg/dL，TG：136 mg/dL，Non-HDL-C：121 mg/dL，空腹時血糖：120 mg/dL，HbA1c：10.2 % 摂取エネルギー1,900 kcal，脂質エネルギー比23.7 %，コレステロール220 mg/日，食塩相当量8 g，食事記録調査表の持参あり。
A	摂取エネルギー量および脂質エネルギー比は目標値まで下げ，体重も3.5 kg減少した。禁煙も継続している。消費エネルギーは変化なし。LDL-C とTG，Non-HDL-Cについても，低下改善傾向であるが，今回冠動脈疾患に罹患したため，脂質管理目標値はLDL-C：70 mg/dL，Non-HDL-C：100 mg/dLとなる。そのためその目標値と比較するとまだ高い状態である。低下した理由は食事内容の変化と薬剤の効果，両方の影響が考えられる。空腹時血糖およびHbA1cもインスリン注射と食事内容の修正により低下してきているが，HbA1cについては，合併症予防のための血糖コントロール目標値までは至っていない。
P	Mx）摂取エネルギー量調査（3日間の食事記録調査）と1日3回の自己血糖測定の記録，LDL-C，HDL-C，TG，Non-HDL-C，BMI，ウォーキング実施日時記録（歩数含む） Rx）摂取エネルギー量1,900 kcal，脂質エネルギー比23.6～25 %，飽和脂肪酸エネルギー比：4.5 %以上7 %未満，コレステロール摂取量：200 mg/日，ウォーキング週3回程度（1回につき，15～20分以上）。 Ex）脂質管理目標値に到達するために，カロリー調整済み弁当を利用開始したが，その弁当の献立成分は脂質エネルギー比が20～30 %となっているため，利用回数を1日1食へ減らし，夕食は簡単に準備できる脂質の少ないメニューを提案する。主食はレトルトご飯を利用し，主菜は市販の焼き魚や刺身，冷奴，市販のしゃぶしゃぶサラダなど，副菜はトマトや市販のお浸しや冷凍野菜のレンジ蒸しや煮物など簡単な野菜料理を指導する。運動の最終目標はウォーキングを含めた1日の身体活動量の目標を6,000歩とするが，最初は歩数ではなく週3回のウォーキングを行うことを目標とする。

6. 急性心筋梗塞症例（入院）の栄養管理計画書の作成

　栄養指導記録の書式は，病院・施設ごとに多様である。記載方法はSOAPで記載することが推奨される。SOAPは他の医療職種も記録作成に活用しているからである。日本栄養士会は栄養指導記録のSOAP記載のAの欄にPES報告を入れることを推奨している。

1）入院時栄養状態に関するリスク

　BMI：31.1 kg/m²（肥満2度），LDL-C：189 mg/dL，HDL-C：39 mg/dL，TG：152 mg/dL，Non-HDL-C：219 mg/dL，空腹時血糖：233 mg/dL，HbA1c：12.1 %，トロポニンI：0.544 ng/mL，脂質エネルギー比：31.9 %，コレステロール：320 mg/日，食塩相当量：13 g/日程度。建設会社に勤務し設計や現場監督の仕事を担当し，車通勤，運動はまったくしていない，食事は1日2食の食生活で外食中心。朝食欠食，昼夕食は外食またはテイクアウトし毎晩ビールを飲む。ビールのつまみはスナック菓子または乾きものとおつまみ缶，カップラーメンなど。塩分と脂質の過剰摂取と身体活動量不足から肥満の改善が困難な状況である。さらに血糖コントロール不良により合併症のリスクが高い。

2）栄養状態の評価と課題

　#1　経口摂取量過剰
　#2　脂質摂取量過剰
　#3　身体活動不足

3）栄養管理計画

❶ 目標（急性期病院に2週間の教育入院を仮定する）

> 　1か月で1kgの減量を目標とし，市販のカロリー調整済み弁当なども利用し1日3食とる，野菜を毎食食べること
> を習慣づける，卵類や脂肉などコレステロールや飽和脂肪酸を多く含むおかずはどれか週3回までにする，食塩相当
> 量を6g/日未満にする，の中で実行可能なものから取り組む。

❷ 栄養補給量

　エネルギー：1,900 kcal，たんぱく質：78g，脂質：50g，コレステロール：200 mg未満/日，水分
自由摂取，食塩相当量：6g/日未満

❸ 栄養補給方法

　経口摂取

❹ 栄養食事相談に関する事項

栄養食事相談の必要性はすべて必要あり。

・入院時栄養食事指導の必要性　内容：血糖コントロールの重要性を知る

・栄養食事相談の必要性　　　　内容：病院の食事量を把握する。

・退院時の指導の必要性　　　　内容：バランスの良い食事を1日3食自分で準備できるように学ぶ

❺ 退院時及び終了時の総合的評価

　糖尿病の合併症を知り，血糖コントロールの重要性を理解した。今後は食生活を変えていきたいと考
えているが，1人暮らしで調理が不得手であり退院後の食生活に不安を抱いている。退院直後はカロリー
調整済み弁当を利用するか，簡単にできるメニューを伝授し，まずは1日3食とることを提案した。引
き続き適切な食事量をバランス良く準備できるようサポートする。

＜参考文献＞
1）日本糖尿病学会編『糖尿病診療ガイドライン2019』南江堂，東京，2019
2）糖尿病性腎症合同委員会「糖尿病性腎症の新しい早期診断基準」『糖尿病』2005；48：757-759
3）日本糖尿病学会編『2020-2021糖尿病治療ガイド』文光堂，東京，2020
4）日本糖尿病学会編『改訂第8版 糖尿病専門医研修ガイドブック』診断と治療社，東京，2019
5）日本糖尿病療養指導士認定機構著・編『糖尿病療養指導ガイドブック2020』株式会社メディカルビュー社，東京，2020
6）日本腎臓学会編『エビデンスに基づくCKD診療ガイドライン2018』東京医学社，東京，2018

❀❀❀❀❀❀ 第10章　演習問題 ❀❀❀❀❀❀

急性心筋梗塞症例（入院患者 栄養指導依頼例）

1）医師からの指示とカルテ情報

❶ 医師からの指示

血糖コントロールのためのバランスの良い食事の摂り方と，体重減少に取り組めるよう指導。

❷ 初回指導時カルテ情報

初回指導時
カルテ情報

年齢56歳，男性

主病名及び合併症：急性心筋梗塞　脂質異常症　糖尿病　肥満症

主訴：朝食後冷汗を伴う胸痛が出現。安静にして我慢していたが症状が増強した。

既往歴：糖尿病

家族歴：父（高血圧症），祖父（糖尿病）

現病歴：10年前に糖尿病と診断を受け，7年前より服薬開始となる。2年前より転勤に伴い単身赴任となり，かかりつけ医も変更となった。先月中旬より急に体を動かした際に胸痛を自覚していたが，安静にすると数分で症状は消失していたため放置していた。本日朝食を食べ会社へ行こうとした際，冷汗を伴う胸痛が出現，症状が増強したため，救急隊を要請し来院。

薬剤の使用状況（栄養状態・栄養指標に影響を与える薬剤）：
ベイスン（α-グルコシダーゼ阻害薬）を1日3回服用。

身体計測：身長：170cm，現体重：75.0kg，BMI：26.0 kg/m^2（肥満1度），体組成：記録なし

臨床検査数値

項目名	血圧	TP	LDL-C	HDL-C	TG
数　値	129/79 mmHg	7.2 g/dL	150 mg/dL	64 mg/dL	180 mg/dL
項目名	Non-HDL-C	空腹時血糖	HbA1c（NGSP）	トロポニンI	BUN
数　値	186 mg/dL	160 mg/dL	8.4 %	0.561 ng/mL	18 mg/dL
項目名	Cr	eGFR	尿糖	尿タンパク	心電図検査
数　値	1.1 mg/dL	94 mL/min/1.73m^2	（2＋）	（－）	ST上昇あり

臨床診査所見：特になし

2）管理栄養士が収集した情報

❶ 初回栄養指導の際，患者から聞き取った情報

＜患者プロフィール，生活背景＞

　2年前より単身赴任中。自宅には妻と子供2人。ここ1年は，HbA1c：6.9〜8.0％の間で変動しており，かかりつけ医より糖尿病食についての栄養指導を勧められていたが，仕事が忙しく受けていなかった。マスコミ情報を信じ，炭水化物を控えればよいと考えていた。喫煙習慣はなし。運動は1日1万歩を目

標とし，秋までは通勤で１日6,000歩歩くようにしていたが，冬になってからはあまり歩いていなかった。仕事がアイスクリームメーカーの営業職のため，取引先での自社商品試食や宣伝販売の機会が多い。

<食歴>

糖尿病と診断される前は，１日２食の日もあったが，糖尿病の薬を飲むようになってからは１日３食摂るようにし，さらにご飯の量を少なめに食べておかずでお腹を満たしている。

朝食は７時に自宅で缶コーヒー（無糖）とごはん100gとサニーレタス１枚とスーパーの総菜（肉団子やメンチカツ，鶏唐揚げなど）を食べている。レタスなど野菜類にはノンオイルドレッシングをかけて食べている。昼食は12〜13時，夕食19〜22時に外食中心の食事である。内容は和定食や回転寿司，ラーメンや牛丼などを１食800kcal目安に食べている。アルコールは接待などで日本酒一合またはビール中ジョッキ１杯程度。

❷ 初回食事調査

現在の摂取栄養量は，栄養指導で聞き取った内容より概算した。

エネルギー：2,100 kcal，たんぱく質：80 g（エネルギー比15.2%），脂質：60 g（エネルギー比25.7%），コレステロール：300mg，水分：2,000 mL，食塩相当量：10 g程度

3）症例の経過

退院１か月後に再指導。１日３食とインスリン注射は継続している。食事記録を持参した。仕事中のアイスの試食は１口だけに減らし，残りは廃棄するようにしている。朝食と夕食はなるべく自炊し，外食は昼食のみ利用し，メニューの選び方に気をつけている。これまでは和食や寿司を食べていれば安心と思っていたが，コレステロールの摂取が多かったと知り，イクラや茶わん蒸し，卵料理のメニューは控えている。家では病院食と同じ量の主食を食べて，おかずはたんぱく質を多く含む主菜と野菜・きのこ・海藻類などの副菜を組み合わせて食べている。食物繊維の重要性を知ったので，妻の協力も得て宅急便でお浸しを送ってもらうか，市販のサラダを利用している。このほか，毎日バナナを１本食べるようにした。アルコールは飲んでいない。運動はまだ始めていないが，本日，主治医に確認してから以前のように通勤時の歩数を増やし，歩数を記録していきたいと考えている。

<身体計測>

身長：170.0cm，体重：74.0 kg，BMI：25.6 kg/m^2（肥満１度）

<臨床検査>

項目名	血圧	TP	LDL-C	HDL-C	TG
数　値	125/75 mmHg	7.2 g/dL	90 mg/dL	53 mg/dL	150 mg/dL
項目名	Non-HDL-C	空腹時血糖	HbA1c（NGSP）	BUN	Cr
数　値	120 mg/dL	140 mg/dL	7.6 %	16 mg/dL	1.3 mg/dL
項目名	eGFR		尿糖	尿タンパク	
数　値	95 mL/min/1.73m^2		（—）	（—）	

＜食事調査＞

持参した3日間の食事記録より算定。食事記録は重量の記載がなく，栄養指導で聞き取った内容をもとに概算した。

エネルギー：1,900 kcal，たんぱく質：75 g（エネルギー比15.8%），脂質：50 g（エネルギー比23.7%），コレステロール：220 mg，食塩相当量：8 g程度

Memo

心不全
【入院】での栄養ケアプラン作成

1. 症例の病態：心不全

（1）病因・病態

　心臓は生きている限り血液を全身に送り続けているポンプのような臓器である。その心臓に何らかの異常（虚血性心疾患，高血圧，心臓弁膜症，心筋症，不整脈，先天性心疾患，など）により負担がかかり，働きに支障が出て，全身に血液を十分に届けられなくなった状況を心不全という。つまり心不全とは病名ではなく，さまざまな原因によって心臓の働きに異常が起きることで発生した状態を指す。

　心不全の3大要因として虚血性心疾患，高血圧，心臓弁膜症があげられる。なかでも近年，食生活の西洋化から，動脈硬化，心筋梗塞，狭心症などが原因の虚血性心疾患による心不全が多くなっており，短期間で悪化する急性心不全の主要因となっている。一方，慢性心不全は，高血圧，心臓弁膜症が原因で長年に渡り心不全の症状を呈する。

　心不全を引き起こす原因となる動脈硬化，心筋梗塞，狭心症，また高血圧は，肥満や糖尿病，脂質異常症，ストレス，食塩の摂取過剰，喫煙などが関係していることから，心不全も生活習慣と深くかかわっている。

　心臓（図11-1）で血液の流れをみると，全身から静脈が集まり，上大静脈から心臓の右房に入り，三尖弁を通り右室に入る。右室から肺動脈弁を通り左右の肺に肺動脈から入るが，ここまではCO_2の多い静脈血である。そして，肺でCO_2はO_2と交換されO_2の多い

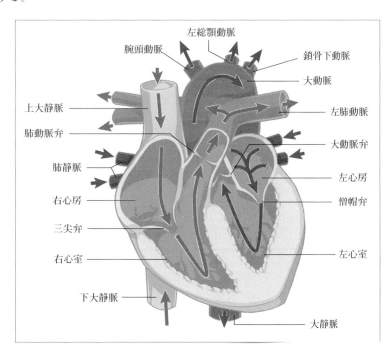

図11-1　心臓の構造と血液の流れ

肺静脈が心臓の左房に入り，僧帽弁を通り，左室に入る。左室から大動脈弁を通り，大動脈から全身へと流れている。この順路により，右房，右室と左房，左室の血液の鬱滞によって心不全の病態は変わってくる。

（2）症 状

心不全の多くの症例では，左室機能障害が関与していることがわかっている。

左心不全が起きると，肺から血液が戻って来られなくなることに加え，全身に血液を送ることができなくなり，呼吸困難，喘鳴，起坐呼吸*などが起きる。

右心不全は，左心不全に続いて起きることが多く，全身からの血液が心臓に戻って来ることができずに，全身に血が鬱滞し，浮腫，食欲不振，心窩部（みぞおち）の痛みなどが起きる。

右心不全を起こしている場合は，左心不全を合併している場合が多く，両心不全では両方の症状をきたす（表11-1）。

表11-1　心不全の症状

左心不全の症状	右心不全の症状
血液が左心室，左心房，肺循環器系に鬱滞し，肺鬱血，肺水腫をきたす⇒　呼吸困難，起坐呼吸，咳，全身倦怠感，血痰，チアノーゼ 心拍出量減少により血圧が下がる	左心不全の後に右心不全が起こりやすい。右心室，体全体の循環静脈系の鬱滞をきたす⇒　下半身の著名な浮腫 胃腸鬱滞⇒食欲不振 肝臓鬱滞⇒肝腫大，腹水

（3）病期分類

自覚症状による重症度評価にはNYHA心機能分類（表11-2）が広く用いられている。

また，自覚症状に加え，身体所見，胸部X線検査，心臓超音波検査，血中酸素飽和度，血液ガス分析，心電図検査，血液検査，尿検査などの検査が行われる。

表11-2　NYHA心機能分類

分　類	説　明
Ⅰ	心疾患はあるが身体活動に制限はない。日常的な身体活動では著しい疲労，動悸，呼吸困難あるいは狭心痛を生じない。
Ⅱ	軽度ないし中等度の身体活動の制限がある。安静時には無症状，日常的な身体活動で疲労，動悸，呼吸困難あるいは狭心痛を生じる。
Ⅲ	高度な身体活動の制限がある。安静時には無症状。日常的な身体活動以下の労作で疲労，動悸，呼吸困難あるいは狭心痛を生じる。
Ⅳ	心疾患のためいかなる身体活動も制限される。心不全症状や狭心痛が安静時にも存在する。わずかな労作でこれらの症状は増悪する。

資料：New York Heart Association（ニューヨーク心臓協会）

（4）治 療

心不全慢性期には予後の改善，再入院の予防，QOLの改善，突然死の予防のために治療は行われている。生活習慣が大きくかかわっているため，栄養管理，運動や休養，睡眠，ストレスなどへの注意，禁煙が重要となる。また，薬剤にはβ遮断薬，アンジオテンシン変換酵素（ACE）阻害薬，アンジオテンシンⅡ受容体拮抗薬（ARB），ミネラルコルチコイド受容体拮抗薬（MRA）がある（表11-3）。

---

*呼吸困難が臥位（がい）（あおむけに寝ている状態）で増強し，起き上がって座っていると軽減する臨床的徴候。椅子に腰かけた状態で机に枕を乗せ，そこに顔を乗せてもたれかかるようにすることで呼吸が楽になる。

表11-3　治療薬の種類と働き

薬　剤	働　き
β遮断薬	心臓の収縮力を促進する交感神経を抑制する働きがある。
アンジオテンシン変換酵素（ACE）阻害薬	肝臓でアンジオテンシノーゲンが産生されると腎臓から産生されたレニンによってアンジオテンシンⅠ，さらに内皮細胞表面のACEによって，活性を有するアンジオテンシンⅡになり，副腎皮質からのアルドステロンの産生を促す。このアルドステロンは血管障害と繊維化や血栓性亢進など心血管病変を起こし，心不全への有害作用が起こるためアンジオテンシンⅠ⇒アンジオテンシンⅡになるのを阻害する。予後改善効果がある。
アンジオテンシンⅡ受容体拮抗薬（ARB）	アンジオテンシンⅡ受容体に働き，心不全悪化を防ぐ。ACE阻害薬と同等の働きがある。
ミネラルコルチコイド受容体拮抗薬（MRA）	心不全悪化を防ぐ。予後改善効果がある。

（5）栄養療法

　肥満は，虚血性心疾患をはじめとする心不全の原因となる疾患の危険因子であるため，肥満が見られる場合には，まず標準体重（BMI 22（kg/m²））に是正することを目標に栄養指導を行う。

　食事は心不全単独では，適正エネルギーで消化の良いものをバランスよく摂る。

　過剰な体液，浮腫がある場合は食塩制限が必要である。1日の食塩相当量は6g未満とする。また，重症の場合は1日当たり3gとする。

　水分は軽症では制限はないが，浮腫があり重症の場合は「1日の尿量＋不感蒸泄量」とする。

　たんぱく質については，低アルブミン血症を起こすことがあることから，1日当たりのたんぱく質は1〜1.2g/体重（kg）とする（表11-4）。

表11-4　1日の摂取目安量

項目	軽症時	中等症時	重症時(浮腫あり)
エネルギー	適正エネルギー	適正エネルギー	適正エネルギー
たんぱく質(/体重(kg))	1〜1.2g	1〜1.2g	1〜1.2g
食塩相当量	6.0g未満	6.0g未満	3g
水分	制限なし	制限	1日の尿量＋不感蒸泄量
その他注意点	消化の良いもの		

（6）類縁疾患との関係：メタボリックシンドロームとの関係

　心不全には，メタボリックシンドロームが影響していることが多い。急性心不全の原因の30％以上が虚血性心疾患であり，肥満，脂質異常症，糖尿病が大きく影響している。また日本人の場合，高血圧症による慢性心不全も多い。慢性心不全の場合にも，高血圧を引き起こす肥満，脂質異常症などが関係している。いずれの心不全においても，栄養管理のほか，運動や休養（睡眠），ストレスなどへの注意，禁煙が必要であり，生活習慣が大きくかかわっている。

（7）この疾患を理解するために必要な知識

　心臓の働きと虚血性心疾患，糖尿病，腎臓病，内分泌疾患（甲状腺機能亢進症など）等の心不全の原因疾患についても，基礎知識を知っておきたい。

2. 心不全症例（入院患者　栄養指導依頼例）

1）医師からの指示とカルテ情報

❶ 医師からの指示

　標準体重を理解し，そのための具体的な食事の摂り方と，その際に気をつけることについて指導してください。また食塩量を減らす食事の作り方の指導も併せてお願いします。

❷ 初回指導時カルテ情報

年齢56歳，男性

主病名及び合併症：慢性心不全　肥満症　高血圧　脂質異常症

主　訴：特になし

既往歴：高尿酸血症

家族歴：母親（脂質異常症）

現病歴：

30代頃から体重が増え始め，30代後半には高血圧を発症，脂質異常症も見られ，痛風発作を起こした。その後，薬を服用することで，落ち着いたが，精査のため入院することとなった。

薬剤の使用状況（栄養状態・栄養指標に影響を与える薬剤）：

アンジオテンシン変換酵素（ACE）阻害薬

身体計測値：身長：167 cm，現体重：78 kg，BMI：28 kg/m^2，IBW：61.3 kg

臨床検査数値

項目名	血　圧	TP	Alb	ALP	AST
数　値	165/98 mmHg	7.6 g/dL	4.0 g/dL	210 U/L	56 U/L
項目名	ALT	LDH	γ-GT	ChE	空腹時血糖
数　値	98 U/L	320 U/L	85 U/L	270 U/L	108 mg/dL
項目名	HbA1c	TC	TG	HDL-C	LDL-C
数　値	6.2 %	286 mg/dL	250 mg/dL	33 mg/dL	203 mg/dL

2）管理栄養士が収集した情報（食事調査，生活状況聞き取り等）

❶ 初回栄養指導の際，患者から聞き取った情報

＜患者プロフィール，生活背景＞

　仕事は営業職で，外食が多く，アルコールも飲む機会が多い。ストレスは多い方である。家族は妻と大学生の息子の3人家族。

＜食歴＞

　朝食は自宅で食べている。昼食は外食でハンバーグ定食が多い。また夕食は飲みながら外食で，ラーメンも食べる。外食が多く，味は濃いものが好きである。

❷ 初回食事調査

　食事記録は重量の記載がなく，栄養指導で聞き取った内容を概算した。

　エネルギー：2,300kcal，たんぱく質：83.95g（エネルギー比：14.6%），脂質：87.4g（エネルギー比：34.2%），飽和脂肪酸：20.95g（エネルギー比：8.2%），炭水化物：294.4g（エネルギー比：51.2%），

食塩相当量：15 g

3）症例の経過

　入院後の栄養管理では，高血圧と脂質異常症（高LDL-C, 高TG）への対応食とし，モニタリングした。徐々に足のむくみは軽減され，倦怠感も改善した。

＜身体計測＞（1か月後）

　体重：75 kg，BMI：26.9 kg/m^2

＜臨床検査＞

項目名	血圧	AST	ALT	γ-GT	HDL-C
数　値	150/95 mmHg	36 U/L	47 U/L	50 U/L	39 mg/dL

項目名	LDL-C	TG
数　値	170 mg/dL	180 mg/dL

3. 心不全症例の栄養アセスメントの方法

1）栄養アセスメントの方法

　まずは情報を整理分類してみる。病歴等，身体計測，臨床検査，食事調査などの結果から栄養状態を総合的に判定する。診療録，看護記録等には多くの情報があるが，「心不全になった理由は何か？」を情報の中から探索することを目的に，必要な情報を選択する。分類整理した情報で，基準があるものは一つひとつ評価を行う。

　この章の心不全疾患の情報を分類整理し，評価を加えると下記のようになる。

❶ 病歴等（O：Object 客観的データ）

診療録（カルテ）・看護記録などほかのスタッフからの情報	
年齢	56歳
性別	男性
主たる疾患名	慢性心不全　肥満症　高血圧　脂質異常症
主訴	特になし
現病歴	30代頃から体重が増え始め，30代後半には高血圧を発症，脂質異常症も見られ，痛風発作を起こした。その後，薬を服用することで，落ち着いていたが，精査のため入院となった。
患者プロフィール，生活背景	仕事は営業職で，外食が多く，アルコールも飲む機会が多い。ストレスは多い方である。味は濃いものが好きである。朝食は食べている。昼食は外食でハンバーグ定食が多い。また夕食はアルコールを飲みながら外食で，ラーメンも食べる。
既往歴	高尿酸血症
家族歴	母親（脂質異常症）
家族構成，家庭環境	妻，大学生の息子の3人。
体調	足にむくみがあり，倦怠感がある。
薬剤の使用状況	（栄養状態・栄養指標に関連する薬剤） アンジオテンシン変換酵素（ACE）阻害薬

❷ 身体計測値を評価する。（O：Object 客観的データ）

項　目	測定値	基準値と比較し評価
身長	167 cm	
体重	78 kg	肥満
体脂肪	35 %	多い
IBM	28.0 kg/m²	肥満1度
標準体重	61kg	
標準体重との比較	127.9 %	＋27.9%

❸ 臨床検査（血液検査，尿検査，生理学的検査，他）の中で当該患者の栄養状態と関係があると考えられる項目を選び，栄養学的視点から評価する。（O：Object 客観的データ）

基準値と比較して「高い・低い」の評価ではなく，検査項目ごとにガイドラインの基準と比較した結果を記載することや，どのような疾患が予測できるのかなどを考えて簡潔に記載する。

	検査値	基準値(例)	評価
血圧 (mmHg)	165/98	140/90未満	高値のため高血圧
TP (g/dL)	7.6	6.7 - 8.2	
Alb (g/dL)	4.0	3.5 - 5	
ALP (U/L)	210	80 - 260	
AST (U/L)	56	8 - 40	高値のため肝機能障害
ALT (U/L)	98	4 - 40	高値のため肝機能障害
LDH (U/L)	320	130 - 235	高値のため肝障害
γ-GT (U/L)	85	男 5 - 60	高値のため肝障害（脂肪肝あるいはアルコールが原因）
ChE (U/L)	270	男　203 - 460	
空腹時血糖 (mg/dL)	108	65 - 109	
HbA1c (%)	6.2	4.7 - 6.2	
TC (mg/dL)	286	120 - 219	高値のため脂質異常症
TG (mg/dL)	250	50 - 149	高値のため高中性脂肪血症
HDL-C (mg/dL)	33	35 - 80	低値
LDL-C (mg/dL)	203	60 - 139	高値のため高LDL-C血症

❹ 臨床診査の所見の中で患者の栄養状態と関わる所見を抽出し評価する。
（O：Object 客観的データ）

臨床診査所見
特になし

❺ 摂取栄養量および栄養補給法の評価。（O：Object 客観的データ）

（a）必要栄養量の推定（個人の栄養摂取量を評価する基準となる）

	推定値	推定方法
エネルギー	1,800kcal	簡便法によるエネルギー投与量の推計式を用いる。 [25〜30kcal×標準体重 (kg)]を用いる。 25 kcal×61 kg = 1,525 kcal, 30 kcal×61 kg=1,830kcal 以上から1,800 kcalとした。
たんぱく質	70 g	たんぱく質エネルギー比13〜20%で設定。 1,800×0.13／4 =58.5g, 1,800×0.2／4 =90g 以上から中間の値として70 gとした。
脂質	50 g	脂質エネルギー比 20〜25%で設定。 1,800×0.25／9 = 50g 50 gとし動物性脂肪を制限。
水分	1,800 mL程度	30 mL×体重(kg)で設定。 30mL×61kg =1,830 mL
食塩相当量	6 g未満	高血圧であるため「高血圧治療ガイドライン」より6 g未満に設定

（b）現在の栄養摂取量

	初回栄養指導の聞き取りから	
経口摂取	エネルギー	2,300 kcal
	たんぱく質	84 g（エネルギー比 14.6%）
	脂質	87 g（エネルギー比 34.2%），うち飽和脂肪酸 20.95 g
	炭水化物	294.4 g（エネルギー比 51.2%）
	食塩相当量	15 g

（c）摂取栄養量および栄養補給法の評価

基準である目標栄養量と比較し，心筋梗塞の要因を探索し，評価する。

評　価
目標とするエネルギー量1,800kcal，食塩摂取量6 g未満に対して，現状のエネルギー量2,300kcal，食塩摂取量15 gは多い。

❻ カルテ等から得た情報を参考にして，患者から情報の聞き取りを行う。聞き取った栄養関連の情報を記述する。（S：Subject 主観的データ）

患者から聞き取った情報	
食歴	仕事は営業職で，外食が多く，アルコールも飲む機会が多い。ストレスは多い方である。味は濃いものが好きである。朝食は食べている。昼食は外食でハンバーグ定食が多い。また夕食はアルコールを飲みながら外食で，ラーメンも食べる。
現在の食事	病院の食事は，味が薄く，食欲があまり出ない。

2）栄養診断とリスク評価

❶ 関連図の作成

　栄養アセスメントの項目を評価し，栄養上の問題と考えられる情報の関連図を作成する。症例自身の行動（食生活や身体活動）と数量化された身体計測，臨床検査データを関連付けて考えるのが重要である。

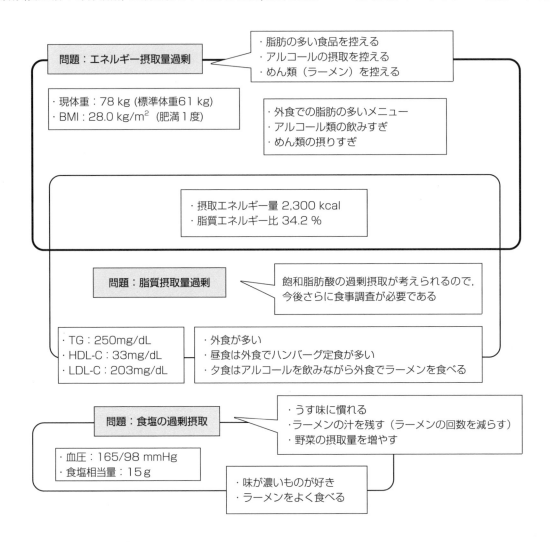

❷ 栄養診断

　関連図を描き，グループ分けを行ったなら，グループに問題名をつける。それを優先順位の高い順に並べて問題リストを作成する。本症例のような慢性心不全患者においては，問題のグループに含まれる症例自身の行動（食生活や身体活動）が，その問題の主たる原因であり，数量化された身体計測，臨床検査データは徴候である。

　P. E. S. の関係は，「この問題（P）＝栄養判定名は，この原因（E）と関連する。根拠は，この徴候・症状（S）である」と表現できること。

#1	問題（P）	エネルギー摂取量過剰
	原因（E）	外食が多い 夕食時はアルコールを飲みながら外食，ラーメンも食べる
	徴候・症状（S）	体重：78 kg（標準体重61 kg） BMI：28.0 kg/m^2（肥満1度）
#2	問題（P）	脂質摂取量過剰
	原因（E）	外食が多い 昼食は外食でハンバーグ定食が多く，夕食にはラーメンも食べる
	徴候・症状（S）	TG：250 mg/dL，LDL-C：203 mg/dL，HDL-C：33 mg/dL
#3	問題（P）	食塩の過剰摂取
	原因（E）	味が濃いものを好み，外食が多い。 夕食にはラーメンを食べる。
	徴候・症状（S）	高血圧（血圧 165 / 98mmHg）

リスク評価（列挙した問題の今後の見通し）：将来起こりうるあらゆる状況の想定
心臓に負担がかかる一方，糖尿病の発症が懸念される。また肥満は，ひざへの体重負荷となり，歩行に困難をきたす恐れがある。

4. 心不全症例の栄養介入計画作成方法

1）栄養管理の目標を設定する

　入院中においては，食事の調整を行いながら，体重や体組成，臨床検査データ，摂取栄養量をモニタリングし，なるべく変化をわかりやすく数値化し，患者や医療者と共有するようにする。また栄養管理の長期目標については半年から1年後を目安にし，また短期目標では患者のペースに合わせながら，次回指導日までに達成できそうな目標を積み重ねていくことが大切である。

2）栄養処方

　必要栄養量とほぼ同じ内容とした。初期計画の段階で栄養量を付加または減量する必要はない。水分は心不全の合併が見られないため，特に管理する必要がないので自由摂取とした。

栄養管理の長期目標 （ゴール）	・バランスの良い食事の摂り方が実践できる。 ・食塩摂取量を1日6g未満にする。 ・1年後の体重をBMI25以下にする。
栄養管理の短期目標 （いつまでに何を）	・バランスの良い食事の摂り方を理解する。 ・食塩量を1日10〜7g未満にする。 ・1か月後の体重を2kg減量する。

	設定量	根　拠
エネルギー	1,800kcal	［25〜30kcal×標準体重 (kg)］を用いる。 25 kcal×61 kg = 1,525 kcal, 30 kcal×61 kg = 1,830kcal 以上から1,800 kcalと設定
たんぱく質	70 g	たんぱく質エネルギー比13〜20％で設定。 1,800×0.13／4 =58.5g, 1,800×0.2／4 = 90g 以上から中間の値として70gとした。
脂　質	50 g	脂質異常症のため脂質エネルギー比 20〜25％で設定。 以上から脂質エネルギー比25％とし50gとした。
水　分	1,800 mL	30 mL×体重（kg）で設定。 30 mL×61kg = 1,830 mL
食塩相当量	6 g未満	高血圧であるため「高血圧治療ガイドライン」より6 g未満に設定

栄養補給方法（補給ルート，食事形態等）
経口摂取。食事形態に制限はない。バランスが良く，消化に良い内容の食事をよく噛んで食べるようにする。

3）初期計画を立てる

　問題リストの各問題に対応した栄養介入計画を，Mx）：モニタリングの計画，Rx）：栄養療法の計画，Ex）栄養教育の計画に分けて記述する。モニタリングの計画は徴候・症状に基づき記述し，栄養療法の計画は栄養処方に基づき記述する。本症例は，生活習慣を見直すことが重要であるので食事と生活習慣について記述した。

	問題（P）	エネルギー摂取量過剰
#1	Mx）モニタリングの計画	体重，食事摂取量調査，身体活動量調査。
	Rx）栄養療法の計画	1,800kcalの常食。たんぱく質70 g。
	Ex）栄養教育の計画	ごはんの分量を量って覚える。食後30分してから30分歩く。
	問題（P）	脂質摂取量過剰
#2	Mx）モニタリングの計画	LDL-C，HDL-C，TG，食事摂取量の調査。
	Rx）栄養療法の計画	脂質エネルギー比 25％以下とする。
	Ex）栄養教育の計画	脂質異常症の原因を知る。毎食の献立を記録する。食後の歩きと動物性脂肪の制限食。
	問題（P）	高血圧（食塩の過剰摂取）
#3	Mx）モニタリングの計画	血圧，食事摂取量の調査。
	Rx）栄養療法の計画	食塩6 g未満。
	Ex）栄養教育の計画	入院中に食品の食塩含有量を調べる。美味しく食べられる方法を学ぶ。食塩6 g未満の制限食の味になれる。

5. 心不全症例の栄養モニタリングと評価，および経過記録作成の方法

介入時栄養指導時から1か月後のSOAPを用いた評価と経過記録の作成。

S：主観的情報（Subjective Data）O：客観的情報（Objective Data）

A：アセスメント（Assessment）P：プラン（Plan）

栄養診断	#1　エネルギー摂取量過剰　　#2　脂質摂取量過剰　　#3　食塩の過剰摂取
S	食後30分後に30分程度歩くようにした。食塩については，1日6g未満の病院の食事は味が薄く，食欲が出ない。
O	介入1か月後の変化：体重は3kgの減量。血圧も入院時の165/98 mmHg から入院中に150/95mmHg に改善された。AST：36 U/L，ALT：47 U/L，γ-GT：50 U/L，HDL-C：39 mg/dLといずれも改善され，AST，γ-GTは基準値に収まっている。
A	1日1,800kcal，食塩相当量6g未満の治療食は，患者にとっては味が薄いようである。データは改善しているので，食欲を優先し，徐々に食塩摂取量を減らしていくのがよいと判断した。
P	Mx）体重測定（BMI），血圧，TC，LDL-C，HDL-C，TG，AST，ALT，γ-GT，食事摂取量調査，身体活動量調査 Rx）摂取エネルギー量：1,800kcal，たんぱく質：70g，脂質：50g，食塩相当量6g未満とする。アルコール，ラーメンは控える。昼食のハンバーグは週1回程度とする。ラーメンの汁は残す。 Ex）治療食に慣れるまで，食事に梅干し1個（5g，11％食塩濃度）をつけて，1日の食塩相当量＋1.5gで合計7.5g摂取とすることにし，徐々に6g未満を達成できるようにした。入院時のAST，ALT，γ-GTの値から脂肪肝がみられるため，ラーメン，アルコールは控えるように指導。昼食のハンバーグは週1回程度に減らす，またラーメンの汁を残すことは食塩，動物性脂肪，プリン体の制限になるなど，日常の食事への気配りが健康に及ぼす影響を指導した。

6. 心不全症例（入院の場合）の栄養指導記録の作成

　栄養指導記録の書式は，病院・施設ごとに多様である。記載方法はSOAPで記載することが推奨される。SOAPは他の医療職種も記録作成に活用しているからである。日本栄養士会は栄養指導記録のSOAP記載のAの欄にPES報告を入れることを推奨している。

　入院患者の章は，診療報酬の様式である「栄養管理計画書」へ応用した例を記載する。

1）入院時栄養状態に関するリスク

BMI：28 kg/m^2，血圧：165/98 mmHg，AST：56 U/L，ALT：98 U/L，γ-GT：85 U/L，LDL-C：203mg/dL，HDL-C：33 mg/dL。食事に関しては，外食が多く，エネルギー摂取（2,300kcal），脂質摂取（エネルギー比34.2％），食塩相当量（15g）ともに過剰となっていた。

2）栄養状態の評価と課題

　#1　肥満およびエネルギー摂取過剰
　#2　脂質・食塩相当量の摂取過剰
　#3　食事の重要性についての認識不足

3）栄養管理計画

❶ 目標

現在の体重78kgから標準体重61 kgへの減量に向けて，まずは3 kg/月の減量を目標とする。また食塩摂取量を現在の15 g/日から6 g未満となるよう，うす味に慣れるようにするとともに，病気についての理解を深める。

❷ 栄養補給量

エネルギー：1,800 kcal，たんぱく質：70.0 g，脂質：50.0 g，水分：1,800 mL，食塩相当量：6 g未満

❸ 栄養補給方法

経口摂取

❹ 栄養食事相談に関する事項

・入院時栄養食事指導の必要性：あり　　内容：病院での治療食の説明と注意点

・栄養食事相談の必要性：あり　　　　　内容：食事の量とバランス，適切な食塩の摂り方を理解する。

・退院時の指導の必要性：あり　　　　　内容：自宅での食事の摂り方，また外食時の食事の摂り方について継続して指導する。

❺ 退院時及び終了時の総合的評価

入院中の治療食から，エネルギー量と各栄養素の適切なバランスを理解できるようなった。食塩相当量（6 g未満）については，努力してもらい，うす味にも慣れるようになったが，退院後に外食が始まると元に戻ってしまうことも懸念されるので，今後も外来で継続的に指導していく。

＜参考文献＞
1）佐藤幸人著『心不全の基礎知識第2版』文光堂，2020.
2）日本循環器学会編集『心不全療養指導士認定試験ガイドブック』南江堂，2020.
3）百村伸一・鈴木誠編集『慢性心不全のあたらしいケアと管理』南江堂，2015.
4）後藤昌義・瀧下修一『新しい臨床栄養学改定第6版』南江堂，2014.
5）渡邉早苗・寺本房子・松崎政三編著『臨床栄養管理』建帛社，2018.
6）日本循環器学会/日本心不全学会合同ガイドライン『急性・慢性心不全診療ガイドライン（2017年改訂版)』
7）日本循環器学会/日本心不全学会合同ガイドライン『2021年JCS/JHFSガイドライン フォーカスアップデート版 急性・慢性心不全診療』
8）独立行政法人国立病院機構 大阪南医療センターホームページ『心不全』

第11章　演習問題

慢性心不全患者（入院 栄養指導例）

1）医師からの指示とカルテ情報

少し体重を落とすように，食事の摂り方を指導して下さい。

❷ 初回指導時カルテ情報

初回指導時
カルテ情報

| 68歳　女性 |

主病名及び合併症：慢性心不全　糖尿病　高血圧　脂質異常症

主訴：倦怠感があり手がしびれるとの訴えがあり，精査のため入院となった。

家族歴：母（糖尿病）

現病歴：慢性心不全

薬剤の使用状況（栄養状態・栄養指標に影響を与える薬剤）：オイグルコン（血糖降下剤）

身体計測：身長：156.0cm，現体重：75.0kg，BMI：30.8 kg/m^2（肥満２度），体脂肪：38.0 %

臨床検査数値

項目名	血　圧	TP	Alb	ALP	AST
数　値	150/93 mmHg	7.8 g/dL	4.5 g/dL	200 U/L	40 U/L
項目名	ALT	LDH	γ-GT	ChE	空腹時血糖
数　値	70 U/L	300 U/L	36 U/L	260 U/L	123 mg/dL
項目名	HbA1c	TC	TG	HDL-C	LDL-C
数　値	7.2 %	250 mg/dL	280 mg/dL	78 mg/dL	116 mg/dL

臨床診査所見：肥満

2）管理栄養士が収集した情報

❶ 初回栄養指導の際，患者から聞き取った情報

＜患者プロフィール，生活背景＞

現在，38歳の息子とその嫁（33歳）と孫２人（８歳と５歳の女児）の５人暮らしである。息子夫婦は共働きで，患者が孫の世話をしている。孫と一緒に甘いものをよく食べる。

＜食歴＞

３食はきちんと摂っており，味付けもうす味に注意している。肥っていることは自覚しており，ご飯は１食100ｇを計って食べている。めん類はうどんが好きで，週２回は食べている。また甘いものが好きで間食は多い方である。果物も好きでよく食べる。

❷ 初回食事調査

持参した３日間の食事記録より算定，食事記録は重量の記載がなく，栄養指導で聞き取った内容をも

とに概算した。

　エネルギー：2,100 kcal，たんぱく質：60 g（エネルギー比 11.4%），脂質：50 g（エネルギー比 21.4%），水分：2,100 ml，食塩相当量：7 g

❸ 入院時の食事管理

　エネルギー：1,500kcal，たんぱく質：60 g（エネルギー比16%），脂質：45 g（エネルギー比27%），水分：1,600mL，食塩相当量：6 g未満

3）症例の経過（1か月後の状態について）

　入院中は間食のない糖尿病食で栄養管理を行った。手のしびれは取れ，倦怠感もなくなった。

＜身体計測＞

　身長：156cm，体重：72 kg，BMI：29.5 kg/m^2

＜臨床検査＞

項目名	血　圧	TP	Alb	ALP	AST
数　値	140/85 mmHg	7.5 g/dL	4.3 g/dL	190 U/L	30 U/L
項目名	ALT	LDH	γ-GT	ChE	空腹時血糖
数　値	35 U/L	200 U/L	35 U/L	250 U/L	100 mg/dL
項目名	HbA1c	TC	TG	HDL-C	LDL-C
数　値	7.1 %	216 mg/dL	130 mg/dL	75 mg/dL	115 mg/dL

脳血管疾患【入院】での栄養ケアプラン作成

1. 症例の病態：脳出血・脳梗塞・くも膜下出血

1）脳出血

（1）病因・病態

脳血管疾患(脳卒中)とは，脳血管のトラブルが原因で起こる脳・神経の疾患の総称である。その中でも代表的な疾患としてあげられる脳出血は，脳内の細い血管が破れ，脳実質内へ出血し，あふれでた血液が周囲の組織を障害することで，症状が出現する。被膜出血，視床出血，皮質下出血，脳幹出血などがある。ほとんどが高血圧に伴う動脈硬化で，血管が傷み，脳血管の破綻が生じる。

（2）症　状

障害部位により片麻痺や意識障害，運動失調，感覚障害など症状はさまざまである。血腫が小さければ症状も軽度であるが，大きな血腫では重度の麻痺や感覚障害，意識障害，失語などが現れる。

（3）診断基準と病期分類

脳の局所症状をＣＴ，ＭＲＩ，ＭＲＡ，血管造影などにより画像診断する。

高血圧の有無や出血箇所の数も重要なポイントである。慢性的な高血圧がコントロールされていない，もしくは未治療であった場合は，高血圧性脳出血の可能性が高い。意識レベルが低い場合は，脳ヘルニアが起きている可能性がある。

（4）治　療

脳出血の治療は，急性期と慢性期で治療の目的や内容が異なる。急性期の治療として，発症直後は血圧管理と脳浮腫の予防が最優先される。出血の範囲が広い場合は，痙攣発作を防ぐ治療も行う。安静と血圧のコントロールにより，血腫を増大させないことが第一である。また高血糖や低血糖も補正する。また急性期には，脳出血に伴う合併症として深部静脈血栓症や誤嚥性肺炎，消化管出血などの対策も重要である。

症状が少し安定し始めた時期を慢性期(回復期)といい，この時期の治療の最大のポイントは，再発の防止である。血圧のコントロール，痙攣やうつ状態にみられる意欲の低下に対しても注意を払う。

（5）栄養療法

脳血管疾患は病期（急性期，回復期，慢性期）によって栄養・食事療法は異なる（「4）脳血管疾患（脳出血・脳梗塞・くも膜下出血）の栄養療法」を参照)。

（6）類縁疾患との関係（高血圧との関係）

高血圧による脳出血では，血圧コントロール不良による再発が多くみられる。

（7）この疾患を理解するために必要な知識

脳出血は，何らかの原因で脳の血管が破れて出血する病気である。出血すると，周囲の血管も圧迫さ

れて破れ，一気に脳内に出血が広がる。血管が破れると，圧力で押し出された血液が繊細な脳組織の間をむりやり通り抜けるため，極めて深刻な被害をもたらす。数分で頭痛，手足のしびれ，吐き気，嘔吐，意識障害などが起こる。脳出血が起こりやすい季節と時間帯は，それぞれ11月〜3月，血圧変動が激しい日中の活動期である朝7時頃と夕方の5時頃である。また，前ぶれがなく突然発症するのが大きな特徴である。

2）脳梗塞

（1）病因・病態

　脳の血管が詰まったり破れたりする病気を，一般的に「脳卒中」と呼ぶが，脳の血管が詰まるタイプを「虚血性」という。脳梗塞になると，血管が詰まった部分から先の血流がストップしてしまい，細くなった血管内を濃い血液（ドロドロの血液）がちょろちょろとしか流れなくなる。そのため，酸素や栄養の供給が不足し，脳の神経細胞がダメージを受け，さまざまな症状が出てくる。

　脳梗塞には原因によって3つのタイプがある。脳の太い血管の内側にコレステロールの固まりができ，そこに血小板が集まって動脈をふさぐ「アテローム血栓性脳梗塞」，脳の細い血管に動脈硬化が起こり，そのために詰まってしまう「ラクナ梗塞」，心臓にできた血栓が流れてきて血管をふさぐ「心原性脳塞栓症」である。最近の日本では，食生活の欧米化や高齢化にともない，アテローム血栓性脳梗塞や心原性脳塞栓症が増加傾向にある（p.286，巻末参考資料参照）。

（2）症　状

　脳の循環障害に伴い，運動機能障害，知覚障害，言語障害などを合併する。梗塞を起こす部位によって，片麻痺や半側空間無視といった高次脳機能障害などさまざまな症状を呈する。脳梗塞は，突然に発症することが多い病気だが，脳梗塞を起こした約3割の患者は本格的な発作の前に「前ぶれ（前兆）：ＴＩＡ」発作を経験している。

（3）診断基準

　脳ＣＴ，ＭＲＩ・ＭＲＡ画像，頸動脈エコー，脳血管造影，心エコーにより診断する。

（4）治　療

　いかに早く血流を再開できるかがカギとなる。一般的に，発症直後から症状が不安定な時期を急性期（発症約1〜2週間），発症後1か月後ぐらいからを慢性期（回復期）という。発症直後から6〜8時間内が超急性期とされ，発症後4時間以内であれば，ｔ-ＰＡを使った「血栓溶解療法」が第一選択である。ｔ-ＰＡが無効または使えない場合は，「血栓回収療法」という治療法が有効である。発症24時間以内であれば，脳保護療法がある。

　一方，慢性期においては，薬物療法（降圧薬，脳代謝改善薬，脳循環改善薬，抗凝固薬，血小板凝固抑制薬など），基礎疾患の治療薬（脂質異常症，高血圧，糖尿病など），生活習慣の改善や片麻痺，構音・嚥下障害，半側空間失認などの障害に対するリハビリテーションが行われる。

（5）栄養療法

　脳血管疾患は病期（急性期，回復期，慢性期）によって栄養・食事療法は異なる（「4）脳血管疾患（脳出血・脳梗塞・くも膜下出血）の栄養療法」を参照）。

（6）この疾患を理解するために必要な知識

　脳は，それぞれの部位によって，手足を動かす，物を見る，記憶する，話すなど，いろいろな働きを分担している。そのため脳梗塞の症状は，詰まった部位（場所），大きさ（広がり），詰まり具合（程度），急に詰まったのか徐々に詰まったかなどの条件によって異なる。右側の脳の障害は左半身に麻痺が出て，左側の脳の障害は右半身に麻痺が出るという特徴がある。これは手足を動かす命令が，前頭葉と頭頂葉の境をなす「中心溝」の前にある運動野からはじまって，錐体経路と呼ばれる伝達路を通って手足に伝えられる。この錐体路が首のあたりで交差している。脳梗塞は，詰まった場所，大きさ，詰まり具合などによって症状が異なる。症状は半身の運動障害や感覚障害で始まることが多い。梗塞の起きた場所の反対側に麻痺が出るのが特徴である。

　アテローム血栓性脳梗塞は脳の太い血管が詰まる病気で，最大の原因は太い血管の動脈硬化である。睡眠中などの安静時に発症することが多い。

　ラクナ梗塞は細い血管の血流が途絶える病気であり，病巣が小さいので，症状に気づかない「無症候性脳梗塞」の場合もある。複数個所に発症し，脳出血が起こることもあるので要注意である。

　心原性脳塞栓症は不整脈が原因で心臓内にできた血栓が脳まで飛んできて詰まる病気であり，突然，何の前ぶれもなく発症し，重症化しやすい。約半数の人に「出血性梗塞」が見られ，出血性梗塞が起こると症状が重くなる。

3）くも膜下出血

（1）病因・病態

　脳の表面をおおう膜の1つである「くも膜」という薄い膜の下には，脳が活動するために必要な酸素と栄養を供給する血管（動脈）が走っている。その血管にこぶ（脳動脈瘤）ができ，そのこぶが何らかの理由で破裂すると，血液がくも膜と脳の表面との隙間にあふれ出血する。原因としては，動脈硬化や高血圧，喫煙，過度の飲酒などであり，一度破裂すると高い確率で再破裂し，致命的となる。高齢者だけでなく，20〜30代の若い人にも発症し，最も多いのは50〜60代である。また24時間いつでも発症する。

（2）症　状

　突然，経験したことのない「ハンマーでなぐられたような」激しい頭痛に襲われる。頭痛と同時に，吐き気を感じたり，実際に激しく吐いたりすることがある。重症の場合（出血量が多い）は，頭痛が始まってすぐに意識障害や呼吸障害が起こり，昏睡状態から覚めないまま死亡することもある。発症から数時間立つと「首の後ろ」を中心とした，首の付け根から肩にかけての部分が張り，硬くなってくるため，首が前に曲がらなくなる。手足を突っ張るようにして，痙攣が起こることもある。

（3）診断基準

　くも膜下出血の疑いがあれば，早急に確定診断のための検査を行う。ＣＴ検査やＭＲＩ検査で確認できない場合は，腰椎穿刺を行う。脳血管造影検査を行えば，出血の原因や位置・大きさなどがわかる。

　脳血管造影検査により，くも膜下出血の原因が脳動脈瘤によるものか，あるいは脳動静脈奇形によるものかなどが判明する。脳動脈瘤の位置や大きさ，数も判明する。

（4）治　療

　くも膜下出血の初期治療の目的は，脳動脈瘤の再破裂を防ぐこと，頭蓋内圧の管理，そして全身状態の改善にある。患者が重症な場合は，まず心肺蘇生など必要な救命処置と呼吸・循環の管理を行う。一

度破裂した脳動脈瘤が再破裂する危険性があり，再破裂すると死亡率がさらに上がる。急性期では脳動脈瘤の再破裂を防ぐ治療がきわめて重要である。また，くも膜下出血を起こしたあと，3日目ぐらいから2〜3週間の間に起こる現象に「血管攣縮」がある。これは，脳の血管が縮んで血流が悪くなる状態で，その結果，脳の血流が減り，脳梗塞を引き起こす原因となる。動脈瘤の再破裂を防ぐには外科的治療（手術）が行われる。手術が行えると判断した場合には，原則として出血後72時間以内に行う。手術の前には血圧の管理と頭蓋内圧の管理を行う。

（5）栄養療法

脳血管疾患は病期によって栄養・食事療法は異なる（「4）脳血管疾患（脳出血・脳梗塞・くも膜下出血の栄養療法）」を参照）。

（6）この疾患を理解するために必要な知識

くも膜下出血の手術は，脳動脈瘤の再破裂を防ぐためにも，できるだけ早期（72時間以内）に行う必要がある。ただし，患者の重症度によっては手術ができない場合もある。また外科的治療で脳動脈瘤の再破裂を予防しても，それで治療が終わるわけでなく，血管攣縮や水頭症，全身の合併症などの治療が必要となる。くも膜下出血の脳血管疾患は脳卒中の中では死亡率が高く，重症な病態である。

4）脳血管疾患（脳出血・脳梗塞・くも膜下出血）の栄養療法

脳血管疾患の発症には，高血圧，糖尿病，脂質代謝異常症などの生活習慣病の既往症のほか，喫煙，過度の飲酒，運動不足といった生活習慣が深くかかわっている。日本人の1日当たりの食塩摂取量は約12gであるが，さまざまなガイドラインではそれの半分以下の6g未満が望ましいとされている。また肥満を解消するために，過度の飲酒を避ける，適度な運動をするなども重要である。

十分な経口摂取が困難と判断された患者には，発症早期から経鼻経管での経腸栄養を施行する。嚥下状態が改善されれば，速やかに経口からの食事摂取を行うが，その際は嚥下障害の評価を行い，嚥下レベルに沿って段階的にアップしていく。

患者の多くは，急性期から回復期，維持期と長期にわたって治療を要することも少なくない。発症時の栄養評価と速やかな栄養障害の改善が推奨される。しかし急性期では栄養療法の導入時期が遅れ，回復期に移行する際に栄養障害に陥りやすい。よって優先度としては絶食期間の短縮である。

急性期の栄養療法としては，初めの数日は末梢静脈栄養とし，水分出納と電解質管理が中心となる。発症直後の急性期では，経口摂取が可能であっても食思不良を伴い十分な摂取量は確保できないことが多い。そのため，脱水にならないよう末梢輸液ルートからの等張輸液により水分バランスを整えるようにする。また，意識清明で嚥下障害がみられないか軽度の場合は，積極的に経口摂取を開始する。

患者の状態に応じて，48時間以内に，何らかの経腸栄養の投与を開始したほうがよい。その際，理論上の必要エネルギー量を補う必要はなく，エネルギーの過剰投与を回避する。

絶食期間の次に優先するのが経口摂取である。意識レベルの保たれている患者は経口摂取の可否を評価する。

脳血管障害は，突然に発症する疾患であり，病前には生活習慣病などで肥満患者の割合は多いものの，栄養不良の症例は少なく腸管機能も保たれていることが多い。さらに，侵襲性ストレスの強い急性期であるからこそ，ほかの疾患同様に経腸栄養を第一に選択すべきと考える。そのため脳血管障害の急性期

にあっても，可能な限り早期に経腸栄養を導入すべきである。入院後，直ちに栄養状態の評価を行い，薬物治療，外科的治療と同様，タイミングを逃すことなく速やかに栄養療法を導入することが重要である。

脳血管障害の患者に対して適切な栄養療法を実施するためには，個々の症例によって病態が異なり，それぞれに応じた栄養療法が必要である。

なお脳血管疾患の栄養療法の際の代表的な問題点として，嚥下困難，嚥下障害，意識障害による経口摂取の困難，食べ物の失認による摂取障害，運動まひや視力，視野異常による摂取不十分があげられる。

2. 脳血管疾患症例（入院患者　栄養指導依頼例）

1）医師からの指示とカルテ情報

❶ 医師からの指示

栄養状態の評価を実施し，経口摂取が困難な場合は早期から経鼻経管による経腸栄養を開始する。

❷ 初回指導時カルテ情報

初回指導時カルテ情報

| 年齢86歳，男性 |

主病名及び合併症：アテローム血栓性脳梗塞　本態性高血圧症　慢性心不全　慢性腎臓病

主　訴：感覚障害，頭痛，ふらつき

既往歴：左慢性硬膜下血腫　前立腺肥大症

家族歴：なし

現病歴：かかりつけ医から，高血圧と腎機能の低下を指摘され，投薬治療を受けていた。診療所であることから管理栄養士はおらず，栄養指導を受けたことはなかった。自宅の血圧計で測定したところ非常に血圧が高かった。その後，自宅で倒れ救急搬送された。

身体計測値：身長：152.6 cm，現体重：51.2 kg，BMI：21.9 kg/m^2，IBW：51.2 kg

薬剤の使用状況（栄養状態・栄養指標に影響を与える薬剤）：ノルバスク（血圧降下剤：Ca 拮抗剤），ブロプレス（血圧降下剤：持続性アンジオテンシン II 受容体拮抗剤），アロプリノール（痛風治療剤），ファモスタジン（消化性潰瘍剤），ポラキス（利尿剤），ハイペン（鎮暈剤），デパス（催眠鎮静剤，抗不安剤），モーラステープ（解熱鎮痛消炎剤）

臨床検査数値

項目名	血　圧	TP	ALP	AST	ALT
数　値	181/87 mmHg	7.9 g/dL	174 U/L	26 U/L	14 U/L
項目名	LDH	γ-GT	LD	空腹時血糖	HbA1c
数　値	249 U/L	19 U/L	249 U/L	98 mg/dL	5.4 %
項目名	TC	TG	HDL-C	LDL-C	eGFR
数　値	212 mg/dL	62 mg/dL	90 mg/dL	111 mg/dL	34 mL/min/1.73m^2

臨床診査所見：意識障害，運動麻痺，傾眠傾向

検査名：緊急脳血管造影

治療名：経皮的脳血管　血管形成術・右内頸動脈ステント留置術
　　　　　 t－PA（アルテプラーゼ）治療についての説明と同意書

2）管理栄養士が収集した情報

❶ 初回栄養指導の際，患者（家族）から聞き取った情報

＜患者プロフィール，生活背景＞

　認知症の妻が施設に入所したため，１人暮らしとなり６か月が経過していた。食事は県内在住の２人の娘が週末，食事作りのために帰省していた。不足分については患者が簡単な調理（味噌汁，炒め物）をしたり，お惣菜などを購入することで補っていた。炊飯や洗濯や掃除などは一通りできていた。

　腰部脊椎管狭窄症のため，運動は行っていなかったが，自宅周辺を休み休みの散歩と自宅内での体操を日課にしていた。

＜食歴＞

　若い頃より塩辛いものを好み野菜嫌いの傾向にあった。高血圧を指摘されても，刺身を肴に晩酌は毎日行っていた。１人暮らしとなり，食事の準備が面倒になると缶コーヒーや菓子パンなどで食事を済ませることもあった。娘たちが冷蔵庫を覗くと，漬物・佃煮・加工食品（麺類）を見かけることが多かった。

❷ 初回食事調査

　食事記録は重量の記載がなく，栄養指導（家族に対して）で聞き取った内容を概算した。

　エネルギー：1,500 kcal，たんぱく質：60 g，脂質：50 g，水分：1,500 mL，食塩相当量：15 g程度

3）症例の経過

　救急車で搬送された時点で，失語症はないものの，左片麻痺状態であった。そのため病棟のトイレへの車椅子駆動，椅子座位保持，ベッド起き上がり，排尿なども全介助であった。第２病日から経管栄養が開始となった。

　入院中に右内頸動脈ステント留置術，血栓回収術を行い，詰まった血管の血栓を取り除き，血液の流れは再開できた。引き続き転院先での入院療養を続けることとなった。

＜身体計測＞

　身長：152.6cm，現体重：49.4kg（標準体重比−1.8kg），BMI：21.2 kg/m^2，体組成：記録なし

＜臨床検査＞（入院90日　急性期病院→回復期リハビリテーション病院）

項目名	血圧	TP	ALP	AST	ALT	LDH
数値	135/60 mmHg	7.9 g/dL	174 U/L	20 U/L	12 U/L	249 U/L
項目名	γ-GT	LD	空腹時血糖	HbA1c	TC	TG
数値	19 U/L	233 U/L	100 mg/dL	5.2 %	178 mg/dL	69 mg/dL
項目名	HDL-C	LDL-C	白血球数	赤血球数	血色素	ヘマトクリット
数値	67 mg/dL	111 mg/dL	3,810 U/L	412万U/L	13.0 g/dL	39.3 %
項目名	eGFR		CAVI		ABI	
数値	34 mL/min/1.73m^2		右 14.1	左 10.8	右 0.85	左 1.05

＜食事調査＞

　病院食：嚥下調整食を全量摂取

　必要栄養量：嚥下調整（嚥下ピラミッドL４：高齢者ソフト食）のたんぱく質制限食

　エネルギー：1,400kcal，たんぱく質：40 g，食塩相当量：6 g未満

　総摂取栄養量（経口，経管，静脈すべて含む）：1,600kcal，たんぱく質：40 g

3. 脳血管疾患症例の栄養アセスメントの方法

1）栄養アセスメントの方法

　まずは情報を整理分類してみる。病歴等，身体計測，臨床検査，食事調査などの結果から栄養状態を総合的に判定する。診療録，看護記録等には多くの情報があるが，「脳血管疾患になった理由は何か？」を情報の中から探索することを目的に，必要な情報を選択する。分類整理した情報で，基準があるものは一つひとつ評価を行う。

　この章の脳血管疾患の情報を分類整理し，評価を加えると下記のようになる。

❶ 病歴等（O：Object 客観的データ）

診療録（カルテ）・看護記録などほかのスタッフからの情報	
年齢	86歳
性別	男性
主たる疾患名	アテローム血栓性脳梗塞，慢性心不全，慢性腎臓病(G3b)
主訴	左側のしびれ，感覚障害
現病歴	数年前からかかりつけ医にて高血圧の薬物治療を継続していたが，薬の飲み忘れなどもあり服薬コントロールが十分ではなかった。家庭内血圧が181/87mmHgと高かったため受診して安静に心掛けていたが，数日後自宅の納屋で朝方倒れているのを妻のケアマネージャーが自宅を訪問時に発見して救急車にて搬送された。
患者プロフィール，生活背景	1人暮らしとなり6か月が経過していた。食事は週末の差し入れ以外，不足分については簡単な調理（味噌汁，炒め物）やスーパーのお惣菜で補っていた。炊飯や洗濯や掃除などは一通りできていた。 脊椎管狭窄症のため，運動は行っていなかったが，自宅周辺で休み休みの散歩と自宅内での腰痛体操を日課にしていた。 若い頃より塩辛いものを好み野菜嫌いの傾向にあった。高血圧を指摘されても，刺身や漬物を肴に晩酌は毎日行っていた。食事の準備が面倒になると，朝食は缶コーヒーや菓子パンなど，昼食は冷凍うどんなどで食事を済ませることが多くなった。娘たちが冷蔵庫を覗くと，漬物・昆布佃煮・加工食品を見かけることが多かった。家族が宅配食を注文したが，口に合わないと不満を漏らし，そう長くは続かなかった。 お正月に家族が多数集まった際には，突然，支離滅裂な暴言があった。流涎（よだれ）と身体に脱力が見られたため，家族が病院の救急外来を受診するも入院には至らず，医師からは自宅で安静にするようにいわれただけであった。その後も夜中に娘宅へ電話などするなどの昼夜逆転も続いた。
既往歴	左慢性硬膜下血腫，前立腺肥大症
家族歴	特になし
家族構成，家庭環境	1人暮らし
薬剤の使用状況	(栄養状態・栄養指標に関連する薬剤) ノルバスク（血圧降下剤：Ca拮抗剤），ブロプレス（血圧降下剤：持続性アンジオテンシンII受容体拮抗剤），アロプリノール（痛風治療剤），ファモスタジン（消化性潰瘍剤），ポラキス（利尿剤），ハイペン（鎮暈剤），デパス（催眠鎮静剤，抗不安剤），モーラステープ（解熱鎮痛消炎剤）

❷ 身体計測値を評価する。（O：Object 客観的データ）

項　目	測定値	基準値と比較し評価
身　長	152.6 cm	
現体重	51.2 kg	（標準体重は51.2kg）
BMI	21.9 kg/m^2	

❸ 臨床検査（血液検査，尿検査，生理学的検査，他）の中で当該患者の栄養状態と関係があると考えられる項目を選び，栄養学的視点から評価する。（O：Object 客観的データ）

基準値と比較して「高い・低い」の評価ではなく，検査項目ごとにガイドラインの基準と比較した結果を記載することや，どのような疾患が予測できるのかなどを考えて簡潔に記載する。

検査項目	基準値と比較し評価
血圧：181/87 mmHg	高血圧治療ガイドラインにより，Ⅲ度高血圧である。
空腹時血糖：98 mg/dL	正常
HbA1c：5.4 %	問題なし
TG：62 mg/dL	問題なし
HDL-C：90 mg/dL	問題なし
LDL-C：111 mg/dL	問題なし
AST：26 U/L	問題なし
ALT：14 U/L	問題なし
eGFR：34 mL/min/1.73m^2	ＣＫＤ診療ガイドラインより，G３b
LD：249 U/L	120〜245 U/Lであり，やや高値

❹ 臨床診査の所見の中で患者の栄養状態と関わる所見を抽出し評価する。
（O：Object 客観的データ）

臨床診査所見
意識障害，嚥下障害，運動麻痺，傾眠傾向

❺ 摂取栄養量および栄養補給法の評価。（O：Object 客観的データ）

（a）必要栄養量の推定（個人の栄養摂取量を評価する基準となる）

	設定量	根　拠
エネルギー	1,400 kcal	傷病による代謝亢進は無い。このため，簡便法によるエネルギー投与量の推計式を用いる。［25〜35 kcal×標準体重（kg）］を用いる。 28 kcal×51.2 kg ≒ 1,434 kcal
たんぱく質	40 g	［0.6〜0.8 g×標準体重（51.2 kg）］を用いる（慢性腎臓病に対する食事療法基準2014年版）。 0.8 g ×51.2 kg ≒ 41 g たんぱく質エネルギー比：11.4 %
脂質	35 g	脂質エネルギー比20〜25 %で設定。 32 g〜38 g
水分	1,600 mL程度 （経口摂取時はトロミ付き）	［30〜35 mL×現体重（kg）］で設定。 30mL×51.2g =1,536〜1,792 mL
食塩相当量	6 g未満	高血圧治療ガイドラインの設定より6 g未満とする。

（b）現在の栄養摂取量（輸液療法）

絶飲食（診療録より）	
エネルギー	0 kcal
たんぱく質	0 g
脂質	0 g
水分	1,500 mL
食塩相当量	10.5 g

(c) 摂取栄養量および栄養補給法の評価

基準である推定栄養必要量と比較し，急性心筋梗塞の要因を探索し，評価する。

評　価
絶飲食のためエネルギー摂取量は不足している。 発症前の腸管機能は正常に機能していた可能性が高いため，栄養の観点からは絶食の必要性はない。そこで発病の侵襲性ストレスや嚥下筋麻痺による嘔吐，誤嚥の合併症を避けながら，腸管萎縮予防のための経管栄養を早急に検討する必要性がある。

❻ カルテ等から得た情報を参考にして，患者から情報の聞き取りを行う。聞き取った栄養関連の情報を記述する。（S：Subject 主観的データ）

患者（家族）から聞き取った情報	
食歴	発病前とは一変して，普通の食事スタイルから絶食となる。 患者は空腹感を訴えており，コーヒーが飲みたいと訴えている。

2）栄養診断とリスク評価

❶ 関連図の作成

　栄養アセスメントの項目を評価し，栄養上の問題と考えられる情報の関連図を作成する。症例自身の行動（食生活や身体活動）と数量化された身体計測，臨床検査データを関連付けて考えるのが重要である。

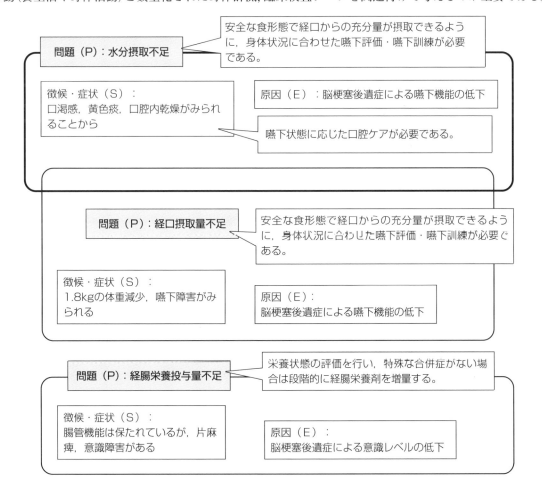

❷ 栄養診断

　関連図を描き，グループ分けを行うなら，グループに問題名をつける。それを優先順位の高い順に並べて問題リストを作成する。本症例のような生活習慣病患者においては，問題のグループに含まれる症例自身の行動（食生活や身体活動）が，その問題の主たる原因であり，数量化された身体計測，臨床検査データは徴候である。

　P. E. S. の関係は，「この問題（P）＝栄養判定名は，この原因（E）と関連する。根拠は，この徴候・症状（S）である」と表現できること。

	問題（P）	水分摂取不足（NI-3.1）
#1	原因（E）	脳梗塞後遺症による嚥下機能低下
	徴候・症状（S）	喉の渇き，口腔内乾燥がみられることから
	問題（P）	経口摂取不足（NI-2.1）
#2	原因（E）	脳梗塞後遺症による嚥下機能低下
	徴候・症状（S）	－1.8kgの体重減少，嚥下障害がみられることから
	問題（P）	経腸栄養投与量不足（NI-2.3）
#3	原因（E）	脳梗塞後遺症による意識レベルの低下
	徴候・症状（S）	腸管機能は保たれているが，片麻痺と意識障害があることから

リスク評価（列挙した問題の今後の見通し）：将来起こりうるあらゆる状況の想定
・経口摂取不可による絶飲食のため経鼻経管栄養の開始となる。自己抜去なども含めた経管トラブルが懸念される。
・嚥下機能回復のための訓練を行い，経口摂取できるような多職種連携が求められる。
・誤嚥性肺炎を繰り返すことで低栄養になり，片麻痺による寝たきり状態から褥瘡も懸念される。

4. 脳血管疾患症例の栄養介入計画作成方法

1）栄養管理の目標を設定する

　脳血管疾患の患者の多くは数年にわたる治療期間を要することも少なくない。そこで長期目標のゴールは半年から1年後を目安とし，短期目標については，初回指導後に2週間後の目標設定を行い，次回指導からは1か月後の目標設定を行うことを目安とする。減量指導は継続したサポートが必要である。患者が実現可能であると思えるような目標であり，かつ，リスクの軽減が行える目標設定が重要である。この症例は1か月後に指導希望であったので，短期目標の設定は1か月後となっている。

栄養管理の長期目標（ゴール）	・低栄養状態に陥ることなく，必要栄養量を経口から確保できる。 ・栄養補給法を確立し発熱の回数が減る。
栄養管理の短期目標（いつまでに何を）	・できるだけ早期に経腸栄養法の移行 ・第2病日～6病日の投与量を400 kcalで開始し，第15病日以降には1,200～1,400 kcalにアップする。

2）栄養処方

　必要栄養量とほぼ同じ内容とした。初期計画の段階で栄養量を付加または減量する必要はない。

	設定量	根　拠
エネルギー	1,400 kcal	エネルギー投与量の推計式を用いる。 ［25〜35 kcal×標準体重 (kg)］を用いる。 　28 kcal×51.2 kg ≒ 1,434 kcal
たんぱく質	40 g	慢性腎臓病に対する食事療法基準2014年版 ［0.6〜0.8 g×標準体重 (51.2kg)］を用いる。 　0.8 g ×51.2 kg ≒ 41 g 　たんぱく質エネルギー比：11.4 %
脂質	35 g	脂質エネルギー比20〜25 %で設定。 32〜38 g
水分	1,600 mL程度	［30〜35 mL×現体重(kg)］で設定。 　30mL×51.2＝1,536 mL
食塩相当量	6 g 未満	高血圧治療ガイドライン，慢性腎臓病に対する食事療法の設定より6g未満とする。

栄養補給方法（補給ルート，食事形態等）
・経鼻経管栄養法 ・経腸栄養剤（半消化態）

3）初期計画を立てる。

　問題リストの各問題に対応した栄養介入計画を，Mx）：モニタリングの計画，Rx）：栄養療法の計画，Ex）：栄養教育の計画に分けて記述する。モニタリングの計画は徴候・症状に基づき記述し，栄養療法の計画は栄養処方に基づき記述する。

	問題（P）	水分摂取量不足（NI-3.1）
#1	Mx）モニタリングの計画	口腔内乾燥，倦怠感，口渇感
	Rx）栄養療法の計画	水分1,600 mL ［30〜35 mL×現体重 (kg)］で設定。30mL×51.2＝1,536 mL
	Ex）栄養教育の計画	脱水の危険性と予防について理解する。水分摂取時のトロミ剤の使用方法について理解する。
	問題（P）	経口摂取不足（NI-2.1）
#2	Mx）モニタリングの計画	体重減少，嚥下障害，エネルギー摂取量，たんぱく質摂取量
	Rx）栄養療法の計画	1,400 kcal（形態調整食）のエネルギー摂取とする 28 kcal×51.2 kg ≒ 1,434 kcal たんぱく質40 g　　［0.6〜0.8 g×標準体重 (51.2 kg)］を用いる。 　0.8 g ×51.2 kg ≒ 41 g たんぱく質エネルギー比：11.4 % 脂質35 g 脂質エネルギー比20〜25 %で設定。 食塩相当量6 g未満 高血圧治療ガイドラインの設定より6g未満とする。
	Ex）栄養教育の計画	誤嚥の危険性と予防について理解する。
	問題（P）	経腸栄養投与量不足（NI-2.3）
#3	Mx）モニタリングの計画	消化器症状，麻痺，意識障害
	Rx）栄養療法の計画	第2病日（栄養投与量300 kcal，輸液量1,500〜2,000 mL） 第3病日（栄養投与量600 kcal，輸液量1,000〜1,500mL） 第8病日（栄養投与量800〜900 kcal，輸液量1,000〜1,500mL） 第10病日（栄養投与量1,200〜1,500 kcal，輸液量500〜1,000 mL） 第15病日（栄養投与量1,200〜1,500 kcal，0〜500輸液量mL）
	Ex）栄養教育の計画	早期に経口摂取できるように，嚥下機能の再評価について，主治医および理学療法士を含む関連職種と協議する。

5. 脳血管疾患症例の栄養モニタリングと評価，および経過記録作成の方法

この症例では経過記録が単回分しかないので，経過一覧表は作成していない。SOAPを用いた経過記録の作成を行っている。問題毎ではなく，漏れが無いように注意して一括して記述している。

S :主観的情報（Subjective Data）O :客観的情報（Objective Data）

A：アセスメント（Assessment）P：プラン（Plan）

＜入院 90日目＞

栄養診断	＃1　水分摂取不足　　＃2　嚥下障害　　＃3　身体活動不足
S	食事はうまい。もの足りないぐらい。お茶にトロミがついていて飲みづらい。
O	BMI：21.2kg/m^2（入院時より−1.8kg），血圧：135/60mmHg 栄養補給方法は経口からソフト食全量摂取（エネルギー：1,400kcal，たんぱく質：40g，食塩相当量：6g未満） 嘔吐症状（−），発熱（−），便秘傾向（＋）
A	嚥下調整食の必要性があり，学会分類4である。 中枢神経まひ，筋力低下，食事一部介助。 【PES】 便秘がみられることから（S），脳梗塞後遺症による嚥下機能低下を原因とした（E），水分摂取不足および身体活動不足である（P）。
P	Mx）排便，体重，食事摂取量，血圧 Rx）水分摂取量（トロミつき）をできるだけアップさせる。 Ex）本人に食事摂取方法の注意点について指導。 　　リハビリ前後でこまめな水分補給が実施できるように，注意事項を記載した紙を目に見えるところに貼り付けてもらう。

6. 脳血管疾患症例（入院の場合）の栄養指導記録の作成

栄養指導記録の書式は，病院・施設ごとに多様である。記載方法はSOAPで記載することが推奨される。SOAPは他の医療職種も記録作成に活用しているからである。日本栄養士会は栄養指導記録のSOAP記載のAの欄にPES報告を入れることを推奨している。

入院患者の章は，診療報酬の様式である「栄養管理計画書」へ応用した例を記載する。

1）入院時栄養状態に関するリスク

NRSによるスクリーニング（入院前の食事摂取状況，身長，体重などから低栄養状態の有無を診断）の結果，経腸栄養を優先させる。LDH：249U/L，eGFR：34mL/min/1.73m^2

2）栄養状態の評価と課題

【栄養状態の評価】良好
【栄養状態の課題】
＃1 NI-3.1水分摂取不足
　　喉の渇き，口腔内乾燥がみられることから，脳梗塞後遺症による嚥下機能低下を原因とした，水分摂取不足である。

#2　NI-2.1経口摂取不足
　　－1.8kgの体重減少，嚥下障害がみられることから，脳梗塞後遺症による嚥下機能低下を原因とした経口摂取不足である。
#3　NI-3.2経腸栄養投与量不足
　　腸管機能は保たれているが，片麻痺と意識障害があることから，脳梗塞後遺症による意識レベルの低下を原因とした経腸栄養投与量不足である。

3）栄養管理計画
❶ 目標（急性期病院に１週間程度の入院を仮定する）

【栄養治療計画（Rx）】
・栄養補給法の確立
・適正なエネルギー投与に近づける
・栄養状態・意識レベル・全身状態の安定を前提条件として摂食嚥下訓練
【栄養教育計画（Ex）】
・脱水の危険性と予防，摂取量アップの重要性を理解する。

❷ 栄養補給量
　　エネルギー：800 kcal，たんぱく質：36 g，脂質：23 g以下，水分：1,172 mL，食塩相当量：4 g未満

❸ 栄養補給方法
　　経腸栄養，静脈栄養，経口摂取（お茶ゼリー，トロミ水）

❹ 栄養食事相談に関する事項
　・入院時栄養食事指導の必要性あり　　　内容：嚥下食について
　・栄養食事相談の必要性あり　　　　　　内容：食事嗜好，食形態
　・退院時の指導の必要性あり　　　　　　内容：形態調整の食事や脱水予防の具体的方法

❺ 退院時及び終了時の総合的評価
　　軽度栄養不良

　　　#1　　NI-3.1水分摂取不足　　　#2　　NI-2.1経口摂取不足　　　#3　　NI-3.2経腸栄養投与量不足

　　　経過観察中であり継続した管理が必要である。

＜参考文献＞
1）日本肥満学会編『肥満症診療ガイドライン2016』ライフサイエンス出版，2016
2）日本高血圧学会高血圧治療ガイドライン作成委員会編『高血圧治療ガイドライン2019』日本高血圧学会，2019
3）日本動脈硬化学会編『動脈硬化性疾患予防ガイドライン2017年版』日本動脈硬化学会，2017
4）日本脳卒中学会脳卒中ガイドライン委員会編『脳卒中治療ガイドライン2015』協和企画，2015
5）NRS：nutritional risk score
6）日本腎臓学会編『CKD診療ガイドライン2018』日本医学社，2018
7）Trophic　Nutrition　Protocol
8）山本拓史編『脳卒中の栄養療法』羊土社，2020
9）高木誠監修『脳梗塞・脳出血・くも膜下出血』高橋書店，2015
10）日本集中治療医学会重症患者の栄養管理ガイドライン作成委員会『日本版重症患者の栄養療法ガイドライン』真興交易医学出版部，2018

脳血管障害(くも膜下出血:前交通動脈破裂) 症例(入院患者 栄養指導依頼例)

1）医師からの指示とカルテ情報

❶ 医師からの指示

　嚥下機能の回復が認められた。今後，在宅へ向けての形態調整を含めた食事・栄養についての指導をお願いします。

❷ 初回指導時カルテ情報

初回指導時
カルテ情報

66歳　女性

主病名及び合併症：脳梗塞後遺症（くも膜下出血）　高血圧　脂質異常症

主訴：頭痛，息苦しさ

家族歴：父（くも膜下出血で他界）

現病歴：

脳梗塞後遺症，偏頭痛。入院3週間目（急性期病院での3週間入院後，回復期リハビリテーション病院へ転院した。発病後6週間が経過する），栄養アセスメントの際に飲水テストを施行したところ，誤嚥なく嚥下が可能であった。嚥下訓練後は経口摂取に移行している。

薬剤の使用状況（栄養状態・栄養指標に影響を与える薬剤）：

アムロジピン（血管拡張剤），ワーファリン（経口抗凝固材），バイアスピリン（抗血小板薬）

身体計測：身長：153 cm，現体重：55 kg，BMI：23.5 kg/m^2，体組成：体脂肪率 35 %

臨床検査数値

項目名	血圧	TP	Alb	ALP	AST	ALT
数　値	140/95 mmHg	6.9 g/dL	4.2 g/dL	137 U/L	19 U/L	13 U/L
項目名	UA	LDH	γ-GT	ChE	空腹時血糖	HbA1c(NGSP)
数　値	4.6 mg/dL	160 U/L	14 U/L	460 U/L	83 mg/dL	5.5 %
項目名	TC	TG	HDL-C	LDL-C	eGFR	
数　値	230 mg/dL	155 mg/dL	58 mg/dL	141 mg/dL	68.6 mL/min/1.73m^2	

臨床診査所見：重度意識障害，四肢運動麻痺，嚥下障害

2）管理栄養士が収集した情報

❶ 初回栄養指導の際，患者から聞き取った情報

＜患者プロフィール，生活背景＞

　66歳，女性，会社役員，飲酒・喫煙習慣なし。夫を5年前にがんで亡くし，現在は1人暮らし。運動習慣は特になかった。歯科治療は定期検診を受けており義歯はない。3人の子どもたちは独立している。三女がキーパーソン。

＜食歴＞

食事は一日３食。摂取時間は規則的である。普段から食事に気を使いバランスよく食べている。

食生活では無類の麺好きで，夕食の主食を毎回麺類（素麺，蕎麦，パスタ類）にするほどであった。また発酵食品へのこだわりが強く，年代物の糠床で野菜を漬け，ヨーグルトも自宅で手作りしていた。味噌・醤油などの調味料の摂取頻度は高く，魚料理よりも肉料理が多かった。デザートとしては甘い果物や洋菓子を夕食後に食べていた。

❷ 初回食事調査（カルテより）

第２病日～第６病日：400kcal（朝・夕２回）消化態栄養剤，輸液量1,500mL

第７病日～第８病日：600kcal（朝・夕２回），輸液量1,500mL

第９病日～第14病日：800kcal，輸液量1,500mL

第15病日～　　　　　：1,000 kcal（朝・昼・夕３回），輸液量1,000mL

急性期病棟から回復期病棟へ転棟後，48時間以内に経腸栄養を開始した。輸液量は水分出納に応じて調整中。必要栄養量の約80％を目指して投与量を決定。今のところ感染による炎症性反応はなし。

3）症例の経過

突然経験したことのない頭痛に襲われ，意識障害にて倒れていた。幸い会社の廊下で発見した職員が，救急車を要請し救命センターに搬送した。くも膜下出血と診断され，同日緊急開頭クリッピング術を施行した。翌日頭部CTにて術後合併症がないことを確認し，抗てんかん薬，抗血小板薬，胃潰瘍治療薬の開始とともに経鼻経管にて経腸栄養がスタートした。第21病日から嚥下調整食分類2013コード０で開始となる。段階的に嚥下訓練食⇒嚥下調整食へと移行するも，途中37℃台の発熱がみられ誤嚥も確認されたため，一旦経口摂取から経管栄養に戻った時期などがあった。しかしその後は順調に回復が見られ，回復期病棟から一般病棟へ転院した。一般病棟での食事オーダーは，一般食の軟菜タイプであった。

＜身体計測＞（一般病棟）

身長：153 cm，現体重：50 kg（標準体重比 -1.5 kg），BMI：21.4 kg/m^2

＜臨床検査＞

項目名	血圧	TP	Alb	ALP	AST
数　値	140/95 mmHg	6.5 g/dL	4.0 g/dL	163 U/L	22 U/L
項目名	ALT	UA	LDH	γ-GT	ChE
数　値	17 U/L	4.5 mg/dL	173 U/L	14 U/L	488 U/L
項目名	空腹時血糖	HbA1c(NGSP)	TC	TG	HDL-C
数　値	106 mg/dL	5.8 %	230 mg/dL	148 mg/dL	82 mg/dL
項目名	LDL-C	eGFR		CRP	SpO$_2$
数　値	141 mg/dL	75.3 mL/min/1.73m^2		4.39 mg/dL	94 %

臨床診査所見：四肢に運動麻痺あり，筋肉弛緩，口腔内汚染，嚥下障害

＜食事調査＞

経鼻経管から経口摂取へ移行できた。しかし病院食（七分粥，軟菜食，エネルギー：1,200kcal，た

んぱく質：50 g，脂肪：30 g，水分：1,600mL）に対して，食事摂取量は約5割程度に落ち込んでいる。食欲の不振や食事摂取の際の疲労感あり。減塩食で味が薄いなどの味付けに対する不満あり。退院後の在宅療養に対する不安がかなり強い。1日総摂取エネルギー600kcal/日，たんぱく質30 g/日，脂肪30 g/日，水分900mL。現行は「嚥下調整食学会分類2013」嚥下調整食 4 の食形態であるが炎症性マーカーも高値なため，嚥下レベルが適していないと考えられる。特に患者の独自の判断で，水分摂取時のトロミ剤を使用していないなどの問題点が発覚した。家人の持ち込みにより，ヨーグルト，果物（すりおろし）を摂取している。

嚥下調整食分類の見直しやトロミ剤の導入などの再調整が必要である。

COPD
【入院】での栄養ケアプラン作成

1. 症例の病態：COPD

（1）病因・病態

　COPD（慢性閉塞性肺疾患，Chronic Obstructive Pulmonary Disease）は，タバコ煙などの有害物質を長期に吸入曝露することによる気道や肺の慢性炎症が原因であり，気流閉塞を示す[1]。気流閉塞は，末梢気道病変と気腫性病変（肺胞壁の破壊）がさまざまな割合で複合的に関与している。近年，肺の発育障害がCOPDの新たな病因として注目されている。COPDは長期の喫煙歴がある中・高年者に発症するため，喫煙や加齢に伴う併存症が多くみられる（表13-1）。一方，合併症には喘息・肺高血圧症・気胸などがある。

表13-1 COPDの併存症

・栄養障害：脂肪量の減少，除脂肪量の減少
・骨格筋機能障害：筋力の低下，筋線維構成・酵素活性の変化，サルコペニア
・心・血管疾患：高血圧症，心筋梗塞，狭心症，不整脈，脳血管障害
・骨粗鬆症：脊椎圧迫骨折，大腿骨頸部骨折
・精神疾患：不安，抑うつ
・代謝性疾患：糖尿病，メタボリックシンドローム
・消化器疾患：胃潰瘍，GERD（胃食道逆流症）
・SAS（睡眠時無呼吸症候群）

資料）日本呼吸器学会 COPD ガイドライン第 5 版作成委員会編「COPD（慢性閉塞性肺疾患）診断と治療のためのガイドライン第5 版 2018」[1] メディカルレビュー社

（2）症　状

　初期は無症状，あるいは咳嗽（がいそう），喀痰（かくたん）がみられるのみである。徐々に労作時の呼吸困難（息切れ）が顕在化する。進行すると呼吸不全となり，安静時でも呼吸困難（息切れ）が起こるようになる。年単位でゆっくり進行・悪化するのが特徴であり，呼吸困難（息切れ）の悪化とともに右心不全や体重減少などもみられるようになる。なお，閉塞性換気障害の特徴として，吸気（肺への空気流入）は妨げられにくい一方，呼気（肺からの空気排出）が制限される。

（3）診断基準と病期分類

　長期の喫煙歴などの曝露因子があること，および気管支拡張薬吸入後のスパイロメトリーで1秒率（FEV_1/FVC）が70%未満であることがCOPD診断の必要条件である。そのうえで，他の気流閉塞をきたしうる疾患（喘息・肺結核など）を除外することが重要である。ただし，COPDは往々にしてこれらの疾患を合併していることにも注意が必要である。

（4）治　療

　治療にあたっては，COPDの重症度を病期（閉塞性障害の程度）に加え，呼吸困難（息切れ）の度合

いや増悪の頻度から総合的に判断することが先決である。管理目標としては，現状の改善（症状および QOLの改善，運動耐容能と身体活動能力の向上および維持），将来のリスク低減（増悪の予防，全身併存症および肺合併症の予防など）である。COPDに対する最大の治療的介入は禁煙であり，重症例でも禁煙による予後改善が期待できる。加えて薬物療法，酸素療法，栄養療法も含めた呼吸リハビリテーションもCOPDに対する重要な治療介入である。これらの治療を包括的に行うには，多職種連携の医療チームの構成が望ましい。

（5）栄養療法

　COPD患者では，体重減少と栄養障害を高頻度で認める。これは，安静時エネルギー消費量が増大する一方，エネルギー摂取量が低下する負のエネルギーバランスに起因する。具体的には，気流閉塞などによる呼吸筋酸素消費量の増大と全身性炎症により安静時エネルギー消費量が増大する一方，肺の過膨張や横隔膜位置低下により少量の食事でも腹部膨満感が起こり，呼吸困難（息切れ）による食べ疲れとともに食欲が低下する。また，呼吸困難による身体活動量の低下と全身性炎症，さらに食事量低下によるたんぱく質補給不足が二次性サルコペニアを招く。体重減少は気流閉塞とは独立した予後因子であり，除脂肪量は体重よりも鋭敏に予後を反映する。安定期のCOPD患者では，緩徐に進行するマラスムス型栄養障害であることが多く，血清アルブミンは低値を示さないことが多い。そのため栄養評価では身体計測を重視し，可能であれば除脂肪量を測定することが望ましい。

　上述したように，COPDの治療において，栄養療法は呼吸リハビリテーションの一部と位置づけられており，高エネルギー・高たんぱく質食が基本である。適切な栄養療法による体重増加と栄養障害の改善は，COPD患者の呼吸困難（息切れ）の軽減，QOL・運動耐容能・二次性サルコペニアの改善に寄与する。エネルギー投与量の目安は，安静時エネルギー消費量の増大を考慮して予測REEの1.5倍前後とする[2]。

　たんぱく源としては，BCAA（分岐鎖アミノ酸：バリン，ロイシン，イソロイシン）を多く含む食品の摂取が推奨される。高二酸化炭素血症を呈している，すなわち呼吸不全が進行している状態では，呼吸商を踏まえた脂質主体の経腸栄養剤も考慮する。一方，高エネルギー・高たんぱく質食が基本ではあるが，COPD患者は腹部膨満感や呼吸困難（息切れ）により食欲が低下しており，ここに栄養療法の難しさがある。

　1日5～6回の少量頻回食（分食）の推奨，腹部膨満感を増悪する消化管でガスを発生する食べ方（炭酸飲料や食物繊維の多量摂取）の是正などのアドバイスに加えて，何よりも栄養療法が医療者側の一方的な押しつけになるのではなく，患者本人および家族にその必要性を丁寧に説明し，納得してもらうことが肝要である。

（6）この疾患を理解するために必要な知識

・形態機能学（解剖生理学）等で既習した「呼吸器の形態と機能」「呼吸機能検査（スパイロメトリー）」「換気障害の分類（閉塞性換気障害と拘束性換気障害との違い）」「呼吸商」
・病理学，病態診療学等で既習した「炎症のメカニズム」「炎症がエネルギー代謝に与える影響」
・病態診療学，応用栄養学等で既習した「一次性サルコペニアと二次性サルコペニアとの違い」
・公衆衛生学等で既習した「喫煙率（日本・世界）」「COPDの死因順位（日本・世界）」

2．COPD症例（入院患者　栄養指導依頼例）

1）医師からの指示とカルテ情報

❶ 医師からの指示

　末期COPD患者。低酸素血症もあり，筋肉・脂肪ともに少なくやせ型体形となっている。これ以上の体重減少抑止とQOL改善を目的に食事内容や食べ方の工夫を指導してください。脂質多めの栄養剤併用可です。

❷ 初回指導時カルテ情報

初回指導時
カルテ情報

年齢76歳，女性

主病名及び合併症：COPD　低酸素血症　尿路感染症　高血圧症

主　訴：呼吸困難，排尿時痛

既往歴：慢性甲状腺炎，不眠症

家族歴：なし

喫煙歴：20 本 / 日× 49 年（15 歳～ 64 歳）

飲酒歴：発泡酒 350 mL　1 本 / 週 3 ～ 4 回

現病歴：10 年前に労作時呼吸困難を自覚し，近医受診したところ COPD と診断を受けた。その後，感染による急性増悪を繰り返し，現在 IV 期の COPD である。今回，呼吸困難・排尿時痛を自覚し，当院を受診したところ尿路感染症とともに余力のない肺にも感染がついていることが判明，加療目的のため入院となった。

薬剤の使用状況（栄養状態・栄養指標に影響を与える薬剤）：

テオロング（気管支拡張薬），ウルティブロ（長時間作用性吸入気管支拡張配合剤），アンブロキソール（去痰薬），アムロジピン（カルシウム拮抗薬）

身体計測：身長：142.1 cm，現体重：36.8 kg，BMI：18.2 kg/m^2，体組成：記録なし（ただし，医師指示内容に「筋肉・脂肪ともに少なくやせ型体形」と記載あり）

臨床検査

項目名	血　圧	WBC	TP	S-Alb	BUN	S-Cr
数　値	144/90 mmHg	$18.5 \times 10^3 / \mu$L	7.7 g/dL	4.0 g/dL	9.0 mg/dL	0.46 mg/dL
項目名	CRP	動脈血ガス分析				
数　値	26.91 mg/dL	pH 7.4，PaO$_2$ 70.0 Torr，PaCO$_2$ 38.5 Torr，HCO$_3$ 24 mmol/L，SaO$_2$ 94.0%				

臨床診査所見：喀痰多量

2）管理栄養士が収集した情報

❶ 初回栄養指導の際，患者から聴き取った情報

＜患者プロフィール，生活背景＞

　数年前から調理時にも呼吸困難を認め，今は同居の夫（85歳）が主に調理を担当している。夫が作る料理は少ししょっぱいが，自分も濃い味付けが好みなのでちょうどよい。10年前までは理容師として働いていたが，いまは1週間に2回デイケアで出かける以外は家にいることが多い。体重は37kg前後でほとんど変わらない。

<食歴>

　1日の食事回数は一定ではなく，昼食を食べないこともある。毎日ではないが夕食時に発泡酒を飲む習慣があり，その場合はすぐに満腹になる。朝食は最もよく食べる。たまに寿司を食べるが，それは構わないか？

❷ 初回食事調査

　自宅での摂取栄養量は栄養指導で聴き取った内容を概算した。

　エネルギー：1,000～1,200 kcal，たんぱく質：40～50 g，脂質：25～30 g，食塩相当量：7～10 g程度

3）症例の経過

　退院1か月後の外来時に再指導。栄養剤はやや甘くて飲みにくいが，薬と思って飲んでいるとのこと。漬物だけで米飯を食べるのはやめて，卵や肉，そして好きな刺身等のたんぱく質の多い食品を意識して食べている。夕食時の発泡酒はやめてはいないが，量と頻度を減らした。

<身体計測>

　体重：37.5 kg，BMI：18.6 kg/m²

<臨床検査>

項目名	血　圧	WBC	TP	S-Alb	BUN
数　値	138/84 mmHg	$6.2 \times 10^3/\mu L$	7.1 g/dL	3.7 g/dL	13.0 mg/dL

項目名	S-Cr	CRP
数　値	0.44 mg/dL	1.67 mg/dL

<食事調査>

　摂取栄養量は栄養指導で聴き取った内容を概算した。

　エネルギー：1,300～1,400 kcal，たんぱく質：55～60 g，脂質：50 g 前後，食塩相当量：6 ～ 8 g程度

3．COPD症例の栄養アセスメントの方法

1）栄養アセスメントの方法

　ここからは症例の病態内容に基づいて，栄養アセスメントを行う方法を順に示す。

❶ 病歴等（O：Object 客観的データ）

診療録（カルテ）・看護記録などほかのスタッフからの情報	
年齢	76歳
性別	女性
主たる疾患名	COPD，低酸素血症，尿路感染症，高血圧症
主訴	呼吸困難，排尿時痛
現病歴	10年前に労作時呼吸困難を自覚し，近医受診したところCOPDと診断を受けた。その後，感染による急性増悪を繰り返し，現在Ⅳ期のCOPDである。今回，呼吸困難・排尿時痛を自覚し，当院を受診したところ尿路感染症とともに余力のない肺にも感染がついていることが判明，加療目的のため入院となった。

患者プロフィール，生活背景	数年前から調理時にも呼吸困難を認め，今は同居の夫（85歳）が主に調理を担当している。夫が作る料理は少ししょっぱいが，自分も濃い味付けが好みなのでちょうどよい。10年前までは理容師として働いていたが，いまは1週間に2回デイケアで出かける以外は家にいることが多い。体重は37kg前後でほとんど変わらない。喫煙歴あり（20本/日×49年（15歳〜64歳））。
既往歴	慢性甲状腺炎，不眠症
家族歴	特になし
家族構成，家庭環境	夫と2人暮らし
薬剤の使用状況	（栄養状態・栄養指標に関連する薬剤） テオロング（気管支拡張薬），ウルティブロ（長時間作用性吸入気管支拡張配合剤），アンブロキソール（去痰薬），アムロジピン（カルシウム拮抗薬）

❷ 身体計測値を評価する。（O：Object 客観的データ）

項　目	測定値	基準値と比較し評価
身長	142.1 cm	
現体重	36.8 kg	※標準体重は44.4kg，BMI18.5 kg/m^{2}相当の体重は37.4kg
BMI	18.2 kg/m^2	やせ
体組成	記録なし	※ただし，医師指示内容に「筋肉・脂肪ともに少なくやせ型体形」と記載あり

❸ 臨床検査（血液検査，尿検査，生理学的検査，他）の中で当該患者の栄養状態と関係があると考えられる項目を選び，栄養学的視点から評価する。（O：Object 客観的データ）

栄養状態と関係する項目を抽出するのが基本であるが，COPD症例の場合，炎症反応や呼吸検査に関わる検査項目を評価することも予後評価と栄養介入計画を作成するうえで重要である。

検査項目	基準値と比較し評価
血圧：144/90 mmHg	高値（「高血圧治療ガイドライン2019」よりⅠ度高血圧）
WBC：18.5 ×10^3/μL	高値（尿路感染症とともに余力のない肺にも感染がついたことが原因と推定）
TP：7.7 g/dL	問題なし
S-Alb：4.0 g/dL	問題なし
BUN：9.0 mg/dL	問題なし
S-Cr：0.46 mg/dL	問題なし
CRP：26.91 mg/dL	高値（上記感染症による急性炎症，およびCOPDによる慢性炎症が原因と推定）
動脈血ガス分析 PaO$_2$：70.0 Torr PaCO$_2$：38.5 Torr SaO$_2$：94.0%	PaO$_2$低値，SaO$_2$低値（低酸素血症，60≦PaO$_2$≦70 Torrより準呼吸不全の状態であり，要経過観察） PaCO$_2$問題なし（PaCO$_2$≦45 Torrのため，高二酸化炭素血症ではないが，要経過観察）

❹ 臨床診査の所見の中で患者の栄養状態と関わる所見を抽出し評価する。
（O：Object 客観的データ）

臨床診査所見
喀痰多量

❺ 摂取栄養量および栄養補給法の評価。（O：Object 客観的データ）

（a）必要栄養量の推定（個人の栄養摂取量を評価する基準となる）

	設定量	根　拠
エネルギー	1,380 kcal	COPDによる安静時エネルギー消費量の増大を考慮する。感染による消耗も考慮する必要があるが，同時にストレスホルモンやサイトカインの作用により内因性エネルギー供給も増大していると推定されるため，ここではCOPDによる影響のみを考慮する。 基礎代謝量（予測REE）はHarris-Benedict式より $655.1 + (9.56 \times 37.4) + (1.85 \times 142.1) - (4.68 \times 76)$ $\fallingdotseq 920$ kcal（これ以上の体重減少抑止と医師より指示があるため，現体重維持を最低限の目標としつつ，普通体重下限までの体重増加を目指してBMI18.5 kg/m^{2}相当の体重37.4 kgを採用した）。 「静脈経腸栄養ガイドライン第3版」より 予測REE×1.5＝920×1.5＝1,380 kcal
たんぱく質	56 g	BMI18.5kg/m^{2}相当の体重37.4 kgに1.5を乗じた。 37.4×1.5$\fallingdotseq$56 g ※たんぱく質エネルギー比：16 %
脂質	46〜54 g	現時点で高二酸化炭素血症はないが，医師より脂質多めの栄養剤併用可との指示がある。脂質の割合が高い栄養剤は，少ないボリュームで多くのエネルギーを摂取できるため，脂質エネルギー比30〜35 %に設定した。
食塩相当量	6〜8 g程度	高血圧症のため原則は6 g未満の設定であるが，医師に確認のうえ，エネルギー・たんぱく質摂取不足解消を優先し，6〜8 g程度の緩やかな減塩とした。

（b）入院前の自宅での摂取栄養

経口摂取	初回栄養指導時に聴き取った内容を概算	
	エネルギー	1,000〜1,200 kcal
	たんぱく質	40〜50 g
	脂質	25〜30 g
	食塩相当量	7〜10 g程度

（c）摂取栄養量および栄養補給法の評価

基準である推定栄養必要量と比較し，評価する。

評　価
エネルギー・たんぱく質ともに不足しており，やせの一因となっていると考える。必要量を充足するために，十分な栄養補給ができない原因を聴き取るとともに，医師より脂質多めの栄養剤併用可との指示があるため，食事に加えて少ないボリュームで多くのエネルギーを摂取できる脂質割合の高い栄養剤の併用を検討していく。

❻ カルテ等から得た情報を参考にして，患者から情報の聴き取りを行う。聴き取った栄養関連の情報を記述する。（S：Subject 主観的データ）

患者から聴き取った情報	
食歴	1日の食事回数は一定ではなく，昼食を食べないこともある。毎日ではないが夕食時に発泡酒を飲む習慣があり，その場合はすぐに満腹になる。朝食は最もよく食べる。たまに寿司を食べるが，それは構わないか？

2）栄養診断とリスク評価

❶ 関連図の作成

　栄養アセスメントの項目を評価し，栄養上の問題と考えられる情報の関連図を作成する。症例自身の行動（食生活や身体活動）と数量化された身体計測，臨床検査データを関連付けて考えるのが重要である。

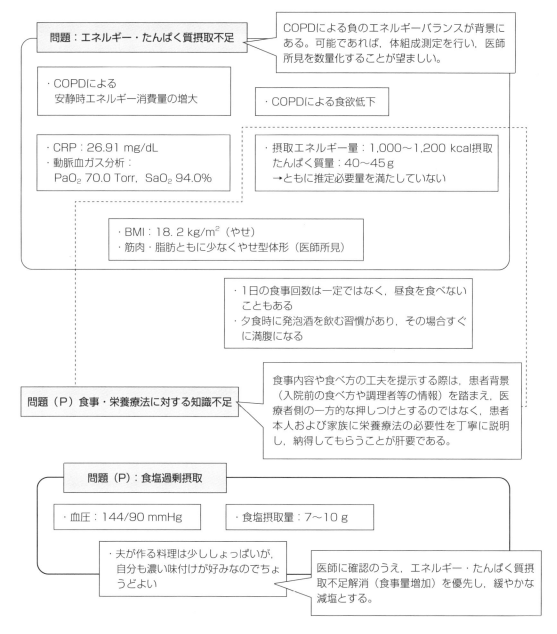

❷ 栄養診断

　関連図を描き，グループ分けを行ったなら，グループに問題名をつける。それを優先順位の高い順に並べて問題リストを作成する。

　P. E. S. の関係は，「この問題（P）＝栄養判定名は，この原因（E）と関連する。根拠は，この徴候・症状（S）である」と表現できる。

	問題（P）	エネルギー・たんぱく質摂取不足
#1	原因（E）	COPDによる安静時エネルギー消費量の増大 COPDによる食欲低下
	徴候・症状（S）	BMI 18.2 kg/m² （やせ） 筋肉・脂肪ともに少なくやせ型体形（医師所見） CRP 26.91 mg/dL，動脈血ガス分析 PaO₂ 70.0 Torr，SaO₂ 94.0% 摂取エネルギー量：1,000〜1,200 kcal，たんぱく質量40〜45 g でともに推定必要量を満たしていない
	問題（P）	食事・栄養療法に対する知識不足
#2	原因（E）	1日の食事回数は一定ではなく，昼食を食べないこともある 夕食時に発泡酒を飲む習慣があり，その場合すぐに満腹になる
	徴候・症状（S）	BMI 18.2 kg/m² （やせ） 筋肉・脂肪ともに少なくやせ型体形（医師所見） 摂取エネルギー量：1,000〜1,200 kcal，たんぱく質量：40〜45 g でともに推定必要量を満たしていない
	問題（P）	食塩過剰摂取
#3	原因（E）	夫が作る料理は少ししょっぱいが，自分も濃い味付けが好みなのでちょうどよい
	徴候・症状（S）	血圧144/90 mmHg，食塩摂取量 7 〜10 g程度

リスク評価（列挙した問題の今後の見通し）：将来起こりうるあらゆる状況の想定
現在の状態が継続すると，体重，特に筋肉量のさらなる減少が進むと予測される。その結果，呼吸リハビリテーションが困難となり，運動耐容能が低下することで日常生活の中で自分1人でできることが減少し，QOLの低下を招く懸念がある。また，体たんぱく質が少ない状態が継続することで，感染症再発のリスクがある。

4. COPD症例の栄養介入計画作成方法

1）栄養管理の目標を設定する

　前述したように，COPDの治療において栄養療法は呼吸リハビリテーションの一部と位置づけられており，QOL・運動耐容能の維持・改善に寄与することが長期的な目標となる。一方，COPD患者は食欲が低下していることが多く，そのなかで栄養療法を実施しなければならない難しさがある。そのためには，患者本人および家族に栄養療法の必要性を丁寧に説明し，納得してもらうことが肝要であり，個々の患者背景（入院前の食べ方や調理者等の情報）を踏まえ，実現可能な内容を具体的に設定したものが短期目標となる。

栄養管理の長期目標 （ゴール）	・栄養療法を継続することで，QOLおよび運動耐容能を維持・改善する。
栄養管理の短期目標 （いつまでに何を）	・COPDの治療において，栄養療法が必要であることを理解する。 ・大好きな刺身も含めて，たんぱく質の多い食品を意識して食べる。 ・夕食時の発砲酒を控える。

2）栄養処方

　必要栄養量とほぼ同じ内容とした。初期計画の段階で栄養量を付加または減量する必要はない。

	設定量	根　拠
エネルギー	1,380 kcal	COPDによる安静時エネルギー消費量の増大を考慮する。感染による消耗も考慮する必要があるが，同時にストレスホルモンやサイトカインの作用により内因性エネルギー供給も増大していると推定されるため，ここではCOPDによる影響のみを考慮する。基礎代謝量（予測REE）はHarris-Benedict式より $655.1 + (9.56 \times 37.4) + (1.85 \times 142.1) - (4.68 \times 76) ≒ 920$ kcal（これ以上の体重減少抑止と医師より指示があるため，現体重維持を最低限の目標としつつ，普通体重下限までの体重増加を目指してBMI18.5 kg/m²相当の体重37.4 kgを採用した。） 「静脈経腸栄養ガイドライン第3版」より 予測REE×1.5＝920×1.5＝1,380 kcal
たんぱく質	56 g	BMI18.5 kg/m²相当の体重37.4 kgに1.5を乗じた。 37.4×1.5≒56 g ※たんぱく質エネルギー比：16 %
脂質	46〜54 g	現時点で高二酸化炭素血症はないが，医師より脂質多めの栄養剤併用可との指示がある。脂質の割合が高い栄養剤は，少ないボリュームで多くのエネルギーを摂取できるため，脂質エネルギー比30〜35 %に設定した。
食塩相当量	6〜8 g程度	高血圧症のため原則は6 g未満の設定であるが，医師に確認のうえ，エネルギー・たんぱく質摂取不足解消を優先し，6〜8 g程度の緩やかな減塩とした。

栄養補給方法（補給ルート，食事形態等）
経口摂取。食事形態に制限はないが，医師より脂質多めの栄養剤併用可との指示があるため，食事に加えて少ないボリュームで多くのエネルギーを摂取できる脂質割合の高い栄養剤の併用を検討する。

3）初期計画を立てる

　栄養診断の各問題に対応した栄養介入計画を作成する。Mx）：モニタリングの計画，Rx）：栄養療法の計画，Ex）：栄養教育の計画に分けて記述。モニタリングの計画は徴候・症状に基づき記述し，栄養療法の計画は栄養処方に基づき記述する。

	問題（P）	エネルギー・たんぱく質摂取不足
#1	Mx）モニタリングの計画	体重，BMI，（可能であれば）体組成測定による除脂肪量， 食事内容（聴き取り），CRP，動脈血ガス分析
	Rx）栄養療法の計画	エネルギー1,380 kcal，たんぱく質56g
	Ex）栄養教育の計画	たんぱく質の多い食品を意識して食べる。 可能な範囲で，栄養剤を飲んでみる。 夕食時の発砲酒を控える。
	問題（P）	食事・栄養療法に対する知識不足
#2	Mx）モニタリングの計画	食事内容（聴き取り），栄養療法に対する向き合い方
	Rx）栄養療法の計画	#1と同様
	Ex）栄養教育の計画	COPD治療において，栄養療法が必要であることを理解する。 COPDの栄養療法を理解する。 たんぱく質の多い食品を理解する。
	問題（P）	食塩過剰摂取
#3	Mx）モニタリングの計画	血圧
	Rx）栄養療法の計画	食塩6〜8 g程度
	Ex）栄養教育の計画	エネルギー・たんぱく質摂取不足解消（食事量増加）を優先し，緩やかな減塩とする。 塩分の多い食品を知る。

5．COPD症例の栄養モニタリングと評価，および経過記録作成の方法

　この症例では経過記録が単回分（退院1か月後）しかないので，経過一覧表は作成していない。SOAPを用いた経過記録の作成を行っている。問題ごとではなく，漏れがないように注意して一括して記述している。

　　　　　S：主観的情報（Subjective Data）O：客観的情報（Objective Data）
　　　　　A：アセスメント（Assessment）P：プラン（Plan）

栄養診断	#1　エネルギー・たんぱく質摂取不足　　#2　食事・栄養療法に対する知識不足　　#3　食塩過剰摂取
S	・漬物だけで米飯を食べるのはやめて，卵や肉，そして好きな刺身などのたんぱく質の多い食品を意識して食べている。 ・栄養剤はやや甘くて飲みにくいが，薬と思って飲んでいる。 ・夕食時の発泡酒はやめてはいないが，量と頻度を減らした。
O	体重：36.8 kg（入院時）→ 37.5 kg（退院1か月後）※浮腫なし BMI：18.2 kg/m^2（入院時）→ 18.6 kg/m^2（退院1か月後） 血圧：144/90 mmHg（入院時）→ 138/84 mmHg（退院1か月後） CRP：26.91 mg/dL（入院時）→ 1.67 mg/dL（退院1か月後） 食事調査（聴き取り） エネルギー：1,000～1,200 kcal（入院前）→ 1,300～1,400 kcal（退院1か月後） たんぱく質：40～50 g（入院前）→ 55～60 g（退院1か月後） 食塩相当量：7～10 g程度（入院前）→6～8 g程度（退院1か月後）
A	順調。退院時に説明した内容をおおむね実践できており，支持。結果として，エネルギー・たんぱく質とも推定必要量を確保できており，体重も1か月で0.7 kg増。 減塩は意識しなかったとのことだが，たんぱく質の多い食品を食べることを意識したことで，漬物を食べる量が減っている。 発泡酒はまったく禁止にするのではなく，現状程度の頻度で楽しむのは良いことを共有。 エネルギーおよびたんぱく質の摂食量を増やすことができた要因としては，栄養療法の重要性を認識して実践できたことに加えて，感染症が落ち着いたことも大きいと推測する。→これまで感染による急性増悪を繰り返しているため，今後も要経過観察と考える。
P	Mx）体重，BMI，（可能であれば）体組成測定による除脂肪量， 　　　食事内容（聴き取り），CRP，栄養療法に対する向き合い方，血圧 Rx）エネルギー：1,380 kcal，たんぱく質：56g，食塩相当量：6～8 g程度 Ex）現状の食べ方を継続。

6．COPD症例の栄養管理計画書の作成

1）入院時栄養状態に関するリスク

> 体重：36.8 kg，BMI：18.2 kg/m^2（やせ），筋肉・脂肪ともに少なくやせ型体形（医師所見）
> CRP：26.91 mg/dL，動脈血ガス分析：PaO$_2$ 70.0 Torr，SaO$_2$ 94.0%，血圧：144/90 mmHg
> 摂取エネルギー量：1,000～1,200 kcal，たんぱく質量：40～45 g，食塩相当量：7～10 g程度
> 1日の食事回数は一定ではなく，昼食を食べないこともある。

2）栄養状態の評価と課題

> #1　エネルギー・たんぱく質摂取不足
> #2　食事・栄養療法に対する知識不足
> #3　食塩過剰摂取

3）栄養管理計画

❶ 目標（急性期病院に1週間程度の入院を仮定する）

> ・COPDの治療において，栄養療法が必要であることを理解する。
> ・COPDの栄養療法を理解する。
> ・たんぱく質の多い食品を理解する。

❷ 栄養補給量

エネルギー：1,380 kcal，たんぱく質：56g，食塩相当量：6〜8g程度

※留意事項：高血圧症のため食塩相当量は原則6g未満の設定であるが，医師に確認のうえエネルギー・たんぱく質摂取不足解消を優先し，緩やかな減塩とした。

❸ 栄養補給方法

経口摂取（食事＋脂質割合の高い栄養剤を併用）

❹ 栄養食事相談に関する事項

入院時栄養食事指導の必要性：なし

（内容：まずは感染管理等，全身状態の安定を優先）

栄養食事相談の必要性：あり

（内容：調理担当の夫同席のもと，自宅での食べ方について聴き取り）

退院時の指導の必要性：あり

（内容：以下について説明した。）

・COPDの治療における栄養療法の重要性について　　・COPDの栄養療法について

・たんぱく質の多い食品について　　・脂質割合の高い栄養剤併用について

そのうえで，入院前の自宅での食べ方を基に以下を実施してみることを共有した。

・大好きな刺身も含めて，たんぱく質の多い食品を意識して食べる。

・夕食時の発泡酒を控える。

❺ 退院時及び終了時の総合的評価

　本人および同居の夫ともに後期高齢者であるが，理解良好。退院後の自宅での食べ方について積極的に質問する姿勢がみられた。まずは，上記共有した内容について可能な範囲で取り組んで頂き，1か月後の外来時に状況を伺うことにする。

＜参考文献＞

1）日本呼吸器学会COPDガイドライン第5版作成委員会編『COPD（慢性閉塞性肺疾患）診断と治療のためのガイドライン第5版 2018』メディカルレビュー社，東京，2018

2）日本静脈経腸栄養学会編『静脈経腸栄養ガイドライン第3版』照林社，2013

第13章　演習問題

COPD症例（入院患者 栄養指導依頼例）

1）医師からの指示とカルテ情報

❶ 医師からの指示

　半年で10%以上の体重減少がみられるCOPD患者さんです。精査の結果，合併症や併発症はなく，必要量に対して食事量が少ないのが原因と考えています。必要量を見積もって頂いたうえで，これ以上の体重減少抑止とQOL改善を目的に食事内容や食べ方の工夫を指導してください。

❷ 初回指導時カルテ情報

初回指導時
カルテ情報

年齢72歳，男性

主病名及び合併症：COPD

主訴：呼吸困難

既往歴：なし

家族歴：なし

喫煙歴：20本/日×49年（20歳〜69歳 ※3年前にCOPDと診断されたことを機に禁煙）

飲酒歴：なし

現病歴：

　3年前に労作時呼吸困難を自覚・増強したため，近医（呼吸器内科）受診したところCOPDと診断を受けた。2年前，在宅酸素療法（労作時 1.0 L/分，安静時 室内空気）を導入，現在まで定期的に呼吸リハビリテーションを継続している。直近の半年間で10%以上の体重減少がみられ，精査目的のため当院入院となった。

薬剤の使用状況（栄養状態・栄養指標に影響を与える薬剤）：

アドエア250ディスカス60吸入用（喘息・COPD治療配合剤）

身体計測：身長：180.2 cm，現体重：52.5 kg（6か月前 58.5 kg），BMI：16.2 kg/m^2（6か月前 18.0 kg/m^2）

臨床検査数値

項目名	血 圧	WBC	TP	S-Alb	TG
数 値	123/80 mmHg	$4.5 \times 10^3/\mu L$	6.8 g/dL	3.5 g/dL	74 mg/dL
項目名	HDL-C	LDL-C	BUN	S-Cr	CRP
数 値	80 mg/dL	108 mg/dL	11.0 mg/dL	0.82 mg/dL	0.48 mg/dL
項目名	動脈血ガス分析				
数 値	pH 7.3，PaO$_2$ 92.7 Torr，PaCO$_2$ 37.0 Torr，SaO$_2$ 98.4%				

臨床診査所見：なし

2）管理栄養士が収集した情報

❶ 初回栄養指導の際，患者から聴き取った情報

＜患者プロフィール，生活背景＞

調理師であり，３年前にCOPDと診断されるまでは飲食店を経営していた。現在は近くに住む息子夫婦に経営をまかせており，自宅で療養生活を続けている。週１回呼吸リハビリテーションを通院で受けているが，最近体重がどんどん減少するため，一度入院して原因を調べることになった。

＜食歴＞

１日３食規則正しく食べており，間食の習慣はない。以前より食べる量は減ったが，栄養バランスを考えて野菜の摂取も意識し，また健康のために油脂を摂り過ぎないように気をつけている。調理の主担当は同居の妻（72歳）であるが，夕食は自分が調理を担当することも多い。

❷ 初回食事調査

入院前自宅での摂取栄養量は栄養指導で聴き取った内容を概算した。

エネルギー：1,400〜1,800 kcal，たんぱく質：50〜60 g，脂質：30〜40 g

3）症例の経過

退院１か月後の外来時に再指導。朝食はオムレツなどで必ず卵２個を摂るようにした。テレビの影響で野菜から先に食べることを実践していたが，前回自分の病気の場合は適さない食べ方とアドバイスを受けたので控えている。食事日記をつけてみると，夕食を（自分で）作ると疲れて食べる量が減ることがわかったので，調理する回数を減らした。間食はまだ実践していない。

＜身体計測＞

体重：52.8 kg，BMI：16.3 kg/m^2

＜臨床検査＞

項目名	血　圧	WBC	TP	S-Alb	CRP
数　値	121/76 mmHg	$5.2 \times 10^3/\mu$L	7.1 g/dL	3.7 g/dL	0.32 mg/dL

＜食事調査＞

摂取栄養量は栄養指導で聴き取った内容を概算した。

エネルギー：1,800〜2,100 kcal，たんぱく質：80〜90 g，脂質：50〜60 g

Memo

妊娠糖尿病
【入院】での栄養ケアプラン作成

1. 症例の病態：妊娠糖尿病

（1）病因・病態

　妊娠中は，胎盤でのインスリンの働きを抑えるヒト胎盤ラクトーゲンやプロラクチン，プロゲステロンなどのインスリン拮抗ホルモンの産生，およびたんぱく質分解酵素によるインスリン分解によりインスリンの働きが抑制され，血糖値が上昇しやすくなる。妊娠糖尿病（Gestational Diabetes Mellitus, GDM）は，「妊娠中にはじめて発見または発症した糖尿病にいたっていない糖代謝異常であり，妊娠中の明らかな糖尿病，糖尿病合併妊娠を含まない」と定義されている。

　妊娠糖尿病の母体合併症として，妊娠高血圧症候群や糖尿病合併症の増悪，児合併症として巨大児や胎児死亡など重大な影響を及ぼす可能性があり，血糖コントロールは大変重要となってくる。

（2）症　状

　自覚症状はなく，妊娠定期健康診断の血糖検査により判明することが多い。妊婦の７〜９％は妊娠糖尿病と診断されており，妊娠中の定期的な健診が重要となる。妊娠初期の検査で陰性であっても，妊娠の経過とともにインスリン抵抗性が上昇するため，血糖検査は初期と中期（妊娠24〜28週）の２回が推奨されている。

　妊娠糖尿病の母体への影響としては，帝王切開率の上昇（巨大児による難産），流産・早産，感染症の併発などがあげられる。また胎児への影響としては，巨大児，子宮内胎児死亡，新生児低血糖など，また小児期以降の肥満，メタボリックシンドロームの発症が指摘されている（表14-1）。

表14-1　妊娠糖尿病の母児合併症

母体への合併症	赤ちゃんへの合併症
・帝王切開率の上昇	胎児・新生児への合併症
・妊娠高血圧症候群	・巨大児（帝王切開率の上昇）
・流産，早産	・肩甲難産*
・羊水過多	・子宮内胎児死亡
・感染症の併発：膀胱炎，腎盂腎炎，その他	・新生児低血糖
	・新生児高ビリルビン血症，低カルシウム血症，呼吸窮迫症候群など
	小児期以降の合併症
	・小児期〜成人期の肥満，メタボリックシンドローム

＊出産の際に赤ちゃんの肩がひっかかり難産となること。

出典）国立成育医療研究センターホームページ「妊娠と妊娠糖尿病」
https://www.ncchd.go.jp/hospital/about/section/perinatal/bosei/bosei-jsdp.html#:~:tex

（3）診断基準と病期分類（巻末参考資料参照）

　妊娠初期と妊娠中期の2回，スクリーニングを行うことが推奨されている（図14-1）。妊娠初期は随時血糖法，妊娠中期は随時血糖法か50g経口ブドウ糖負荷試験（OGTT）を行う。陽性であった場合，75g経口ブドウ糖負荷試験を行い，1点以上を満たした場合に妊娠糖尿病と診断する（表14-2）。

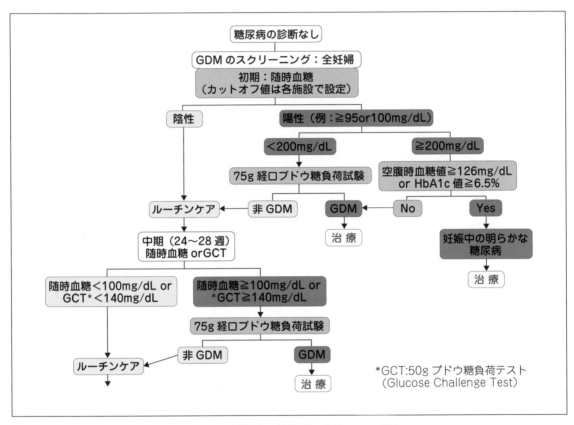

図14-1　妊娠中の糖代謝スクリーニング法

出典）日本糖尿病・妊娠学会編「妊婦の糖代謝異常　診療・管理マニュアル　改訂第3版」p.62，メジカルビュー社

表14-2　75g経口ブドウ糖負荷試験の診断基準

75gブドウ糖負荷試験において次の基準を1点以上満たした場合に妊娠糖尿病と診断する ・空腹時血糖値　≧　92mg/dL ・1時間値　≧　180mg/dL ・2時間値　≧　153 mg/dL

出典）日本糖尿病・妊娠学会編「妊婦の糖代謝異常　診療・管理マニュアル　改訂第3版」p.63，メジカルビュー社

（4）治　療

　母体，胎児の合併症予防のためにも厳格な血糖コントロールを行う。食事・運動療法のみで血糖管理が達成できない場合には，速やかにインスリン治療を開始する。なお，現在使用されている経口糖尿病薬は妊婦への投与が禁忌となっているため，原則として投与しない。

表14-3　血糖コントロール目標値

	早朝空腹時	食前	食後1時間	食後2時間
日本糖尿病学会	70〜100	—	—	<120
日本産科婦人科学会	≦95	≦100	—	≦120
米国糖尿病学会	<95	—	<140	<120

出典）日本糖尿病・妊娠学会編「妊婦の糖代謝異常　診療・管理マニュアル　改訂第3版」p.75，メジカルビュー社

（5）栄養療法

　摂取エネルギーの設定は，表14-4に示すように非妊娠時の体格指数（BMI）によって設定するが，妊娠中の推奨体重増加量を参考にし，母体の体重増加や胎児の発育状況，血糖コントロールの状況をみながら付加量を決定し，バランスのよい食事を心がける。

　食事内容に関しては，「糖尿病食事療法のための食品交換表」による食品配分や，食後の高血糖を防ぐ目的で1回の食事量を減らし回数を増やす分割食，また食後血糖値に大きく影響を及ぼす糖質をカウントしインスリン量を調整するカーボカウントなどが取り入れられる。

表14-4　妊娠時の摂取エネルギー（非妊娠時BMI別）

○非妊娠時BMI<25（kg/m²）：

	妊娠初期	妊娠中期	妊娠末期
日本糖尿病学会	標準体重×30 + 50（kcal）	標準体重×30 + 250（kcal）	標準体重×30 + 450（kcal）
日本産科婦人科学会	← 標 準 体 重 × 30 + 200（kcal） →		

○非妊娠時BMI>25（kg/m²）：
妊娠全期間を通じて　標準体重×30(kcal)

出典）日本糖尿病・妊娠学会編「妊婦の糖代謝異常　診療・管理マニュアル　改訂第3版」p.75，メジカルビュー社

（6）この疾患を理解するために必要な知識

　血糖コントロールに対する食事療法を復習する。妊娠糖尿病と診断された妊婦は健常妊婦と比較し，出産後の血糖値が正常化した場合でも2型糖尿病の発症リスクが7.4倍高くなることも報告されている。また高頻度でメタボリックシンドロームを発症する可能性があり，妊娠中のみならず，産後の管理も重要となってくる。

2. 妊娠糖尿病症例（入院患者　栄養指導依頼例）

1）医師からの指示とカルテ情報

❶ 医師からの指示

　日常の食事内容の把握を行い，血糖コントロールを行う。

❷ 初回指導時カルテ情報

年齢33歳，女性

主病名及び合併症：妊娠糖尿病

主　訴：特になし

既往歴：特になし

家族歴：特になし

現病歴：妊娠を機に，かかりつけの産婦人科でフォロー。妊娠25週で行った糖代謝異常スクリーニング検査にて診断基準を満たしたため，当院を受診した。外来にて栄養指導等を行ったが，血糖コントロール不良のため母体管理およびインスリン導入目的に入院。

薬剤の使用状況（栄養状態・栄養指標に影響を与える薬剤）：特になし

身体計測：

身長：157.5 cm，現体重：55.0 kg（非妊娠時体重は50kg），BMI：22.2 kg/m²，体組成：記録なし

臨床検査

項目名	血　圧	TG	HDL-C	LDL-C	空腹時血糖
数　値	120/78 mmHg	92 mg/dL	52 mg/dL	83 mg/dL	196 mg/dL

項目名	食後2時間血糖	HbA1c	尿中ケトン体
数　値	283 mg/dL	5.4 %	（−）

臨床診査所見：特になし

2）管理栄養士が収集した情報

❶ 初回栄養指導の際，患者から聞き取った情報

<患者プロフィール，生活背景>

　夫と3歳の子どもの3人暮らし。週に4日，9時から15時までパートの仕事をしている。仕事では座っていることが多い。子どもの世話に追われ，自分の時間を見つけることが難しいと考えている。

<食歴>

　朝食は菓子パン1個と牛乳のことも多いが，時間がない時は摂取しないこともある。昼食はコンビニのおにぎり1個とカップスープ，プリンやゼリー1個，夕食は夫や子どもが好きな肉料理が多い。仕事が終わり，保育園に向かう途中でお菓子とカフェラテなどを摂取することが習慣となっている。また仕事中もお菓子を食べることがある。

❷ 初回食事調査

　栄養指導で聞き取った内容で推定栄養量を概算した。

　（食事のみ）エネルギー：1,300 kcal，たんぱく質：35g，脂質：45 g

　（間食込み）エネルギー：2,000kcal，たんぱく質：50 g，脂質：80 g

3）症例の経過

　1週間自己血糖測定後に再栄養指導を実施。朝食は必ず摂取するようにし間食はやめた。しかし就業後の空腹感が強く糖質ゼロの炭酸飲料を1本飲んでしまう。野菜は昼食にコンビニのサラダを1品追加，

夕食もしっかり摂取するようには心がけたが，朝食に野菜を摂取するのは無理だと思っている。

　食後の血糖値が高くなるため，夕食の主食の量を半分にした。

＜身体計測＞

　体重：54.0 kg，BMI：21.8 kg/m²

＜臨床検査＞

項目名	血　圧	TG	HDL-C	LDL-C	空腹時血糖値
数　値	118/73 mmHg	82 mg/dL	45 mg/dL	85 mg/dL	185 mg/dL

項目名	食後2時間血糖値	尿中ケトン体
数　値	263 mg/dL	（±）

＜食事調査＞

　1週間の食事記録より栄養指導の際に聞き取った内容を概算した。

　エネルギー：1,200 kcal，たんぱく質：35 g，脂質：45 g

3. 妊娠糖尿病症例の栄養アセスメントの方法

「3）症例の経過」の情報で以下を記載する。

1）栄養アセスメントの方法

　まずは情報を整理分類してみる。身体計測，臨床検査，食事調査，等の結果から栄養状態を総合的に判定する。診療録，看護記録等の情報の中から探索することを目的に，必要な情報を選択する。

　この章の妊娠糖尿病症例の情報を分類整理し，評価を加えると下記のようになる。

❶ 病歴等（O：Object 客観的データ）

診療録（カルテ）・看護記録などほかのスタッフからの情報	
年齢	33歳
性別	女性
主たる疾患名	妊娠糖尿病
主訴	特になし
現病歴	妊娠を機に，かかりつけの産婦人科でフォロー。妊娠25週で行った糖代謝異常スクリーニング検査にて診断基準を満たしたため，当院を受診した。
患者プロフィール，生活背景	週に4日，9時から15時までパートの仕事をしている。仕事では座っていることが多い。子どもの世話に追われ，自分の時間を見つけることが難しいと考えている。
既往歴	特になし
家族歴	特になし
家族構成，家庭環境	夫と3歳の子どもの3人暮らし
薬剤の使用状況	特になし

❷ 身体計測値を評価する。（O：Object 客観的データ）

項 目	測定値	基準値と比較し評価
身長	157.5 cm	非妊娠時の体重は50kg（BMI 20.2 kg/m²）であることから，推奨体重増加量を0.3〜0.5 kg/週とし，57.5〜62.5kgを目安とする。 （妊婦のための食生活指針-「健康健やか親子21」推進検討会報告書，厚生労働省より）
現体重	55.0 kg	
BMI	22.2 kg/m²	非妊娠時BMI 20.2 kg/m²

❸ 臨床検査（血液検査，尿検査，生理学的検査，他）の中で当該患者の栄養状態と関係があると考えられる項目を選び，栄養学的視点から評価する。（O：Object 客観的データ）

　基準値と比較して「高い・低い」の評価ではなく，検査項目ごとにガイドラインの基準と比較した結果を記載することや，どのような疾患が予測できるのかなどを考えて簡潔に記載する。

検査項目	基準値と比較し評価
血圧：118/73 mmHg	問題なし
空腹時血糖：185 mg/dL	日本糖尿病学会ガイドライン診断基準より，高値である。
食後2時間血糖値：263 mg/dL	日本糖尿病学会ガイドライン診断基準より，高値である。
HbA1c：5.3 %	問題なし
TG：82 mg/dL	問題なし
HDL-C：45 mg/dL	問題なし
LDL-C：85 mg/dL	問題なし
AST：15 U/L	問題なし
ALT：23 U/L	問題なし
尿中ケトン体（±）	

❹ 臨床診査の所見の中で患者の栄養状態と関わる所見を抽出し評価する。（O：Object 客観的データ）

臨床診査所見
特になし

❺ 摂取栄養量および栄養補給法の評価。（O：Object 客観的データ）

（a）必要栄養量の推定（個人の栄養摂取量を評価する基準となる）

	設定量	根 拠
エネルギー	1,900 kcal	非妊娠時BMI≧25（kg/m²）および妊娠中期であるため，日本糖尿病学会ガイドラインの基準を用い［標準体重（kg）×30（kcal）+250（kcal）］をもとに算出。 　54.6（kg）×30（kcal）+ 250（kcal）=1,888（kcal）
たんぱく質	62〜95 g	「日本人の食事摂取基準（2020年版）」の妊娠中期の目標量エネルギー比：13〜20％で設定。 　1,888（kcal）× 13〜20（%）=61.4〜94.4 g
脂質	42〜63 g	脂質エネルギー比：20〜30％で設定。 42g〜63 g
水分	1,620〜1,900mL程度（制限無）	［30〜35 mL×体重(kg)］で設定。 　30 〜35mL× 54.0 kg = 1,620〜1,900 mL
食塩相当量	6.5 g 未満	「日本人の食事摂取基準（2020年版）」より6.5 g未満とする。

（b）現在の摂取栄養量

	1週間の食事内容を栄養指導の際に聞きとり，内容を概算した。	
経口摂取	エネルギー	1,200 kcal
	たんぱく質	35 g（たんぱく質エネルギー比：11.7 %）
	脂質	45 g（脂質エネルギー比：33.8%）
	水分	1,500 mL
	食塩相当量	7 g程度

（c）摂取栄養量および栄養補給法の評価

基準である推定栄養必要量と比較し評価する。

評　価
エネルギー必要量の63.6％の充足率，またたんぱく質も57％の充足率である。 野菜を摂取することを心がけているが，食後の高血糖が気になり食事内容が全体的に不足している状態である。特に炭水化物の摂取に関して不安が大きい状態である。

❻ カルテ等から得た情報を参考にして，患者から情報の聞き取りを行う。聞き取った栄養関連の情報を記述する。（S：Subject 主観的データ）

患者から聞き取った情報	
食歴	朝食は菓子パン1個と牛乳のことも多いが，時間がない時は摂取しないこともある。昼食はコンビニのおにぎり1個とカップスープ，プリンやゼリー1個，夕食は夫や子どもが好きな肉料理が多い。仕事が終わり，保育園に向かう途中でお菓子とカフェラテなどを摂取することが習慣となっている。また仕事中もお菓子を食べることがある。 妊娠糖尿病指摘後は，朝食を必ず摂取するようにし，間食はやめた。しかし就業後の空腹感が強く，糖質ゼロの炭酸飲料を1本飲んでしまう。野菜は昼食にコンビニのサラダを1品追加，夕食もしっかり摂取するようには心がけたが，朝食に野菜を摂取するのは無理だと思っている。 食後の血糖値が高くなるため，夕食の主食の量を半分にした。 インスリン治療に抵抗がある。

2）栄養診断とリスク評価

❶ 関連図の作成

　栄養アセスメントの項目を評価し，栄養上の問題と考えられる情報の関連図を作成する。症例自身の行動（食生活や身体活動）と数量化された身体計測，臨床検査データを関連付けて考えるのが重要である。

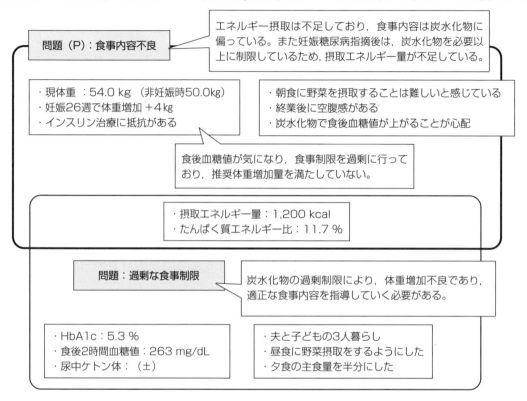

❷ 栄養診断

　関連図を描き，グループ分けを行ったなら，グループに問題名をつける。それを優先順位の高い順に並べて問題リストを作成する。本症例のような生活習慣病患者においては，問題のグループに含まれる症例自身の行動（食生活や身体活動）が，その問題の主たる原因であり，数量化された身体計測，臨床検査データは徴候である。

　P. E. S. の関係は，「この問題（P）＝栄養判定名は，この原因（E）と関連する。根拠は，この徴候・症状（S）である」と表現できること。

#1	問題（P）	**食事内容不良**
	原因（E）	子どもの世話に追われ，自分の時間を見つけることが難しい。 朝食は菓子パンを摂取。 週に4日，パートの仕事をしている。
	徴候・症状（S）	食事摂取で1,200kcal（1週間後の食事記録）
#2	問題（P）	**過剰な食事制限**
	原因（E）	炭水化物を摂取すると血糖値があがるため，夕食の炭水化物量を半分にした。
	徴候・症状（S）	妊娠26週で4kgの体重増加（25週時より体重 − 1kg） 食事摂取量1,200kcal 尿中ケトン体（±）

リスク評価（列挙した問題の今後の見通し）：将来起こりうるあらゆる状況の想定
過度な食事制限をしており，胎児の発育が抑えられる可能性がある。また，尿中ケトン体に関しても，進行すれば糖尿病ケトアシドーシスを引き起こし，胎児と母体の生命にかかわることがある。

4. 妊娠糖尿病症例の栄養介入計画作成方法

1）栄養管理の目標を設定する

　食後血糖値についての不安があり，過剰な食事制限を行っているため，週単位でのサポートが必要である。まずは，母体および胎児に対して必要な栄養を確保することを目標に置き，血糖値がなぜ妊娠中に上昇しやすいか，またインスリン療法についての不安についても傾聴し，対応していく。

栄養管理の長期目標（ゴール）	母体および胎児に対しての必要栄養量の確保を行い，出産を迎える。 目標量：エネルギー1,888 kcal，たんぱく質61.4～94.4 g，脂質42～63 g
栄養管理の短期目標（いつまでに何を）	まずは食後血糖値上昇についての不安を解消する。そのうえで食事内容や間食の取り方などを栄養指導で行っていき，適正体重の増加や必要栄養量を確保していく。また妊娠後期になれば付加量が変わることより再度目標栄養量を設定する。

2）栄養処方

　必要栄養量とほぼ同じ内容とした。しかし妊娠後期となる妊娠28週以降には再度設定する必要がある。水分は特に管理する必要がないので自由摂取とした。

	設定量	根　拠
エネルギー	1,900 kcal	非妊娠時BMI≧25（kg/m^2）および妊娠中期であるため，日本糖尿病学会ガイドラインの基準を用い，[標準体重（kg）×30（kcal）+250（kcal）]をもとに算出。 54.6（kg）×30（kcal）+ 250（kcal）= 1,888（kcal）
たんぱく質	62～95 g	「日本人の食事摂取基準（2020年版）」，妊娠中期の目標量エネルギー比：13～20％で設定。 1,900（kcal）× 13～20（％）= 62～95 g
脂質	42～63 g	脂質エネルギー比：20～30 ％で設定。 42g～63 g
水分	自由摂取	
食塩相当量	6.5 g 未満	「日本人の食事摂取基準（2020年版）」より6.5 g未満とする。

栄養補給方法（補給ルート，食事形態等）
経口摂取。食事形態に制限はない。 食事内容については，必要栄養量の確保および分食などを用いて強い空腹感への対応を行っていく。

3）初期計画を立てる

　問題リストの各問題に対応した栄養介入計画を，Mx）：モニタリングの計画，Rx）：栄養療法の計画，Ex）：栄養教育の計画に分けて記述する。モニタリングの計画は徴候・症状に基づき記述し，栄養療法の計画は栄養処方に基づき記述する。

	問題（P）	食事内容不良
#1	Mx）モニタリングの計画	摂取エネルギー量調査
	Rx）栄養療法の計画	1,900 kcal のエネルギー摂取とする。
	Ex）栄養教育の計画	食事と食後血糖値との関連を説明し，不安軽減と食事バランスの重要性について理解させる。

	問題（P）	過度な食事制限
#2	Mx）モニタリングの計画	血糖値，体重増加量
	Rx）栄養療法の計画	［標準体重（kg）×30（kcal）+250（kcal）］をもとに算出し，1,900kcalとするが，妊娠後期については付加量を調整する。
	Ex）栄養教育の計画	胎児の発育が抑えられる可能性がある。また，尿中ケトン体に関しても，進行すれば糖尿病ケトアシドーシスを引き起こし，胎児と母体の生命にかかわることがあることを理解させる。

5. 妊娠糖尿病症例の栄養モニタリングと評価，および 経過記録作成の方法

この症例では経過記録が単回分しかないので，経過一覧表は作成していない。SOAPを用いた経過記録の作成を行っている。問題ごとではなく，漏れがないように注意して一括して記述している。

S：主観的情報（Subjective Data） O：客観的情報（Objective Data）

A：アセスメント（Assessment） P：プラン（Plan）

栄養診断	#1 食事内容不良　　#2 過剰な食事制限
S	妊娠糖尿病指摘後は，朝食を必ず摂取するようにし間食はやめた。しかし就業後の空腹感が強く糖質ゼロの炭酸飲料を1本飲んでしまう。野菜は昼食にコンビニのサラダを1品追加，夕食もしっかり摂取するようには心がけたが，朝食に野菜を摂取するのは無理だと思っている。 食後の血糖値が高くなるため，夕食の主食の量を半分にした。
O	体重：54.0 kg（妊娠26週時），非妊娠時より+4 kg 摂取エネルギー：1,200 kcal（1週間の食事記録より推定），たんぱく質：35 g HbA1c：5.3 %，空腹時血糖値：185 mg/dL，食後2時間血糖値：263 mg/dL，尿中ケトン体：（±）
A	エネルギー必要量の63.6%の充足率，またたんぱく質も57%の充足率である。 野菜を摂取することを心がけているが，食後の高血糖が気になり食事内容が全体的に不足している状態である。特に炭水化物の摂取に関して不安が大きい状態である。
P	Mx）血糖値の変化，体重増加量，尿中ケトン体 Rx）1,900 kcal のエネルギー摂取，標準体重（kg）×30（kcal）+ 250（kcal）をもとに算出し，1,900 kcalとするが，妊娠後期については付加量を調整。 Ex）食事と食後血糖値との関連を説明し，不安軽減と食事バランスの重要性について理解させる。また過度な食事制限は胎児の発育が抑えられる可能性がある。また，尿中ケトン体に関しても，進行すれば糖尿病ケトアシドーシスを引き起こし，胎児と母体の生命にかかわることがあることを理解させる。

6. 妊娠糖尿病症例の栄養管理計画書の作成

1）入院時栄養状態に関するリスク

過度な食事制限をしており，胎児の発育が抑えられる可能性がある。また，尿中ケトン体に関しても，進行すれば糖尿病ケトアシドーシスを引き起こし，胎児と母体の生命にかかわることがある。

2）栄養状態の評価と課題

#1　食事内容不良
#2　過度な食事制限

3）栄養管理計画

❶ 目標（急性期病院に 1 週間程度の入院を仮定する）

食事と食後血糖値との関連を説明し，不安軽減と食事バランスの重要性について理解させる。

❷ 栄養補給量

エネルギー：1,900 kcal，たんぱく質：62.0〜95 g，脂質：42〜63 g，水分自由摂取，食塩相当量：6.5 g 未満

❸ 栄養補給方法

経口摂取

❹ 栄養食事相談に関する事項

入院時栄養食事指導の必要性：あり　　内容：適正エネルギー量摂取の重要性を知る

栄養食事相談の必要性：あり　　　　　内容：病院の食事量を把握する

退院時の指導の必要性：あり　　　　　内容：食事内容の見直しを行う

❺ 退院時及び終了時の総合的評価

食事内容の見直しは難しいと考えている。そのため，子どもの世話に追われている中でも手軽に行える食事内容の見直しのアドバイスを行い，フォローする。また，間食についても説明する。

＜参考文献＞
1）日本糖尿病・妊娠学会編『妊婦の糖代謝異常　診療・管理マニュアル　改訂第 2 版』株式会社メジカルビュー社，2018
2）日本糖尿病学会『糖尿病治療ガイド　2020-2021』株式会社文光堂，2020
3）妊婦のための食生活指針-『健康健やか親子21』推進検討会報告書：厚生労働省

妊娠糖尿病症例（外来・通院患者　栄養指導依頼例）

1）医師からの指示とカルテ情報

❶ 医師からの指示

日常の食事内容の把握を行い，血糖コントロールを行う。

❷ 初回指導時カルテ情報

初回指導時
カルテ情報

年齢28歳，女性

主病名及び合併症：妊娠糖尿病　妊娠16週（初産）

主訴：特になし

既往歴：特になし

家族歴：特になし

現病歴：

妊娠を機に，かかりつけの産婦人科でフォロー中。妊娠16週で随時血糖値が高値であることより，75gブドウ糖負荷試験を行う目的にて当院を受診。

薬剤の使用状況（栄養状態・栄養指標に影響を与える薬剤）：特になし

身体計測：身長：身長：163.5cm，現体重：56.5kg，BMI：21.2kg/m^2，非妊娠時体重：54kg

臨床検査数値

項目名	血　圧	TG	HDL-C	LDL-C	HbA1c(NGSP)
数　値	105/70 mmHg	95 mg/dL	53 mg/dL	98 mg/dL	5.2 %

項目名	随時血糖値	空腹時血糖値	尿中ケトン体
数　値	160 mg/dL	105 mg/dL	(+)

臨床診査所見：特になし

2）管理栄養士が収集した情報

❶ 初回栄養指導の際，患者から聞き取った情報

＜患者プロフィール，生活背景＞

夫と2人暮らし。調理担当は本人。フルタイムの仕事をしており，休日は週に2日。運動習慣なし。

＜食歴＞

朝食はヨーグルト1個，休日はパンなどを摂取している。昼食は市販の弁当や外食が多い。夕食は自宅で調理。食事時間は昼食が12時，夕食は20時頃が多い。間食は，10時頃と17時頃にお菓子と野菜ジュースや「飲むヨーグルト」を飲んでいる。妊娠して食生活を見直そうと思っていたところに今回の指摘を受けた。

❷ 初回食事調査

栄養指導で聞き取った内容で推定栄養量を概算した。

（食事）エネルギー：1,200 kcal，たんぱく質：45 g，脂質：35 g

（間食込み）エネルギー：1,600 kcal，たんぱく質：50 g，脂質：45 g

3）症例の経過

　朝食はトースト1枚とサラダ，ヨーグルトを摂取。昼食には野菜物を追加するようにした。夕食の内容は変わらない。間食はやめ，お茶や水を飲むようにした。休日には昼食を外食することが多く，メニューに悩んでいる。夫は食事療法に協力的である。炭水化物を摂取すると血糖値が上がるため，主食を食べない方がよいのではないかと思っている。またこれ以上，食事を増やすことへの不安がある。

＜身体計測＞

　身長：163.5 cm，体重：57.0 kg（妊娠17週）

＜臨床検査＞

項目名	血　圧	TG	HDL-C	LDL-C	HbA1c(NGSP)
数　値	108/75 mmHg	87 mg/dL	48 mg/dL	101 mg/dL	5.2 %

項目名	75gOGTT2時間値	空腹時血糖値	尿中ケトン体	
数　値	180 mg/dL	105 mg/dL	(+)	

＜食事調査＞

　1週間の食事記録を持参してもらい推定栄養量概算した。

　エネルギー：1,400〜1,500 kcal，たんぱく質：50〜60 g，脂質：40 g程度。

　外食は週に1〜2回あり。現在は控えている。これまでに間食が習慣化しており，何か食べたい気がすることを訴えている。また，外食や間食を控えることへのストレスを感じている。

Memo

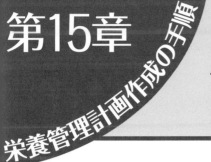

低栄養・褥瘡
【入院】での栄養ケアプラン作成

1. 症例の病態：低栄養・褥瘡

（1）病因・病態

褥瘡は，外力による持続的な圧迫あるいは断続的な圧迫の繰り返しによって，皮膚組織，皮下組織が虚血になる阻血性障害が原因と考えられる。その要因として，老化や疾患による活動性や可動性の低下，知覚障害，運動障害などを背景とした「局所の圧迫」と，湿潤，摩擦，ずれによる「局所的要因」，そして低栄養，加齢といった全身的要因による「組織の耐久性の低下」などが影響を与えている。

（2）症状

褥瘡の症状は，皮膚の色調のみの変化から，水疱の形成，潰瘍など多様である。褥瘡の発生直後は，紅斑を呈するが，その後，組織障害の程度，深さを反映して皮膚の状態は徐々に変化する。組織障害が真皮中層にとどまれば，紅斑→水疱→びらん→浅い潰瘍を，真皮深層以下にまで及ぶと，紅斑→紫斑→血疱→壊死→深い潰瘍になる。

（3）診断基準

褥瘡の重症度は一般的に「深さ」によって分類される。代表的なものが，NPUAP（米国褥瘡諮問委員会：National Pressure Ulcer Advisory Panel）のステージ分類である。

日本褥瘡学会では，褥瘡を発生させる要因ごとに点数をつけて評価するDESIGN-Rで診断することを提唱している（表15-1）。

（4）治療

褥瘡の治療の基本は，「除圧管理」「スキンケア」「栄養管理」が重要とされている。

（5）栄養療法

「褥瘡予防・管理ガイドライン（第4版）」によると，たんぱく質・エネルギー低栄養状態（PEM：Protein Energy Malnutrition）患者に対して，疾患を考慮したうえで，高エネルギー，高たんぱく質のサプリメントによる補給を行うことが勧められているので，患者の必要に応じたエネルギー，たんぱく質が必要である。また，特定の栄養素に関しては，亜鉛，アスコルビン酸，アルギニン，L-カルノシン，n-3系脂肪酸，コラーゲン加水分解物など疾患を考慮したうえで補給してもよいとされている。

（6）この疾患を理解するために必要な知識

褥瘡の患者は，他に疾患を持っていることが多く，また低栄養状態に陥っていることが多いので，各疾患の栄養療法と低栄養改善のための栄養療法の復習が必要である。また嚥下障害がある場合の栄養管理，経口摂取ができない場合の栄養管理についても復習が必要である。

表15-1 DESIGN-R®2020 褥瘡経過評価用

カルテ番号（ ）患者氏名（ ）	月日	/	/	/	/	/	/

Depth*1 深さ 創内の一番深い部分で評価し、改善に伴い創底が浅くなった場合、これと相応の深さとして評価する

d	0	皮膚損傷・発赤なし	D	3	皮下組織までの損傷							
				4	皮下組織を超える損傷							
	1	持続する発赤		5	関節腔、体腔に至る損傷							
				DTI	深部損傷褥瘡（DTI）疑い*2							
	2	真皮までの損傷		U	壊死組織で覆われ深さの判定が不能							

Exudate 滲出液

e	0	なし	E	6	多量：1日2回以上のドレッシング交換を要する							
	1	少量：毎日のドレッシング交換を要しない										
	3	中等量：1日1回のドレッシング交換を要する										

Size 大きさ 皮膚損傷範囲を測定：［長径(cm)×短径*3(cm)］*4

s	0	皮膚損傷なし	S	15	100以上							
	3	4未満										
	6	4以上 16未満										
	8	16以上 36未満										
	9	36以上 64未満										
	12	64以上 100未満										

Inflammation/Infection 炎症/感染

i	0	局所の炎症徴候なし	I	3C*5	臨界的定着疑い（創面にぬめりがあり、滲出液が多い。肉芽があれば、浮腫性で脆弱など）							
	1	局所の炎症徴候あり（創周囲の発赤・腫脹・熱感・疼痛）		3*5	局所の明らかな感染徴候あり（炎症徴候、膿、悪臭など）							
				9	全身的影響あり（発熱など）							

Granulation 肉芽組織

g	0	創が治癒した場合、創の浅い場合、深部損傷褥瘡（DTI）疑いの場合	G	4	良性肉芽が創面の10％以上50％未満を占める							
	1	良性肉芽が創面の90％以上を占める		5	良性肉芽が創面の10％未満を占める							
	3	良性肉芽が創面の50％以上90％未満を占める		6	良性肉芽が全く形成されていない							

Necrotic tissue 壊死組織 混在している場合は全体的に多い病態をもって評価する

n	0	壊死組織なし壊死組織なし	N	3	柔らかい壊死組織あり							
				6	硬く厚い密着した壊死組織あり							

Pocket ポケット 毎回同じ体位で、ポケット全周（潰瘍面も含め）［長径（cm）×短径*3（cm）］から潰瘍の大きさを差し引いたもの

n	0	ポケットなし	P	6	4未満							
				9	4以上16未満							
				12	16以上36未満							
				24	36以上							

部位 ［仙骨部、坐骨部、大転子部、踵骨部、その他（ ）］　　合計*1

*1 深さ（Depth：d/D）の点数は合計には加えない
*2 深部損傷褥瘡（DTI）疑いは、視診・触診、補助データ（発生経緯、血液検査、画像診断等）から判断する
*3 "短径"とは"長径と直交する最大径"である
*4 持続する発赤の場合も皮膚損傷に準じて評価する
*5 「3C」あるいは「3」のいずれかを記載する。いずれの場合も点数は3点とする

© 日本褥瘡学会
http://jspu.org/jpn/info/pdf/design-r2020.pdf

2. 低栄養・褥瘡症例（入院患者　栄養指導依頼例）

1）医師からの指示とカルテ情報

❶ 医師からの指示

栄養状態を把握し，糖尿病を良好にコントロールしてほしい。

❷ 初回指導時カルテ情報

年齢79歳，女性

主病名及び合併症：褥瘡　水疱性類天疱瘡

主　訴：特になし

既往歴：糖尿病，高血圧，アルツハイマー型認知症

家族歴：なし

現病歴：糖尿病の既往があり，水疱性類天疱瘡でプレドニン内服していたが，アルツハイマー型認知症もあり，日常生活活動も介助が必要な状態で自宅療養していた。その過程で褥瘡が発生し，外来通院していたが，褥瘡悪化のため入院となった。

薬剤の使用状況（栄養状態・栄養指標に影響を与える薬剤）：プレドニン（合成副腎皮質ホルモン剤），インスリン製剤

身体計測：身長：150 cm，現体重：48.4 kg，BMI：21.5 kg/m^2，体組成：記録なし

臨床検査

項目名	血圧		WBC	RBC	
数　値	135/85 mmHg		$9.8 \times 10^3/\mu L$	$4.68 \times 10^6/\mu L$	
項目名	Hb	TP	ALB	Tf	TTR
数　値	14.2 g/dL	5.2 g/dL	2.7 g/dL	131 mg/dL	26.1 mg/dL
項目名	HbA1c	TC	BUN	CRE	UA
数　値	9.4 %	237 mg/dL	11.1 mg/dL	0.37 mg/dL	2.4 mg/dL
項目名	Na	Cl	K	Ca	IP
数　値	124 mmol/L	85 mmol/L	3.4 mmol/L	8.8 mg/dL	2.7 mg/dL

臨床診査所見：褥瘡はNPUAPのステージ分類Ⅳ。

2）管理栄養士が収集した情報

❶ 初回栄養指導の際，患者から聞き取った情報

＜患者プロフィール，生活背景＞

夫と2人暮らし。本人は，アルツハイマー型認知症があるため，日中はほとんど椅子に座ったまま，動けていない。夫も高齢で聞き取りの内容が不明なところがある。患者本人からは好き嫌いなどについての返答はある。

＜食歴＞

食事は，近くに住む娘が用意したり，夫がお弁当を買ってきたりしている。甘いものなどが好きで，和菓子やジュース類などを好んで食べている。嗜好は聞き取ることができたが，正確な食事摂取内容等

を，夫，本人から聞き取れず，把握できていない。

❷ 初回食事調査

病院食・エネルギーコントロール食1,360 kcalを提供しているが，全量摂取できていない。

むせ込みもあり，食事内容変更の検討が必要。

3）症例の経過

入院1か月後，むせ込みが酷くなり傾眠がちになり，摂取量も少なくなったため，中心静脈栄養を開始。補助的にゼリー（ビタミンC，亜鉛強化）をプラスした。

＜身体計測＞

体重：46.2 kg，BMI：20.5 kg/m^2

＜臨床検査＞

項目名	ALB	Tf	HbA1c
数　値	2.9 g/dL	225 mg/dL	7.5 %

＜栄養摂取状況＞

高カロリー輸液（PNツイン2号）と既製品のゼリー2種類を1日3回付加。

エネルギー：1,530 kcal，たんぱく質：48 g，脂質：0 g

3. 低栄養・褥瘡症例の栄養アセスメントの方法

1）栄養アセスメントの方法

まずは情報を整理分類してみる。病歴等，身体計測，臨床検査，食事調査，などの結果から栄養状態を総合的に判定する。診療録，看護記録等には多くの情報があるが，「低栄養になった理由は何か？」を情報の中から探索することを目的に，必要な情報を選択する。分類整理した情報で，基準があるものは一つひとつ評価を行う。

この章の低栄養症例の情報を分類整理し，評価を加えると下記のようになる。

❶ 病歴等（O：Object 客観的データ）

診療録（カルテ）・看護記録などほかのスタッフからの情報	
年齢	79歳
主たる疾患名	褥瘡
性別	女性
主訴	特になし
現病歴	糖尿病の既往があり，水疱性類天疱瘡でプレドニン内服していたが，アルツハイマー型認知症もあり，日常生活活動も介助が必要な状態で自宅療養していた。その過程で褥瘡が発生し，外来通院していたが，褥瘡悪化のため入院となった。
患者プロフィール，生活背景	夫と2人暮らし。本人は，アルツハイマー型認知症があるため，日中はほとんど椅子に座ったまま，動けていない。夫も高齢で聞き取りの内容が不明なところがある。患者本人からは好き嫌いなどについての返答はある

既往歴	糖尿病，高血圧，アルツハイマー型認知症
家族歴	特になし
家族構成，家庭環境	夫と 2 人暮らし
薬剤の使用状況	(栄養状態・栄養指標に関連する薬剤) プレドニン（合成副腎皮質ホルモン剤），インスリン製剤

❷ 身体計測値を評価する。（O：Object 客観的データ）

項　目	測定値	基準値と比較し評価
身長	150 cm	(標準体重は49.5 kg)
現体重	48.4 kg	
BMI	21.5 kg/m²	

❸ 臨床検査（血液検査，尿検査，生理学的検査，他）の中で当該患者の栄養状態と関係があると考えられる項目を選び，栄養学的視点から評価する。（O：Object 客観的データ）

検査項目	基準値と比較し評価
血圧：135/85 mmHg	高血圧治療ガイドラインにより，高値血圧である。
HbA1c：9.4 %	高齢者糖尿病の血糖コントロール目標8.0 %未満より高値である
TP：5.2 g/dL	低値
ALB：2.7 g/dL	低値　中等度の低たんぱく栄養状態
Tf：131 mg/dL	低値
TTR：26.1 mg/dL	低値
Na：124 mmol/L	低値
Cl：85 mmol/L	低値
K：3.4 mmol/L	低値

❹ 臨床診査の所見の中で患者の栄養状態と関わる所見を抽出し評価する。
（O：Object 客観的データ）

臨床診査所見
褥瘡はNPUAPのステージ分類Ⅳ

❺ 摂取栄養量および栄養補給法の評価。（O：Object 客観的データ）

（a）必要栄養量の推定（個人の栄養摂取量を評価する基準となる）

	推定値	推定方法
エネルギー	1,500 kcal	褥瘡があるため，損傷係数を1.2として計算すると基礎エネルギー量（ハリス・ベネディクトの式より）×活動係数×損傷係数 =1,026 kcal × 1.2（ベット上安静）×1.2（褥瘡） =1,477 kcal または糖尿病があるので 30×標準体重 = 30 kcal×49.5 kg = 1,563 kcal
たんぱく質	50 g	[0.9〜1.0 g×標準体重(kg)]を用いる。 1.0g×49.5 kg = 49.5g たんぱく質エネルギー比：16.0 %
脂質	42 g 以下	脂質エネルギー比20〜25 %で設定。 33 g〜42 g
食塩相当量	6 g 未満	高血圧治療ガイドラインより設定
水分	1,210 mL程度	[25mL×現体重(kg)]で設定。 25 mL×48.4 kg = 1,210 mL

（b）現在の摂取栄養量

中心静脈栄養＋経口摂取	栄養投与量は高カロリー輸液（PNツイン2号）と既製品のゼリー2種類（ビタミンC，亜鉛強化）を1日3回付加	
	エネルギー	1,530 kcal
	たんぱく質	48 g（たんぱく質エネルギー比：12.5%）
	脂質	0 g（脂質エネルギー比：0 %）
	水分	1,412 mL
	食塩相当量	3 g程度

（c）摂取栄養量および栄養補給法の評価

基準である推定栄養必要量と比較し，褥瘡・低栄養の要因を探索し，評価する。

評　価
エネルギー摂取量はほぼ適正であるが，脂質が0である。中心静脈栄養で全体の約50%のエネルギー摂取である。嚥下状態に配慮したゼリー（ビタミンC,亜鉛強化）を経口摂取している。たんぱく質が必要量より少ない。

❻ カルテ等から得た情報を参考にして，患者から情報の聞き取りを行う。聞き取った栄養関連の情報を記述する。（S：Subject 主観的データ）

患者（家族）から聞き取った情報	
食歴	食事は，近くに住む娘が用意したり，夫がお弁当を買ってきたりしている。甘いものなどが好きで，和菓子やジュース類などを好んで食べている。入院してからは，むせ込みがあり，病院食で提供している嚥下状態に配慮したゼリーのみを摂取している。

2）栄養診断とリスク評価

❶ 関連図の作成

　栄養アセスメントの項目を評価し，栄養上の問題と考えられる情報の関連図を作成する。症例自身の行動（食生活や身体活動）と数量化された身体計測，臨床検査データを関連付けて考えるのが重要である。

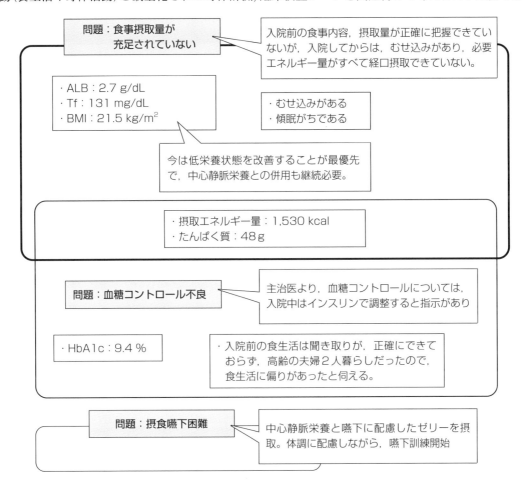

問題：食事摂取量が
充足されていない

入院前の食事内容，摂取量が正確に把握できていないが，入院してからは，むせ込みがあり，必要エネルギー量がすべて経口摂取できていない。

・ALB：2.7 g/dL
・Tf：131 mg/dL
・BMI：21.5 kg/m²

・むせ込みがある
・傾眠がちである

今は低栄養状態を改善することが最優先で，中心静脈栄養との併用も継続必要。

・摂取エネルギー量：1,530 kcal
・たんぱく質：48 g

問題：血糖コントロール不良

主治医より，血糖コントロールについては，入院中はインスリンで調整すると指示があり

・HbA1c：9.4 ％

・入院前の食生活は聞き取りが，正確にできておらず，高齢の夫婦2人暮らしだったので，食生活に偏りがあったと伺える。

問題：摂食嚥下困難

中心静脈栄養と嚥下に配慮したゼリーを摂取。体調に配慮しながら，嚥下訓練開始

❷ 栄養診断

　関連図を描き，グループ分けを行ったなら，グループに問題名をつける。それを優先順位の高い順に並べて問題リストを作成する。本症例のような低栄養患者においては，問題のグループに含まれる症例自身の行動（食生活や身体活動）が，その問題の主たる原因であり，数量化された身体計測，臨床検査データは徴候である。

　P. E. S. の関係は，「この問題（P）＝栄養判定名は，この原因（E）と関連する。根拠は，この徴候・症状（S）である」と表現できること。

#1	問題（P）	食事摂取量が充足されていない
	原因（E）	入院前の摂取量が正確に把握できていないが，入院してからは，むせ込みがあり，必要エネルギー量がすべて経口摂取できていない
	徴候・症状（S）	ALB：2.7 g/dL，Tf：131 mg/dL，BMI：21.5 kg/m^2 中心静脈栄養と併用で摂取エネルギー量：1,530 kcal，たんぱく質48gでほぼ適正量
#2	問題（P）	血糖コントロール不良
	原因（E）	高齢の夫婦2人暮らしで食生活に偏りがあったと伺える
	徴候・症状（S）	HbA1c：9.4%
#3	問題（P）	摂食嚥下困難
	原因（E）	#1と同様
	徴候・症状（S）	傾眠がちでむせ込みあり

リスク評価（列挙した問題の今後の見通し）：将来起こりうるあらゆる状況の想定
低栄養状態の改善とともに，血糖をコントロールし，全身状態を改善しないと，入院目的である，褥瘡の改善が遅延する恐れがある。

4. 低栄養・褥瘡症例の栄養介入計画作成方法

1）栄養管理の目標を設定する

　低栄養・褥瘡の指導の場合，長期目標のゴールは半年から1年後を目安とし，短期目標については，1週間後の目標設定を行う。栄養管理は継続したサポートが必要である。この患者は入院患者のため，1週間ごとのサポートが可能であった。褥瘡があり低栄養の場合は入院で長期のサポートが必要になることが多い。

栄養管理の長期目標 （ゴール）	低栄養の改善と血糖コントロールができる
栄養管理の短期目標 （いつまでに何を）	1週間ごとにモニタリングし，患者の栄養状態を把握 嚥下状態に配慮し，経口摂取ができているのか確認をする

2）栄養処方

必要栄養量とほぼ同じ内容とした。

	設定量	根　拠
エネルギー	1,500 kcal	褥瘡があるため，損傷係数を1.2として計算すると 基礎エネルギー量（ハリス・ベネディクトの式より）×活動係数×損傷係数 =1,026 kcal×1.2（ベッド上安静）×1.2（褥瘡） =1,477 kcal または糖尿病があるので 30 kcal×標準体重=30 kcal×49.5 kg = 1,563 kcal
たんぱく質	50 g	［0.9〜1.0 g×標準体重 (kg)］を用いる。 1.0g×49.5 kg = 49.5g たんぱく質エネルギー比：16.0 %
脂質	42 g 以下	脂質エネルギー比20〜25 %で設定。 33 g〜42 g
水分	1,210 mL程度	［25mL×現体重(kg)］で設定。 25 mL×48.4 kg = 1,210 mL
食塩相当量	6 g 未満	高血圧治療ガイドラインより設定

栄養補給方法（補給ルート，食事形態等）
栄養投与は高カロリー輸液（PNツイン2号）と既製品のゼリー2種類を1日3回付加で，中心静脈栄養と経口摂取との併用を継続

3）初期計画

　問題リストの各問題に対応した栄養介入計画を，Mx）：モニタリングの計画，Rx）：栄養療法の計画，Ex）：栄養教育の計画に分けて記述する。モニタリングの計画は徴候・症状に基づき記述し，栄養療法の計画は栄養処方に基づき記述する。

#1	問題（P）	食事摂取量が充足されていない
	Mx）モニタリングの計画	経口摂取ができているか看護師と連携し確認
	Rx）栄養療法の計画	中心静脈栄養と経口摂取の併用
	Ex）栄養教育の計画	嚥下に配慮したゼリーの摂取の必要性を説明
#2	問題（P）	血糖コントロール不良
	Mx）モニタリングの計画	血糖値の確認
	Rx）栄養療法の計画	エネルギー1,500 kcalで設定
	Ex）栄養教育の計画	家族にもおやつ等の持ち込みせず，病院食のみを摂取してもらうように指導
#3	問題（P）	摂食嚥下困難
	Mx）モニタリングの計画	誤嚥がないかどうか，看護師，言語聴覚士と連携
	Rx）栄養療法の計画	中心静脈栄養と経口摂取の併用
	Ex）栄養教育の計画	嚥下に配慮したゼリーの提供

5. 低栄養・褥瘡症例の栄養モニタリングと評価，および 経過記録作成の方法

S：主観的情報（Subjective Data）O：客観的情報（Objective Data）

A：アセスメント（Assessment）P：プラン（Plan）

栄養診断	#1　食事摂取量が充足されていない　　#2　血糖コントロール不良　　#3　摂食嚥下困難
S	入院前の食事は，近くに住む娘が用意したり，夫がお弁当を買ってきたりしている。甘いものなどが好きで，和菓子やジュース類などを好んで食べている。
O	BMI：21.5 kg/m^2，HbA1c：9.4 %，ALB：2.7g/dL，Tf：131 mg/dL 入院後，傾眠がちでむせ込みがある。
A	入院前の食事内容から血糖コントロール不良，低栄養が伺える。
P	Mx）BMI，HbA1c，ALB，Tfの継続的計測，摂取栄養量調査 Rx）エネルギー1,500 kcal，たんぱく質 50g，中心静脈栄養と経口摂取の併用 Ex）家族にもおやつ等の持ち込みをせず，病院食のみを摂取してもらうように指導

6. 低栄養・褥瘡症例の栄養指導記録/栄養管理計画書（入院）

1）入院時栄養状態に関するリスク

褥瘡
HbA1c：9.4 %，ALB：2.7 g/dL，Tf：131 mg/dL，BMI：21.5kg/m^2
傾眠がちでむせ込みあり。

2）栄養状態の評価と課題

#1　低栄養
#2　血糖コントロール不良
#3　嚥下困難

3）栄養管理計画

❶ 目標

・低栄養改善，血糖コントロール
・嚥下状態に合わせた食事提供

❷ 栄養補給量

エネルギー：1,500 kcal，たんぱく質：50 g，脂質：42 g以下，水分：1,210mL，食塩相当量：6 g未満

褥瘡があるため，ビタミンC，亜鉛の強化も必要

❸ 栄養補給方法

経口摂取または中心静脈栄養と経口摂取の併用

❹ 栄養食事相談に関する事項

入院時栄養食事指導の必要性　　：なし

栄養食事相談の必要性　　　　　：あり，病院の食事量を把握する

退院時の指導の必要性　　　　　：あり，嚥下状態にあわせた食事について

❺ 退院時及び終了時の総合的評価

栄養状態も改善し，摂食嚥下訓練により，とろみ食が経口摂取できるようになった。

病院食と経口薬で糖尿病もコントロールできている。

＜参考文献＞

1）褥瘡予防・管理ガイドライン（第4版）

2）創傷・褥瘡・熱傷ガイドライン2：褥瘡診療ガイドライン

3）食事摂取基準の実践・運用を考える会編『日本人の食事摂取基準2020年度版の実践・運用』2020年，第一出版

4）『栄養管理ビジュアルガイド』2018年，株式会社学研メディカル秀潤社

5）『臨床栄養・褥瘡UPDATEエキスパートのための最新情報と栄養療法』2021年，医歯薬出版株式会社

6）『低栄養対策パーフェクトガイド』2019年，医歯薬出版株式会社

第15章 演習問題

低栄養・褥瘡症例（入院患者 栄養管理依頼例）

1）医師からの指示とカルテ情報

❶ 医師からの指示

低栄養の改善

❷ 初回指導時カルテ情報

初回指導時
カルテ情報

年齢85歳，男性

主病名及び合併症：褥瘡

主訴：お尻が痛い

既往歴：不明

家族歴：不明

現病歴：

1週間前位から体調が悪く，寝込んでいた。2，3日前から動けなくなり，訪ねてきた息子が病院に連れてきた。本人「お尻が痛い」というので診察すると臀部に褥瘡が発生していた。

薬剤の使用状況（栄養状態・栄養指標に影響を与える薬剤）：特になし

身体計測：身長：160 cm，現体重：45.2 kg，BMI：17.6 kg/m²，体組成：未測定，上腕周囲長：20.5 cm，上腕三頭筋皮下脂肪厚：8 mm

臨床検査数値

項目名	血圧	TP	ALB	AST	ALT
数　値	121/75 mmHg	5.3 g/dL	2.9 g/dL	23 U/L	21 U/L
項目名	γ-GT	ChE	空腹時血糖	HbA1c	TC
数　値	35 U/L	130 U/L	135 mg/dL	6.2 %	182 mg/dL
項目名	TG	HDL-C	LDL-C		
数　値	65 mg/dL	45 mg/dL	120 mg/dL		

臨床診査所見：褥瘡はNPUAPのステージ分類Ⅲ

2）管理栄養士が収集した情報

❶ 初回栄養指導の際，患者から聞き取った情報

＜患者プロフィール，生活背景＞

妻を10年前に亡くし1人暮らし。70歳まではタクシーの運転手をしていたが，今は無職。元来病院嫌いでほとんど病院を受診したことがなかった。1か月前までは普通に生活していたが，最近は動きが悪くなったのと，1週間前位から体調が悪く寝込んでいた。

＜食歴＞

　食事は気ままに総菜を買ってきたり，お弁当を買ってきたりしていたが，ここ1か月位は食欲もなく，寝込んでから買い物も行けないので自宅にあるインスタント麺や牛乳やジュースを飲んでいた。飲酒習慣はない。妻が亡くなってからは，食事はお腹が空いたら食べるという生活で1日2食から1食という日もあった。元々好き嫌いはなかったが，最近は食べるのも面倒になってきていた。

・入院前の家庭での食事摂取量（聞き取りによる）

　朝：牛乳コップ1杯

　昼：みかん2個，カップ麺（うどん）1個

　夕：あんぱん1個，オレンジジュース1パック

　推定摂取量　エネルギー：1,000 kcal，たんぱく質：26.0 g，脂質：31.0 g，食塩相当量：7.0 g

❷ 初回食事調査

　病院食は味気なくあまり食べられない。病院食と比べると入院前は好きなものばかり食べていた。最近は食欲がなかったから，サンドイッチとかあんパンとか麺類とかを食べていた。肉とか魚は最近は食べていない。牛乳とかオレンジジュースは飲んでいた。

3）症例の経過

　最初，病院食は半分程度しか摂取していなかったが，お尻の痛みが治まったら食欲も出てきて摂取量が増えてきた。入院が初めてで病院食の味にも最初は戸惑っていたようだが，1週間後位から慣れてきたようだ。

＜身体計測＞（入院2週間後）

　身長：160 cm，BMI：17.9 kg/m^2

＜臨床診査所見＞（入院2週間後）

　特に所見なし

＜食事調査＞

　病院食・常食：1,600 kcal（たんぱく質：60 g，脂質：35 g，食塩相当量：7.5 g）

　ただし病院食は主食，おかずともに半分程度しか摂取できていない。

＜臨床検査＞

項目名	血　圧	TP	AST	ALT	γ-GT	ChE
数　値	122/76 mmHg	5.5 g/dL	22 U/L	20 U/L	33 U/L	135 U/L
項目名	空腹時血糖値	HbA1c(NGSP)	TC	TG	HDL-C	LDL-C
数　値	121 mg/dL	6.2 %	186 mg/dL	68 mg/dL	45 mg/dL	121 mg/dL

Memo

第16章

栄養管理計画作成の手順

低栄養・嚥下障害
【在宅】での栄養ケアプラン作成

1. 症例の病態：低栄養・嚥下障害

1）低栄養

（1）病因・病態

高齢者の低栄養の原因は，個人が持つ遺伝的要因だけでなく，加齢による生理的変化，がんなどの慢性疾患，認知症やうつ病といった精神障害，さらに独居生活や貧困といった社会的・経済的状況など多岐にわたる。

（2）症　状

低栄養は免疫異常，感染症，褥瘡発生，褥瘡治癒の遅延（手術後の回復遅延），貧血，薬剤代謝の変動がみられるようになる。また，低栄養が原因で筋肉量減少（サルコペニア）や骨粗鬆症が目立つようになり，転倒，骨折，呼吸機能の低下，疲労感が顕在化しやすくなる。

（3）診断基準

低栄養状態の高齢者の絶対数は地域社会に多く，すべての高齢者に栄養スクリーニングを行い，低栄養が疑われたら，低栄養の診断に進む。栄養スクリーニングはSGA，MNA-SF，MUST，NRSが使用されることが多い[1]。

2015年の欧州臨床栄養代謝学会（ESPEN）からの勧告では，低栄養の診断には，体重減少と体組織の変化（BMIまたは除脂肪量指数）が必須とされ，低栄養の疑いのある高齢者は，意図しない体重減少があり，さらにBMIの低下，または除脂肪量の低下があるとき，低栄養と診断される[2]。また，低栄養の診断では低栄養状態を炎症の有無で分類している[3]。

（4）治療

必要栄養量の摂取により，体重の増加を図る。食事量の減少，食欲の低下などのあらゆる原因をみつけ，根本となるところを改善する。咬み合せの不具合や義歯が不安定であれば，歯科医師と相談し適合する義歯を作る。少食で1度に沢山食べられない時は，間食で牛乳や乳製品，果物，市販の栄養調整食品からカロリーやたんぱく質を補う必要がある[4]。

（5）栄養療法・食品と調理法の選択

栄養摂取ルート（経口栄養，経腸栄養，静脈栄養）を決定し，必要栄養量を算出する。合併症がある場合は各疾患の治療ガイドラインに沿った設定とする。経口摂取できないとき，または経口でのエネルギー摂取量が目標の50％に達しないときは，原則経腸栄養を使用する。4週間を超える経腸栄養の使用が予測される患者や，神経疾患により不可逆性の嚥下機能低下が予測される患者では，経鼻経管ではなく，胃瘻からの経腸栄養が好ましい。消化管が使用できないときは静脈栄養を使用する。

（6）類縁疾患との関係：疾患，フレイル，要介護状態，疼痛

　高齢者は多疾患の罹患や治療に使用される薬剤の多剤服用，認知症，うつ病，その他の精神疾患，フレイル，移動能力の低下，要介護状態，未治療の疼痛などが原因で低栄養になる。慢性腎臓病（CKD），慢性閉塞性肺疾患（COPD），がん，膠原病などの慢性炎症性疾患は，高齢者の栄養状態を悪化させるので，低栄養改善のため疾患のコントロールに努める。

（7）この疾患を理解するために必要な知識

　高齢者は，加齢による一次性サルコペニアが原因で筋肉量が減少すると，筋肉量維持に必要なエネルギーも減少して食欲が低下する。加齢によるサルコペニア（一次性サルコペニア）は，生理的な加齢変化と考えられ，筋肉量を増やす適切な工夫がなければ，常に筋肉量は低下し，食欲は低下する。さらに，ここに二次性のサルコペニアの原因である炎症性疾患，廃用*，低栄養が加わるとフレイルサイクルの回転が加速され，筋肉の低下量がさらに多くなる。

2）摂食嚥下障害

（1）病因・病態

　「摂食」とは食べる過程のすべてをいい，口の中に食物を取り込んで（捕食），嚙み砕き（咀嚼），飲み込んで（嚥下），胃の中へ送り込むという一連の動作を意味している。「嚥下」とは食物を飲み込む反射様の運動とそれに引き続く食道の蠕動運動とからなる。日本摂食嚥下リハビリテーション学会では，食べる過程の全般を「摂食嚥下」と統一し，咀嚼や嚥下などの食べる機能の障害は「摂食嚥下障害」と呼んでいる。

　摂食嚥下障害はさまざまな原因で起こるが，脳卒中は最も頻度が高い疾患である。脳卒中による摂食嚥下障害は，摂食嚥下に関わる器官や組織の機能的な動きや感覚が悪くなるために生じ，解剖学的な構造の異常による通路障害（器質的原因）は伴わない。

　また，パーキンソン病，筋委縮性側索硬化症（ALS）などの神経筋疾患が原因で摂食嚥下障害が出現する。筋委縮性側索硬化症（ALS）は病気の進行が比較的速い。一方，パーキンソン病，筋ジストロフィーでは病気の進行が比較的遅く，摂食嚥下障害の出現や進行も遅い。

　高齢者は加齢により，摂食嚥下機能の低下や防御反応の低下，基礎疾患の存在などの影響から，摂食嚥下障害が出現しやすく，誤嚥性肺炎や窒息を起こす。

（2）症状

　摂食嚥下障害の症状は，食物を飲み込んで誤嚥を起こし，誤嚥性肺炎につながる場合が多い。

（3）診断基準

　摂食嚥下障害と正常との境界は決して明らかなものではなく，連続的な状態であるといえる。臨床的には，摂食嚥下障害が存在する，しないの2群に分類することが重要なのではなく，障害の程度を考慮して治療必要性を検討し，障害に合わせた治療方法を選択することが重要となる。一般的に重症度分類を用いることにより摂食嚥下障害を区分する手法が採られている[1]。

（4）治療

---

* 　廃用：廃用症候群。過度に安静にすることや活動性の低下により，筋肉の萎縮，心肺機能低下，褥瘡，血栓梗塞，うつ病などさまざまな身体的・精神的な症状が起きること。

摂食嚥下障害の治療方法として，摂食嚥下リハビリテーションがある。摂食嚥下リハビリテーションは，肢体不自由者に対するリハビリテーションと同様，疾患や外傷の急性期から開始される。早く開始するほど廃用症候群の予防が可能となる。

（5）栄養療法

摂食嚥下障害者に対する栄養療法は，摂取するエネルギー量，たんぱく質，脂質など必要な栄養素を経口で摂取するためには，食形態を工夫する必要がある。摂食嚥下障害があることで，認知，咀嚼，嚥下などの機能を考慮した食事が必要であり，不適切な食形態・食物は誤嚥のリスクとなりうる。経口からの摂取量で必要栄養量が摂れない場合は経腸栄養法を検討する。摂食嚥下障害に対する食形態やとろみの粘度は，日本摂食嚥下リハビリテーション学会嚥下調整食分類2013がある[2]。

嚥下調整食には個々の機能に合わせて難易度の低い食形態から難易度の高いものなど，段階に応じて対応する。

（6）この疾患を理解するために必要な知識

高齢者の摂食嚥下障害は加齢による生理変化に加え，比較的軽度の病的変化で発症すると考えられる。病的変化をもたらす代表的な疾患は脳血管障害，認知症，神経変性疾患，筋疾患，頭頸部腫瘍（舌，咽頭，咽頭，食道のがん），頚椎変性，廃用症候群である。高齢者は脳血管障害をはじめ，摂食嚥下障害の原因となる疾患は多い。加齢による口腔の変化として，食塊形成が不十分であったり，食塊の送り込みと咽頭期のタイミングが合わなかったりすることにより，誤嚥や窒息のリスクが生じる。

摂食嚥下障害により，経口摂取量の低下から低栄養状態となり，フレイル，サルコペニア，ロコモティブシンドロームを生じ，ADL（日常生活動作）の低下につながりやすくQOL(生活の質)も低下して，寝たきりの状態から褥瘡を発症しやすく，全身状態がさらに低下するため，低栄養状態にならないよう栄養スクリーニングを行い，栄養介入する必要がある。

2. 低栄養・嚥下障害症例（在宅訪問　栄養食事指導依頼例）

1）医師からの指示とカルテ情報

❶ 医師からの指示

摂食嚥下障害にて胃瘻から経管栄養を摂っているが，本人は経口摂取希望しており，低栄養改善と嚥下調整食を家族に指導。イレウス（腸閉塞）の再発予防として水分1,800mL/日とする。

❷ 初回指導時カルテ情報

初回指導時
カルテ情報

年齢75歳，男性

主病名及び合併症：低栄養　低アルブミン血症　貧血　摂食嚥下機能低下　廃用症候群
主　訴：胃瘻は嫌，口から食べたい。
既往歴：イレウス
家族歴：特になし
現病歴：イレウスで入院中，廃用症候群となり，リハビリ病棟へ。食事摂取ができなくなり胃瘻造設術を行う。経管栄養を行うも，本人から経口摂取の意向が強く退院後，経管栄養と併用で経口摂取希望。

薬剤の使用状況（栄養状態・栄養指標に影響を与える薬剤）：

ラコール 1200kcal/mL，パントシン散（パントテン酸製剤）3g×1回（夜）/日，メトリジンD（低血圧治療剤）（2）2錠×2回（朝，夕）/日

身体計測値（在宅訪問栄養指導初回介入時）：身長：165.0cm，現体重：41.0kg，BMI：15.1kg/m^2（低体重），体組成：記録なし

臨床検査数値

項目名	血 圧	TP	Alb	ALP	AST	ALT
数 値	110/64 mmHg	6.3 g/dL	3.3 g/dL	201 U/L	22 U/L	20 U/L
項目名	LDH	γ-GT	空腹時血糖	HbA1c	TC	TG
数 値	138 U/L	32 U/L	90 mg/dL	5.8 %	136 mg/dL	70 mg/dL
項目名	HDL-C	LDL-C	RBC		Hb	Ht
数 値	54 mg/dL	76 mg/dL	$313 \times 10^4/\mu$L		10.5 g/dL	31.4 %

臨床診査所見：低栄養，低アルブミン血症，貧血

2）管理栄養士が収集した情報

❶ 初回栄養指導の際，患者及び家族から聞き取った情報

＜患者のプロフィール，生活背景＞

胃瘻から経口摂取に移行したい。同居している息子は帰りが遅く，週末くらいしか介護に参加できない。日中は夫婦2人のみで，妻の負担が大きいが，適切な食形態で嚥下調整食を作ってもらいたい。早く元気になって健康吹き矢の会に復帰したい。妻は介護保険を使って，介護軽減を図りながら，介護していきたいと考えている。

＜食歴＞

現在は経管栄養を胃瘻から1,200kcal/日摂取している。妻は食事作りが好きだが，嚥下調整食は作れる自信がない。

❷ 初回食事調査

摂取栄養量は，経腸栄養剤（ラコール）400mL×3回である。

エネルギー：1,200kcal，たんぱく質：52.6g，脂質：26.8g，水分：1,800mL，食塩相当量：2.3g程度

3）症例の経過

初回の訪問栄養食事指導から2週間後に2回目の訪問栄養指導を行った。当日は嚥下評価を行うため，歯科医師による嚥下内視鏡検査を行い，嚥下評価を行った。嚥下評価は，反復唾液嚥下テストは3回30秒，喉頭挙上量は1横指以上と呼吸機能および咽頭・喉頭機能は比較的保たれていた。嚥下内視鏡所見は，空嚥下時，軟口蓋の挙上不全のため鼻腔逆流が観察されていた。安静時咽頭内に泡状唾液の貯留が見られた。ゼリーを摂取後，咽頭蓋の反転が見られないため，微量のゼリーが喉頭蓋谷に残留していたが，喉頭侵入・誤嚥は見られなかった。学会分類3の舌でつぶせる形態は喉頭蓋谷に残留し，歯ぐきでつぶせる形態でも残留量が同量であり，ゼリー飲料での除去が可能であった。口腔リハビリテーション，口腔ケアを行いながら食事は舌でつぶせる形態（学会分類3）を1日1食程度，交互嚥下を行いながら摂取を目指す。まず胃瘻以外にゼリー，ヨーグルトを摂取する。

＜身体計測＞（初回訪問栄養食事指導から2週間後の2回目）

体重：41.9 kg，BMI：15.4 kg/m^2

＜臨床検査＞

項目名	血　圧	TP	Alb	空腹時血糖	HbA1c	TC
数　値	120/68 mmHg	6.8 g/dL	3.6 g/dL	93 mg/dL	5.9 %	138 mg/dL
項目名	TG	HDL-C	LDL-C	RBC	Hb	Ht
数　値	81 mg/dL	61 mg/dL	112 mg/dL	$376×10^4$ /μL	12.1 g/dL	35.6 %

＜食事調査＞

胃瘻による経腸栄養剤（ラコール）1,200 kcal/mL /日，ゼリー1個，ヨーグルト1個程度摂取。

エネルギー：1,387 kcal，たんぱく質：56.5 g，脂質：31.1 g，水分：1,800 mL，食塩相当量：3 g程度

3. 摂食嚥下障害を伴う低栄養症例の栄養アセスメントの方法

「3）症例の経過」の情報で以下を記載する。

1）栄養アセスメントの方法

まずは情報を整理分類してみる。病歴等，身体計測，臨床検査，食事調査，等の結果から栄養状態を総合的に判定する。診療録，看護記録等には多くの情報があるが，「低栄養になった原因は何か？」を情報の中から探索することを目的に，必要な情報を選択する。分類整理した情報で，基準があるものは一つひとつ評価を行う。

この章の低栄養症例の情報を分類整理し，評価を加えると下記のようになる。

❶ 病歴等（O：Object 客観的データ）

診療録（カルテ）・看護記録などほかのスタッフからの情報	
年　齢	75歳
性　別	男性
主たる疾患名	低栄養，摂食嚥下機能低下，低アルブミン血症，貧血
主　訴	胃瘻は嫌，経口摂取したい
現病歴	イレウスで入院中，廃用症候群となり，リハビリ病棟へ。食事摂取できなくなり胃瘻造設術を行う。経管栄養を行うも，本人から経口摂取の意向が強く退院後，経管栄養と併用で経口摂取希望。
患者プロフィール，生活背景	同居している息子は帰りが遅く，週末くらいしか介護に参加できない。日中は夫婦2人のみで，妻の負担が大きいが，適切な食形態で嚥下調整食を作ってもらいたい。早く元気になって健康吹き矢の会に復帰したい。妻は介護保険を使って，介護軽減を図りながら，介護していきたいと考えている。
既往歴	特になし
家族歴	特になし
家族構成，家庭環境	妻と息子の3人暮らし
薬剤の使用状況	ラコール1,200 kcal/mL/日，パントシン散3 g(夜)/日，メトリジンD(2)2錠×2回(朝，夕)/日

❷ 身体計測値を評価する。（Ｏ：Object 客観的データ）

項　目	測定値	基準値と比較し評価
身　長	165.0 cm	
現体重（２回目）	41.9 kg	（標準体重は59.9 kg）
BMI	15.4 kg/m^2	

❸ 臨床検査（血液検査，尿検査，生理学的検査，他）の中で当該患者の栄養状態と関係があると考えられる項目を選び，栄養学的視点から評価する。（Ｏ：Object 客観的データ）

検査項目	基準値と比較し評価
血圧：120/68 mmHg	問題なし
TP：6.8 g/dL	低値
Alb：3.6 g/dL	低値　低アルブミン血症
RBC：376×10^4/μL	低値
Hb：12.1 g/dL	低値　貧血
Ht：35.5 %	低値
空腹時血糖：93 mg/dL	問題なし
HbA1c：5.9 %	問題なし

❹ 臨床診査の所見の中で患者の栄養状態と関わる所見を抽出し評価する。（Ｏ：Object 客観的データ）

臨床診査所見
低栄養，貧血

❺ 摂取栄養量および栄養補給法の評価。（Ｏ：Object 客観的データ）

（a）必要栄養量の推定（個人の栄養摂取量を評価する基準となる）

	推定値	推定方法
エネルギー	1,500 kcal	傷病による代謝亢進はない。このため，簡便法によるエネルギー投与量の推計式を用いる。[25〜30 kcal×標準体重 (kg)] を用いる。 25 kcal×59.9 kg = 1,497 kcal ≒ 1500 kcal 30 kcal×59.9 kg = 1,797 kcal まずは1,500 kcalとして経口摂取を開始する。
たんぱく質	60 g	[0.9〜1.0 g×標準体重 (kg)] を用いる。 1.0 g×59.9 kg = 59.9 g ≒ 60 g たんぱく質エネルギー比：16.0 %
脂　質	43 g以下	脂質エネルギー比20〜25 %で設定。33 g〜42 g
水　分	1,797 mL程度 胃瘻から摂取	[30〜35 mL×体重(kg)] で設定。 30 mL×59.9 kg = 1,797 mL≒1,800 mL（イレウス予防）
食塩相当量	7.5 g未満	「日本人の食事摂取基準(2020年版)」食塩目標量 7.5 g未満

・初回指導から２週間後の経口摂取量

経口摂取	嚥下内視鏡検査を実施後，１日ゼリー1個，ヨーグルト1個	
	エネルギー	187 kcal
	たんぱく質	3.9 g（たんぱく質エネルギー比：6.9 %）
	脂質	4.3 g（脂質エネルギー比：13.8%）
	水分	0 mL
	食塩相当量	0.2 g程度

（b）現在（初回指導から６か月後）の摂取栄養量

食事調査（6か月後）

朝食：ロールパン１個，ポテトサラダ，カフェオレ１杯，ヨーグルト１個

昼食：軟飯１杯，納豆，煮物，みそ汁

夕飯：軟飯１杯，マグロ刺身，炒り卵，煮物

胃瘻による経腸栄養剤（ラコール）300kcal/日

１日の栄養量：エネルギー：1,536 kcal，たんぱく質：59.5g，脂質：44.0 g，食塩相当量：6.6g，水分：1,800ml（胃瘻より）

（c）摂取栄養量および栄養補給法の評価

基準である推定栄養必要量と比較し，低栄養の要因を探索し，評価する。

評　価
摂食・嚥下機能低下により推定必要量を摂取できず，低栄養状態であった。胃瘻から栄養を摂り，口腔リハビリテーションを継続することで，経口摂取が可能となり，摂取栄養量が増加し，低栄養状態を脱することが可能となると考えられる。

❻ カルテ等から得た情報を参考にして，患者から情報の聞き取りを行う。聞き取った栄養関連の情報を記述する。（S：Subject 主観的データ）

患者から聞き取った情報	
現状	胃瘻は嫌，経口摂取したい。
食歴	入院以前は妻が食事を作って１日３食摂取していた。和食が好きで刺身，煮物等を好んでいた。吹き矢の会に参加していて，社交的で，飲み会や食事会等に積極的に参加していた。また，経口摂取できるようになったら，参加したいと思っている。

2）栄養診断とリスク評価

❶ 関連図の作成

　栄養アセスメントの項目を評価し，栄養上の問題と考えられる情報の関連図を作成する。症例自身の行動（食生活や身体活動）と数量化された身体計測，臨床検査データを関連付けて考えるのが重要である。

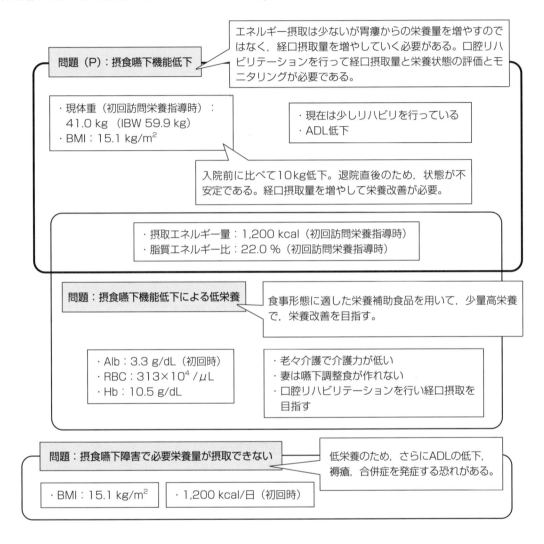

❷ 栄養診断

　関連図を描き，グループ分けを行ったなら，グループに問題名をつける。それを優先順位の高い順に並べて問題リストを作成する。本症例のような低栄養，摂食嚥下障害においては，問題のグループに含まれる症例自身の障害（摂食嚥下障害）が，その問題の主たる原因であり，数量化された身体計測，臨床検査データは徴候である。

　P. E. S. の関係は，「この問題（P）＝栄養判定名は，この原因（E）と関連する。根拠は，この徴候・症状（S）である」と表現できること。

#1	問題（P）	たんぱく質・エネルギー摂取不足
	原因（E）	低栄養
	徴候・症状（S）	BMI 15.1 kg/m², TP:6.3 g/dL, Hb:10.5 g/dL, Ht:31.4 %, RBC:313×10⁴/μL, 必要栄養 1,500 kcal で摂取エネルギー量 1,200 kcal（初回時）
#2	問題（P）	嚥下障害
	原因（E）	摂食嚥下機能低下
	徴候・症状（S）	食形態は学会分類3（舌でつぶせる）で，交互嚥下が必要
#3	問題（P）	水分摂取量不足
	原因（E）	便秘，水分投与不足
	徴候・症状（S）	以前イレウスを起こして入院している

リスク評価（列挙した問題の今後の見通し）：将来起こりうるあらゆる状況の想定
現在の生活を継続すると，低栄養状態が進行し，さらにADLの低下，褥瘡，合併症を発症する恐れがある。本人が胃瘻ではなく経口摂取を強く希望しているため，口腔リハビリテーションを行って，経口摂取量を増やしていくとともに，胃瘻から水分を補給して安定した水分補給を行ってイレウスを予防する。

4. 摂食嚥下障害を伴う低栄養症例の栄養介入計画作成方法

1）栄養管理の目標を設定する

摂食嚥下障害を伴う低栄養患者の在宅訪問栄養食事指導の場合，長期目標のゴールは半年から1年後を目安とし，短期目標については3か月後の目標設定を行うことを目安とする。低栄養は栄養状態が改善するまで時間がかかるため，継続したサポートが必要である。本人が胃瘻からの栄養管理でなく，経口摂取を希望しているため，医師，歯科医師，看護師，言語聴覚士，理学療法士，作業療法士など多職種連携も重要である。患者が実現可能であると思えるような目標であり，かつ，リスクの軽減が行える目標設定が重要である。この症例は2回/月に訪問栄養指導希望であったので，短期目標の設定は3か月後となっている。

栄養管理の長期目標（ゴール）	なるべく早い時期から口腔リハビリテーションを行い，経口摂取量を増やす。
栄養管理の短期目標（いつまでに何を）	1か月で1kgの体重増加を目標とし，胃瘻から栄養を補給しつつ，経口では栄養補助食品やゼリー，ヨーグルトを摂取して，3か月で3kg（7.3%）の体重増加を目標とする。

2）栄養処方

必要栄養量とほぼ同じ内容とした。初期計画の段階で栄養量を付加または減量する必要はない。水分は特に管理する必要がないので自由摂取とした。主治医からイレウス予防として1,800mL/日の指示があった。

	設定量	根　拠
エネルギー	1,500 kcal	傷病による代謝亢進はない。このため，簡便法によるエネルギー投与量の推計式を用いる。摂食嚥下機能低下のため負担の少ない目標量の設定。[25 kcal×標準体重 (kg)]を用いる。 25 kcal×59.9 kg = 1,497 kcal≒1,500 kcal
たんぱく質	60 g	[0.9〜1.0 g×標準体重 (kg)]を用いる。 1.0 g×59.9 kg = 59.9 g ≒ 60 g たんぱく質エネルギー比：16.0 %
脂　質	43 g 以下	脂質エネルギー比20〜25 %で設定。 33 〜 42g
水　分	1,800 mL	イレウスの再発予防として医師が指示
食塩相当量	7.5 g 未満	「日本人の食事摂取基準（2020年版）」食塩目標量7.5g未満

栄養補給方法（補給ルート，食事形態等）
本人の希望により，胃瘻からの栄養補給と経口摂取を併用。経口摂取では，食事内容について，舌でつぶせる形態（学会分類3）を1日1食程度，ゼリーと交互嚥下を行いながら摂取するとした。ゼリー，ヨーグルト，栄養補助食品を取り入れることで，必要栄養量を本人・家族の負担なく摂取する。

3）初期計画

　問題リストの各問題に対応した栄養介入計画を，Mx)：モニタリングの計画，Rx)：栄養療法の計画，Ex)：栄養教育の計画に分けて記述する。モニタリングの計画は徴候・症状に基づき記述し，栄養療法の計画は栄養処方に基づき記述する。本症例は生活活動を高めることが重要であるので，運動についても記述した。

	問題（P）	たんぱく質・エネルギー摂取量不足
#1	Mx) モニタリングの計画	BMI，摂取エネルギー量調査（3日間の食事記録調査），血液生化学検査，身体計測の実施
	Rx) 栄養療法の計画	1日エネルギー1,500 kcal，たんぱく質60 gを摂取する。
	Ex) 栄養教育の計画	栄養補助食品等も摂取し，少量，高栄養で効率的に栄養改善を図る。
	問題（P）	嚥下障害
#2	Mx) モニタリングの計画	胃瘻から経腸栄養剤（ラコール）を補給しながら，経口摂取量を増やす。
	Rx) 栄養療法の計画	脂質 43 g 以下。脂質エネルギー比 25 %以下で設定。
	Ex) 栄養教育の計画	口腔リハビリテーションを行いながら，経口摂取量を少しずつ増やし，本人のQOLを向上させる。
	問題（P）	水分摂取量不足
#3	Mx) モニタリングの計画	イレウス予防のため水分量の確保
	Rx) 栄養療法の計画	胃瘻から水分 1,800 mL /日補給
	Ex) 栄養教育の計画	胃瘻以外に経口摂取で水分を摂取できる

5. 摂食嚥下障害を伴う低栄養症例の栄養モニタリングと評価，および経過記録作成の方法

　この症例では経過記録が単回分しかないので，経過一覧表は作成していない。SOAPを用いた経過記録の作成を行っている。問題ごとではなく，漏れがないように注意して一括して記述している。

S：主観的情報（Subjective Data）O：客観的情報（Objective Data）

A：アセスメント（Assessment）P：プラン（Plan）

栄養診断	#1　たんぱく質・エネルギー摂取量不足　　#2　嚥下障害　　#3　水分摂取量不足
S	摂食嚥下障害から胃瘻となるが，本人は胃瘻が嫌で，経口摂取したいと希望が出ている。口腔リハビリテーションを行って，経口摂取量を増やしたい。
O	BMI：15.1 kg/m^2，TP：6.3 g/dL，Alb：3.3 g/dL，Hb：10.5 g/dL，Ht：31.4 %，RBC 313×10^4/μL，必要栄養量：1,500 kcal，摂取エネルギー：1,200 kcal，血圧：110/64 mmHg，食塩摂取量：3 g（初回在宅栄養指導時）嚥下評価の結果は舌でつぶせる形態（学会分類3）で交互嚥下が必要
A	摂食・嚥下機能低下により推定必要量を摂取できず，低栄養状態であった。
P	Mx）BMI，TP，Alb，Hb，Ht，RBC，摂取栄養量調査（3日間の食事記録調査） Rx）摂取エネルギー量：1,500 kcal，たんぱく質：60 g，脂質エネルギー比：20～25 %，食塩摂取量：7.5 g未満，毎日，口腔リハビリテーションを行う。 Ex）食事記録と体重を定期的に記録することを勧める。妻に嚥下調整食の調理指導を行い，適切な食形態で安全に食事を摂取する。栄養補助食品を用いて効率的に体重増加を目指す。

6. 摂食嚥下障害を伴う低栄養症例（在宅）の栄養指導記録の作成

　在宅患者の章は，診療報酬の様式である「栄養管理計画書」へ応用した例を記載する。本章の症例は外来通院患者であるが，入院患者と仮定して記載する内容の例を示す。

1）在宅患者の介入時の栄養状態に関するリスク

　BMI：15.1 kg/m^2，TP：6.3 g/dL，Alb：3.3 g/dL，Hb：10.5 g/dL，Ht：31.4 %，RBC：313×10^4/μLであり，摂食嚥下障害が原因の低栄養状態であった。必要栄養量1,500 kcal/日であるものの，胃瘻からの栄養補給は1,200 kcal/日であった。患者本人が経口摂取に強くこだわり，口腔リハビリテーションを行いながら，経口摂取量を増やしていくプランとした。不適切な食形態は誤嚥のリスクを高める。

2）栄養状態の評価と課題

　#1　たんぱく質・エネルギー摂取量不足
　#2　嚥下障害
　#3　水分摂取量不足

3）栄養管理計画

❶ 目標（在宅で経口摂取量を増加しながら栄養改善する）

摂取エネルギー量1,500 kcal/日，たんぱく質60 g，脂質エネルギー比20〜25 %，食塩摂取量 7.5 g未満とし，毎日，口腔リハビリテーションを行いながら，少しずつ経口摂取量を増やす。妻に嚥下調整食の調理指導を行い，適切な食形態で安全に食事を摂取する。栄養補助食品を用いて効率的に体重増加を目指す。

❷ 栄養補給量

1日エネルギー：1,500 kcal，たんぱく質：60 g，脂質エネルギー比：20〜25 %，水分：1,800 mL，食塩相当量：7.5 g未満

❸ 栄養補給方法

胃瘻による栄養補給 + 経口摂取（ゴールは経口摂取のみ）

❹ 栄養食事相談に関する事項：栄養食事相談の必要性はすべて必要あり

在宅訪問栄養食事指導の必要性　　内容：在宅での栄養管理，栄養相談，調理指導

❺ 在宅訪問栄養食事指導終了時の総合的評価

胃瘻による安定した栄養補給プラス経口摂取量を増やし，栄養改善を目指す。口腔リハビリテーションを行いながら，少しずつ経口摂取量を増やして，本人のQOLの向上を目指す。妻に嚥下調整食の調理指導を行い適切な食形態で安全に食事提供できるようにする。無理なく体重増加できるよう継続して食支援を定期的に行っていく。

〈参考文献〉
1）雨海照祥，葛谷雅文，吉田貞夫，宮澤靖『高齢者の栄養スクリーニングツールMNAガイドブック』医歯薬出版株式会社，2015
2）日本老年医学会「健康長寿診療ハンドブック」株式会社メジカルビュー社，2019
3）日本老年医学会「健康長寿診療ハンドブック」株式会社メジカルビュー社，2019
4）公益財団法人長寿科学振興財団 健康長寿ネット. https://www.tyojyu.or.jp/net/byouki/rounensei/tei-eiyou.html（2021.4.27現在）

☆☆☆☆☆☆ 第16章　演習問題 ☆☆☆☆☆☆

摂食嚥下障害を伴う低栄養症例（在宅患者訪問栄養食事指導）

1）医師からの指示とカルテ情報

❶ 医師からの指示

低栄養と摂食嚥下障害のため，栄養管理と嚥下調整食の指導を行ってください。

❷ 初回指導時カルテ情報

初回指導時
カルテ情報

年齢90歳，女性

主病名及び合併症：低栄養　貧血　摂食嚥下機能低下　認知症

主訴：どんどん痩せる

既往歴：脳梗塞（左片麻痺），肺炎

家族歴：特になし

現病歴：肺炎で入院中に摂食嚥下障害が進行し，ゼリー食で退院。介護者の夫はゼリー食が作れず，市販のゼリー，ヨーグルトしか食べさせられないため，痩せてきた。

薬剤の使用状況（栄養状態・栄養指標に影響を与える薬剤）：

ウルソ（50）（肝・胆・消化機能改善剤）(mg)，ビタノイリン（25）（ビタミンB群配合剤）(mg)，ネキシウム（10）（胃酸抑制剤）(mg)，アスパラカリウム散（50%）（カリウム製剤），ムコダイン細粒（50%）（去痰剤），酸化マグネシウム（制酸剤，緩下剤）

身体計測：身長：150 cm，現体重：40.0 kg（IBW:49.5 kg），BMI：17.7 kg/m^2，体組成：記録なし

臨床検査数値

項目名	血圧	TP	Alb	AST	ALT
数　値	120/78 mmHg	5.5 g/dL	3.0 g/dL	17 U/L	10 U/L
項目名	空腹時血糖	HbA1c	TC	TG	HDL-C
数　値	105 mg/dL	5.1 %	175 mg/dL	124 mg/dL	44 mg/dL
項目名	LDL-C	Hb	Ht		
数　値	108 mg/dL	11.1 g/dL	34.3 %		

臨床診査所見：貧血，低栄養

2）管理栄養士が収集した情報

❶ 初回栄養指導の際，患者から聞き取った情報

＜患者プロフィール，生活背景＞

夫婦2人暮らし。子供は1人。遠方で生活しており，3か月に1回程度来る。夫はこれまで食事の支度をしたことがなく，介護したいと思っているが，できないことが多く，介護力は低い。介護保険のサービスを使いながら，夫の介護軽減を図り，食事作りもできるようになりたいと考えている。経済的な問

題はないので，介護食品も利用したい。

＜食歴＞

　退院時にゼリー食といわれて，管理栄養士に食事の作り方も指導されたが，まったく分からなかった。現在はゼリー，ヨーグルトを中心に摂取している。お粥ゼリーは作ってあげたい。おかずのゼリーは作れないので，市販の介護食品を購入したいが，どれを買えば良いのかわからない。

❷ 初回食事調査

　朝食・昼食・夕食は，お粥（市販）1，おかずゼリー1個，ヨーグルト1個，高栄養ゼリー1個である。

現在の摂取栄養量：

　エネルギー：830 kcal，たんぱく質：23.7 g，脂質：25 g(脂質エネルギー比：27.1 %)，水分：1,000 ml，食塩相当量：3.0 g。

3）症例の経過

　1月間に2回訪問し，3か月後，夫にゼリー食の調理指導を行い，栄養補助食品や介護食品を購入するとともに，市販食品のゼリー状の食品を勧めた。

＜身体計測＞

　身長：150 cm，体重：43.0 kg（IBW:49.5 kg），BMI：19.1 kg/m^2

＜臨床検査＞

項目名	血　圧	TP	Alb	AST	ALT
数　値	120/75 mmHg	5.6 g/dL	3.5 g/dL	17 U/L	10 U/L
項目名	LDH	γ-GT	空腹時血糖	HbA1c	TC
数　値	132 U/L	18 U/L	100 mg/dL	5.1 %	170 mg/dL
項目名	TG	HDL-C	LDL-C		
数　値	130 mg/dL	43 mg/dL	105 mg/dL		

＜食事調査＞

　訪問した際に食事ノートより算定。食事記録は重量の記載がなく，栄養指導で聞き取った内容を概算した。

　エネルギー：1,228 kcal，たんぱく質：45.2 g，脂質：34 g（脂質エネルギー比：24.9 %），食塩相当量：4.5 g

フレイル，サルコペニア【在宅】での栄養ケアプラン作成

1. 症例の病態：フレイル，サルコペニア

　フレイルは，老化に伴う種々の機能低下（予備能力の低下）により，健康障害に対する脆弱性が増加している状態（要介護状態に至る前段階）を指す。一方，サルコペニアは加齢に伴う筋肉量の減少，あるいは筋力の減少を指し，フレイルの原因の1つとされている[1]。

1）フレイル

（1）病因・病態

　フレイルは，英語で「虚弱」を意味するfrailtyからの造語で，「健康な状態」と「介護が必要な状態」の間の状態を意味する。要介護にはなっていないが，加齢により身体の余力が低下して，感染症や外傷などの急なストレスがかかった後に，元の状態に戻る回復力や機能が低下し，場合によっては要介護になってしまう状態のことである。精神的な側面や社会的側面も含んだ概念で，以下に示すように身体的フレイル，認知的フレイル，社会的フレイルなどがある。

（2）症状

① 身体的フレイル

　加齢による骨格筋量の減少・食思不振による慢性的な低栄養などが影響している。

② 認知的フレイル

　軽度の認知機能障害はあるものの認知症には至っておらず，かつ身体的にフレイルな状態を指す。認知機能の低下と身体的フレイルは合併しやすい。原因としては，生活習慣病，栄養障害，ホルモンの異常，炎症，うつなどがあげられている。

③ 社会的フレイル

　統一した定義はない。社会活動への参加や社会的交流が少なくなっている状態を指す。外出頻度が1日1回未満，同居家族以外との交流が週1回未満の社会的閉じこもり傾向が該当する。

（3）診断基準

　フレイルの判断基準としては，Friedらの提唱による診断基準が世界的に使われており，日本でもこれが用いられている（表17-1）。身体的なフレイルの診断基準（CHS（Cardiovascular Health Study）基準）は，①体重減少，②疲労感，③活動量の低下，④緩慢さ（歩行速度低下），⑤虚弱（握力低下）の5項目とし，このうちの3つ以上が該当する場合をフレイル，1つまたは2つ該当する場合をプレフレイル（フレイル前段階）としている[2][3]。

表17-1　改訂 J-CHS基準（2020年）

項目	評価基準
体重減少	6か月で，2kg以上の（意図しない）体重減少
筋力低下	握力：男性＜28kg　　女性＜18kg
疲労感	（ここ2週間）わけもなく疲れたような感じがする。
歩行速度	通常歩行速度＜1.0m/秒
身体活動	① 軽い運動・体操をしていますか？ ② 定期的な運動・スポーツしていますか？ 上記の2つのいずれも「週に1回もしていない」と回答

【判定基準】3項目以上に該当：フレイル，1または2項目に該当：プレフレイル，該当なし：健常高齢者

(Satake S, Arai H. The revised Japanese version of the Cardiovascular Health Study criteria (revised J-CHS criteria) Geriatr Gerontol Int. 2020; 20 (10): 992-993)

出典）国立長寿医療研究センター・東浦町作成「健康長寿教室テキスト第2版」(https://www.ncgg.go.jp/ri/lab/cgss/department/frailty/documents/tyojyutext_20201005.pdf) p.2

（4）治療

　健常と介護が必要な状態の中間の状態であるため，適切なタイミングで予防や介入を行うことで　リスクが軽減する。早期発見・早期介入が必要であり，治療としては，運動療法と栄養療法の両方を行うことが重要である。

　運動による予防・介入は，日常生活の動作を維持する上でも重要であり，対象者の生活習慣に介入することが有効である。具体的には，バランス運動・レジスタンス運動を組み合わせることで，転倒や合併症を減少させる効果がある。

　栄養による介入としては，意図しないで体重が減少した高齢者には原因をアセスメントし，エネルギーおよびたんぱく質補給を考慮する（（5）栄養療法を参照）。

（5）栄養療法

① 摂取エネルギー：低体格指数（BMI）と低エネルギー摂取とは，フレイルとの相関が認められている。摂取エネルギー量は，「日本人の食事摂取基準（2020年版）」を参照し，年齢と身体活動レベルから体重当たりの推定エネルギー必要量を求め設定する。なお，合併症がある場合は各疾患の治療ガイドラインに沿った設定とする。

② たんぱく質：骨格筋維持のため高齢者は若年者より多くのたんぱく質を摂取する必要がある。フレイル予防として，65歳以上のたんぱく質摂取では以下の2つが推奨されている。

　（i）たんぱく質の推奨摂取量は体重（kg）当たり1.0g以上/日

　（ii）必須アミノ酸のうちBCAA（バリン，ロイシン，イソロイシン）を豊富に含む肉，魚，卵，大豆，牛乳を摂取する。

③ ビタミンD：ビタミンDはカルシム代謝や骨代謝に密接に関わっており，高齢者の骨粗鬆症との関連が指摘されている。また骨以外の骨格筋などの組織での重要な役割も指摘されている。ビタミンDを含む食材は一部の魚介類，卵，きのこに限られているが，日光暴露の刺激で体内でも合成される。そのため食事からの摂取に加え，毎日10〜15分間の日光浴が推奨される。

（6）類縁疾患との関係

① オーラルフレイル

　最近では，フレイルの入り口として「オーラルフレイル」が指摘されている。オーラルフレイとは「口の虚弱化」のことで，噛む力が弱まったり，食べこぼしが増えるなど，口腔機能のささいな衰えにより，食欲の低下や食べる食品が偏り，低栄養やフレイルにつながるといわれている。

　オーラルフレイルも早めに気づいて対処すれば，フレイルや要介護状態になることを防ぐことができる。

② サルコペニア

　フレイルはサルコペニアと重複する部分が多い。そのため管理の原則は両者間で同一になりうる（「2）サルコペニア」参照）。

（7）この疾患を理解するために必要な知識

　加齢による身体機能の低下のほかに，フレイルの原因として薬の多剤投与も原因の1つとなる。高齢者への内服処方は定期的に見直し，不要な薬剤や不適切な薬剤の減薬・中止を検討することが重要である。

　また運動療法，栄養療法に加え，就労，ボランティア活動，自己啓発活動（趣味・学習・保健），友人や隣人との交流，要介護期の通所・サービスの利用など，高齢者が積極的に社会参加できるように支援することもフレイルの予防に役立つ。

2）サルコペニア

（1）病因・病態

　サルコペニアは，ギリシア語の"sarx"（筋肉）と"penia"（喪失）を組み合わせた造語で，加齢に伴う全身の筋肉の量・機能が低下した症状を指す。進行性および全身性の骨格筋量および骨格筋力の低下を特徴とする症候群であり，身体的なQOLおよび死亡などの有害な転帰のリスクを伴う。「筋減弱症」とも訳される。

　4大原因としては，加齢，寝たきりの生活などの活動性の低下，さまざまな疾患（代謝疾患，消耗性疾患など），低栄養がある。

（2）症状

　サルコペニアの症状は，プレサルコペニア，サルコペニア，重症サルコペニアの3段階に分かれる。プレサルコペニアは筋量減少のみの状態を指す。この状態に筋力低下あるいは身体機能低下が加わるとサルコペニアとなる。さらに筋量減少，筋力低下，身体機能低下のすべてが生じたものが重症サルコペニアとされている。転倒・骨折・寝たきり，QOL（生活の質）の低下，死亡リスクの増大，嚥下障害，呼吸障害，低栄養などがある。

（3）診断基準

　日本サルコペニア・フレイル学会では，2019年に新たなサルコペニアの診断基準を発表した。新しい診断基準では，測定器のない一般の診療所や地域の医療現場でも診断できるよう簡便な判断基準を作成し，筋力または身体機能で判断できるようにした（図17-1）。そしてどちらかの基準に満たない場合には栄養療法，運動療法による介入を行うか，近隣に専門医療施設がある場合にはそちらを紹介し，確定診断を受けることを推奨している。

（4）予防および治療

　サルコペニアの予防・治療には，適度な運動，バランスの取れた食事（食事については（5）栄養療法を参照），規則正しい生活習慣を保つことが重要となる。

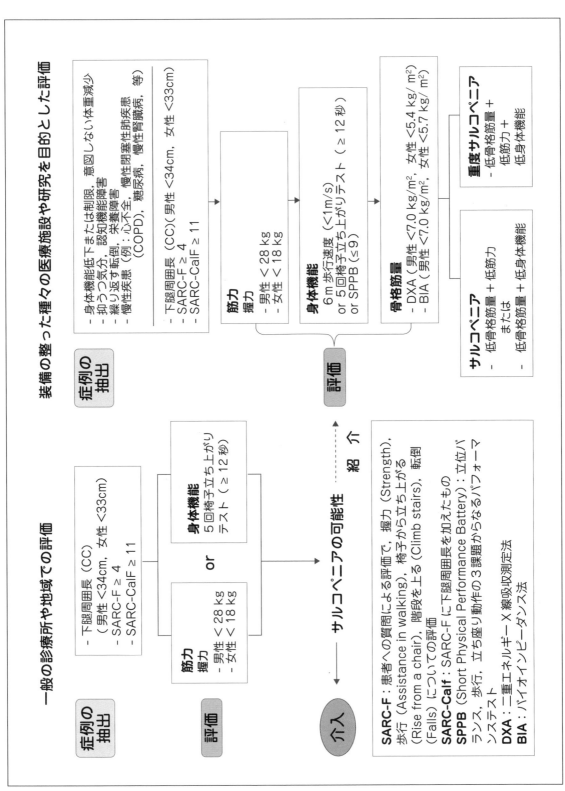

図17-1　AWGS※2019によるサルコペニア診断基準（Chen LK,etal.J Am Med Assoc,in press）

※AWGS：Asian Working Group for Sarcopenia

出典）日本サルコペニア・フレイル学会，一部改変

　運動では，筋力を増やし身体機能を高めるレジスタンス運動と，低強度の有酸素運動が有効とされている。筋肉に負荷を加えたレジスタンス運動は，たんぱく質の合成を促進し，筋肉量だけでなく筋機能の改善にも寄与する重要なホルモンと筋肥大因子の放出を誘導する。ただし運動を休止することで効果は減弱または消失するので，習慣的に継続して行えるような工夫が必要となる。

（5）栄養療法

　フレイルの栄養療法でも述べたように，高齢者は若年者に比べてたんぱく質合成により筋肉を生成する能力が落ちるため，骨格筋を維持するためにはたんぱく質の量を充足することが重要である。

① BCAA

　65歳以上の高齢者では，1 g/kg（体重）/日以上の良質なたんぱく質の摂取が推奨されている。特に必須アミノ酸のうちBCAA（分岐差アミノ酸：バリン，ロイシン，イソロイシン）を豊富に含む魚，肉，卵，豆，乳をとるように勧めている。またBCAAのうちロイシンは直接筋肉細胞に働き，筋タンパク質合成シグナルを促進する作用があるといわれ，ある研究では，高齢者にロイシン含有率26％と41％の異なるアミノ酸混合物を摂取してもらい，骨格筋たんぱく質同化作用を調べたところ，含有率が26％では有意な同化作用の増加がみられなかったが，含有率41％の高ロイシン含有アミノ酸合成物を摂取した場合には高い同化作用がみられた[4]。

② 腎疾患を有する場合

　腎臓の機能が低下すると，たんぱく質が代謝されてできる老廃物が腎臓から排出されず，体内に蓄積してしまい，その結果，尿毒症や腎機能の低下を引き起こす。そのため腎疾患がある場合には，重症化予防を目的に，たんぱく質の摂取制限が必要となる。しかし高齢者の場合，フレイル，サルコペニアなどの低栄養の発症リスクを念頭に置く必要がある。「日本人の食事摂取基準（2020年版）」では，高齢軽症CKD患者の場合，CKD重症化予防として「0.8～1.0g/kg標準体重/日のたんぱく質を推奨することが標準的な食事療法」としている。なお，中等度以降のCKDのたんぱく質摂取の目安は巻末資料のCKDステージによる食事療法基準を参照（p.285）。

（6）この疾患を理解するために必要な知識

① 身体の構成

　たんぱく質は「日本人の食事摂取基準（2020年版）」では，1日のたんぱく質の目標量として，摂取エネルギー量の13～20％（65歳以上は15～20％）と設定している。

　食物として摂取されたたんぱく質は，胃でペプシンの作用によってペプチドといくつかの遊離アミノ酸に分解される。次に十二指腸に送られそこで膵液とまじりあってさらに分解される。そして小腸内でジペプチド，アミノ酸に分解され吸収されて，門脈を通り肝臓に運ばれる。肝臓に運ばれたアミノ酸はたんぱく質の合成に使われるほか，遊離アミノ酸として血液中，細胞質および細胞間質，筋肉細胞に蓄積される（アミノ酸プール）。

　侵襲や炎症における異化亢進時においては同化が異化を上まわるように，十分なたんぱく質を補給する必要がある。

　高齢者の場合，骨格筋たんぱく質の合成反応が成人に比較して低下しているとされており，異化が同化を上まわりやすく，サルコペニアを引き起こすと考えられている。

② サルコペニア肥満

骨格筋量が減少していても，脂肪が多く蓄積し，体格が普通か肥満のように見える状態を，サルコペニア肥満と呼ぶ。

③ ロコモティブシンドローム

ロコモティブシンドローム（ロコモ）は，年齢とともに，移動に関わる運動器（骨，関節，筋肉）の障害のために移動機能の低下をきたした状態をいう。ロコモがさらに進むと，将来「寝たきりの状態」になるリスクが高くなる。

2. フレイル，サルコペニア症例（在宅患者 栄養指導依頼例）

1）医師からの指示とカルテ情報

❶ 医師からの指示

栄養状態の低下により，在宅生活が困難になっている状況である。患者の体重減少を防ぎ，栄養状態の改善を図る。また家族による介護が軽減できるような指導をお願いしたい。

❷ 初回指導時カルテ情報

初回指導時
カルテ情報

年齢85歳，男性

主病名及び合併症：慢性閉塞性肺疾患（COPD） 糖尿病

主　訴：少し動いても苦しくなる。食欲が落ちてきて，あまり食べられていない。

既往歴：心臓弁膜症

家族歴：母（糖尿病）

現病歴：糖尿病は65歳頃から。食事療法と服薬でHbA1c 6％台を維持。数年前から呼吸系疾患の症状がありCOPDと診断される。最近，やせてきて体を動かすことが難しくなってきた。心配したケアマネージャーから医師を通して依頼があった。

薬剤の使用状況（栄養状態・栄養指標に影響を与える薬剤）：

グリメピリド錠（SU薬），ルセフィ錠（SGLT2阻害薬），センノシド（緩下剤），テオフィリン徐放U錠（呼吸中枢の刺激作用），カルボシステイン（去痰薬）

介護度：要介護2，利用しているサービス：入浴介助（1回／週）

経緯：ケアマネージャーより「老々介護の状態で，妻の介護が負担になってきている。介護を軽減する方法があれば教えてほしい。」

身体計測：身長：158.0 cm，体重：42.0 kg，BMI：16.8 kg/m²,下腿周囲長：28 cm,体組成記録：なし

日本版CHS基準：「体重減少3 kg/6か月減」「疲労感あり」「身体活動なし」の項目からフレイルがあてはまる

臨床検査数値

項目名	血圧	TP	ALB	Hb	CRE	TC
数　値	113/68 mmHg	6.4 g/dL	3.3 g/dL	10.8 g/dL	0.37 mg/dL	143 mg/dL

項目名	TG	HDL-C	LDL-C	空腹時血糖	HbA1c	
数　値	53 mg/dL	65 mg/dL	68 mg/dL	109 mg/dL	6.2%	

２）管理栄養士が収集した情報

❶ 初回栄養指導の際，患者から聞き取った情報

＜患者プロフィール，生活背景＞

　家族は妻と２人暮らし。調理は妻（82歳）。妻は家事全般可能。近くに次女が住み，買い物などの支援を行っている。

＜食歴＞

　甘い物は好きだが，糖尿病があるのであまり食べないようにしていた。野菜は好んで食べている。最近は，飲み込みづらさもあり，軟らかいものをよく噛んで時間をかけて食べるようにしている。

❷ 初回食事調査

　現在の摂取栄養量は，次女が撮影してくれた３日間の食事写真より算定。料理名や盛り付けた茶碗や皿の大きさより概算した。

　　エネルギー：1,050 kcal，たんぱく質：30 g，脂質：20 g，水分：1,800 mL，食塩相当量：5 g

３）症例の経過

　１か月後に再指導。

　本人「あまり食欲はないが，教えてもらった栄養剤を食間に飲むようにしている。」

　妻「食事がとれないときは栄養剤を飲んでもらって，少し気が楽になりました。」

＜身体計測＞

　体重：42.5 kg，BMI：17.0 kg /m^2，下腿周囲長：28 cm

＜臨床検査＞

　血圧：116 /70 mmHg

　血液検査はなし。

＜食事調査＞

　記録した３日間の食事記録より算定。

　　エネルギー：1,300 kcal，たんぱく質：40 g，脂質：35 g，水分：1,800 mL，食塩相当量：5 g程度

3. フレイル，サルコペニア症例の栄養アセスメント

1）栄養アセスメントの方法

　まずは情報を整理分類してみる。病歴，身体計測，臨床検査，食事調査等の結果から栄養状態を総合的に判定する。診療後，看護記録には多くの情報があるが，「低栄養になった理由は何か？」を情報の中から検索することを目的に，必要な情報を選択する。分類整理した情報で，基準があるものは一つひとつ評価を行う。

　この章のフレイル，サルコペニア症例の情報を分類整理し，評価を加えた結果である。

❶ 病歴等（O：Object 客観的データ）

診療録（カルテ）・看護記録などほかのスタッフからの情報	
年齢	85歳
性別	男性
主たる疾患名	慢性閉塞性肺疾患（COPD），糖尿病
主訴	少し動いても苦しくなる。食欲が落ちてきて，あまり食べられていない。
現病歴	2年前より慢性閉塞性肺疾患が悪化。
患者プロフィール，生活背景	家族は妻と2人暮らし。調理は妻（82歳）。妻は家事全般は可能。近くに次女が住み買い物などの支援を行っている。
既往歴	心臓弁膜症
家族歴	母（糖尿病）
家族構成	妻
薬剤の使用状況	グリメピド錠，ルセフィ錠，センノシド
介護度	要介護2
利用しているサービス	訪問介護（1回/週　入浴介助）

❷ 身体計測値を評価する。（O：Object 客観的データ）

項目	6か月前	初回	基準値・過去の検査値と比較し評価
身長（cm）	158	158	
体重（kg）	45	42	体重減少率：6.6％/6か月 BMI 22kg/m^{2}時の体重：54.9 kg
BMI（kg/m^2）	18.0	16.8	
下腿周囲長（cm）	不明	28	

❸ 臨床検査（血液検査，尿検査，生理学的検査，他）の中で当該患者の栄養状態と関係があると考えられる項目を選び，栄養学的視点から評価する。（O：Object 客観的データ）

　基準値と比較して「高い・低い」の評価ではなく，検査項目ごとにガイドラインの基準と比較した結果を記載することや，どのような疾患が予測できるかなどを考えて簡潔に記載する。

検査項目	6か月前	初回	基準値・過去の検査値と比較し評価
血圧 (mmHg)	120/75	113/68	高血圧ガイドラインにより，正常。
TP (g/dL)	6.8	6.4	低下
ALB (g/dL)	3.8	3.3	低下　低栄養
Hb (g/dL)	11.5	10.8	低下
CRE (mg/dL)	0.6	0.37	低下
TC (mg/dL)	165	143	問題なし
TG (mg/dL)	80	53	問題なし
HDL-C (mg/dL)	60	65	問題なし
LDL-C (mg/dL)	89	68	問題なし
空腹時血糖値 (mg/dL)	126	109	改善　摂取量が低下のためか
HbA1c (%)	6.5	6.2	改善　摂取量が低下のためか

❹ 臨床診査の所見の中で患者の栄養状態と関わる所見を抽出し評価する。
（O：Object 客観的データ）

臨床診査所見
特になし

❺ 摂取栄養量および栄養補給法の評価。（O：Object 客観的データ）

（a）必要栄養量の推定（個人の栄養摂取量を評価する基準となる）

	推定値	推定方法
エネルギー	1,383 kcal	目標値としてBMI：18.5 kg/m^2，体重：46.1 kg 46.1 kg×30 kcal＝1,383 kcal
たんぱく質	59.9 g	［1.0～2.0 g×標準体重］を用いる 1.3×46.1kg＝59.9 g たんぱく質エネルギー比：19.2％
脂　質	38.4 g 以下	脂質エネルギー比20～30％で設定 25.6～38.4 g
水　分	1,613 mL	［30～35 mL×体重（kg）］で設定。 35 mL×46.1 kg＝1,613 mL
食塩相当量	7.5 g未満	「日本人の食事摂取基準（2020年）」より男性 7.5 g未満

（b）現在の摂取栄養量

経口摂取	現在の摂取栄養量は，次女が撮影してくれた3日間の食事写真より算定。料理名や盛り付けた茶碗や皿の大きさより概算した。	
	エネルギー	1,050 kcal
	たんぱく質	30 g
	脂質	20 g
	水分	1,800 mL
	食塩相当量	5 g

（c）摂取栄養量および栄養補給法の評価

基準である推定栄養量と比較し，低栄養の要因を探索し，評価する。

評　価
食欲低下により，食事量が少ないため，摂取エネルギー，たんぱく質とも低下している。 全体的に栄養不足。妻も高齢のため食事作りが負担となっている。

❻ カルテ等報を参考にして，患者から情報の聞き取りを行う。聞き取った栄養関連の情報を記述する。（S：Subject 主観的データ）

患者・家族から聞き取った情報	
食歴	慢性閉塞性肺疾患の悪化により，エネルギー消費量が増加。 息切れにより食欲が低下している。エネルギー不足。 体力・筋力が落ちて，息切れが強くなるという悪循環におちいりやすい。 糖尿病もあるため，食べ過ぎはよくないと思っていた。 妻も高齢で家事は行っているが，3食の食事を用意することは困難。

2）栄養診断とリスク評価

❶ 関連図の作成

　栄養アセスメントの項目を評価し，栄養上の問題と考えられる情報の関連図を作成する。症例自身の行動（食生活や身体活動）と数量化された身体計測，臨床検査データを関連付けて考えるのが重要である。

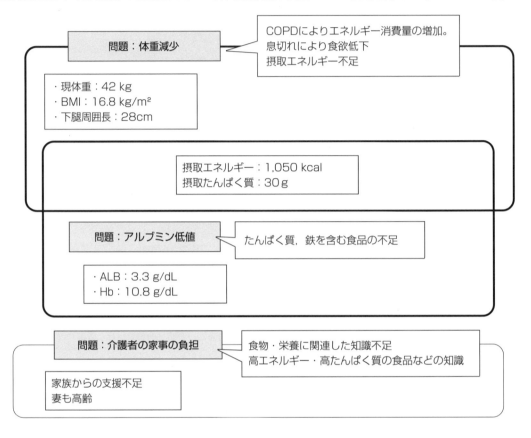

❷ 栄養診断

　関連図を描き，グループ分けを行ったなら，グループに問題名をつける。それを優先順位の高い順に並べて問題リストを作成する。

#1	問題（P）	体重減少
	原因（E）	エネルギー摂取量不足
	徴候・症状（S）	BMI：16.8 kg/m² （基準値：BMI 21.5 kg/m² 未満） 下腿周囲長　28 cm （基準値：31 cm 未満）
#2	問題（P）	アルブミン低値
	原因（E）	たんぱく質・鉄を含む食品の不足
	徴候・症状（S）	Alb3.3g/dL，Hb10.8g/dL
#3	問題（P）	介護者の家事の負担
	原因（E）	食物・栄養に関連した知識不足
	徴候・症状（S）	家族からの支援不足

リスク評価（列挙した問題の今後の見通し）：将来起こりうるあらゆる状況の想定
問題が継続すると，さらに栄養状態の悪化が進み，寝たきりの状態になると推察される

4. フレイル，サルコペニア症例の栄養介入計画作成方法

1）栄養管理の目標を設定する

　低栄養の場合，長期目標のゴールを半年後に設定する。短期目標については初回指導後の1か月および2か月後に設定する。

　目標設定の際には，介護者の負担とならないような配慮が必要である。患者，家族の気持ちに寄り添った支援を行う。

栄養管理の長期目標（ゴール）	必要栄養量を摂取することが可能になり，栄養状態を改善すること。 目標体重：46.1 kg（BMI：18.5 kg/m²） 介護者の負担を軽減し，継続した食事作りが可能となること。
栄養管理の短期目標（いつまでに何を）	1か月で1～1.5 kgの増量を目標とする。 摂取エネルギー：230～350 kcal/日の増量。たんぱく質摂取量：60 g/日。

2）栄養処方

	設定量	根　拠
エネルギー	1,400 kcal	目標値としてBMI：18.5 kg/m²，体重：46.1 kg 46.1kg×30kcal＝1,383 kcal
たんぱく質	60 g	［1.0～2.0 g×標準体重］を用いる 1.3×46.1kg＝59.9 g たんぱく質エネルギー比：19.2％
脂　質	40 g 以下	脂質エネルギー比20～30％で設定 25.6～38.4 g
水　分	自由摂取	
食塩相当量	7.5 g 未満	「日本人の食事摂取基準（2020年版）」より男性7.5g未満

栄養補給方法（補給ルート，食事形態等）
経口摂取。食事形態は固すぎないもの。 食事内容については，エネルギー，たんぱく質が少量で摂取できる食材，調理方法の選択。 介護者が簡便に用意することが可能な方法。

3）初期計画

　問題リストの各問題に対応した栄養介入計画を，Mx)：モニタリングの計画，Rx)：栄養療法の計画，Ex)：栄養教育に分けて記述する。モニタリングの計画は徴候・症状に基づき記述し，栄養療法の計画は栄養処方に基づき記述する。

#1	問題（P）	体重減少
	Mx) モニタリング	摂取エネルギー量調査（3日間の食事記録調査），
	Rx) 栄養療法の計画	摂取エネルギー1,400 kcalとする。
	Ex) 栄養教育の計画	主食の目安量について，油脂を1日2回は使用する。
#2	問題（P）	アルブミン低値
	Mx) モニタリング	摂取たんぱく源の量調査（3日間の食事記録調査）
	Rx) 栄養療法の計画	摂取たんぱく質60 gとする。
	Ex) 栄教育の計画	毎食主菜を1品，副菜にもたんぱく質を加える。
#3	問題（P）	介護者の家事の負担
	Mx) モニタリング	食事準備について調査
	Rx) 栄養療法の計画	介護者の負担を減らす食事作りについて指導
	Ex) 栄養教育の計画	市販の栄養剤を1日1本増やす（200 kcal，たんぱく質：7.5 g）

5. フレイル，サルコペニア症例の栄養モニタリングと評価，および経過記録作成の方法

　　　　　S：主観的情報（Subjective Data）O：客観的情報（Objective Data）
　　　　　A：アセスメント（Assessment）P：プラン（Plan）

＜1か月後＞

栄養診断	#1 体重減少　　#2 アルブミン低値　　#3 介護者の家事の負担
S	本人：あまり食欲はないが，食間に栄養剤を飲むようにしている。 　妻：食べられなくても，栄養剤で摂れるかなと思うと安心する。
O	体重：42.5 kg，BMI：17.0 kg/m^2，摂取エネルギー：1,300 kcal，摂取たんぱく質：40 g
A	体重：0.5 kgの増加
P	調理済み食品の紹介 サラダチキン，温泉卵，ツナ缶，チーズなど副菜にもたんぱく質を追加する。

＜2か月後＞

栄養診断	#1 体重減少　　#2 アルブミン低値　　#3 介護者の家事の負担
S	本人：栄養剤はいろいろな味を試している。 　妻：買った物を追加するだけなので続けていけそうです。
O	体重：43.2 kg，BMI：17.3 kg/m^2，摂取エネルギー：1,400 kcal，摂取たんぱく質：48 g
A	体重：0.7 kg 増加
P	油脂を料理に使用し摂取エネルギーを増やす。 ヨーグルトやおかゆにMCTオイルを入れてエネルギーをアップする。

＜6か月後＞

栄養診断	#1 体重減少　　#2 アルブミン低値　　#3 介護者の家事の負担
S	本人：食べるの大変だけど食べてるよ。 妻：顔色が良くなった。
O	体重：44.3 kg，BMI：17.7 kg/m^2，摂取エネルギー：1,520 kcal，摂取たんぱく質：60 g
A	1.1 kg/2か月の増加，2.3 kg/6か月の増加，アルブミン，ヘモグロビン改善
P	継続していただく。

＜臨床検査＞

検査項目	6か月前	初回	6か月後	基準値，過去の検査値と比較し評価
血圧 (mmHg)	120/75	113/68	123/78	高血圧ガイドラインにより，正常高値血圧である。
TP (g/dL)	6.8	6.4	6.8	改善
ALB (g/dL)	3.8	3.3	3.7	改善
Hb (g/dL)	11.5	10.8	11.2	改善
CRE (mg/dL)	0.6	0.37	0.42	改善
TC (mg/dL)	165	143	160	問題なし
TG (mg/dL)	80	53	75	問題なし
HDL-C (mg/dL)	60	65	65	問題なし
LDL-C (mg/dL)	89	68	80	問題なし
空腹時血糖値 (mg/dL)	126	109	123	維持
HbA1c (%)	6.5	6.2	6.5	維持

6. フレイル，サルコペニア症例の栄養指導記録の作成

　栄養指導記録は，病院・施設ごとに多様である。記載方法はSOAPで記載することが推奨される

　　SOAPは医療職種も記録作成に活用しているからである。日本栄養士会は栄養指導記録のSOAP 記載

のAの欄にPES報告を入れることを推奨している。

氏名	○○　○○	男 · 女	85　歳	要支援	1　　2
				要介護	1　②　3　4　5
回数	1回目	継続	有　　無　　介入終了		
医師の指示内容	患者・家族に食事の基本を教え体重減少を防ぎ，栄養状態の改善に取り組めるように指導。 指示エネルギー：1,400 kcal，たんぱく質：60 g				
現病歴	COPD　　糖尿病		加算対象病名	低栄養	
サービスの利用	訪問入浴				
家族状況等	家族は妻と2人暮らし。調理は妻（82歳）。妻は家事全般可能。近くに次女が住み，買い物などの支援を行っている。				
S	少し動いても苦しくなる。食欲が落ちてきて，あまり食べられていない。 甘い物は好きだが，糖尿病があるのであまり食べないようにしていた。野菜は好んで食べている。 最近は，飲み込みづらさもあり，軟らかいものをよくかんで時間をかけて食べるようにしている。				
O	身長：158 cm，体重：42.0 kg，BMI：16.8 kg/m²，下腿周囲長：28 cm，体重変化率：6.6 %／6か月 **検査日　○/○** TP：6.4 g/dL，ALB：3.3 g/dL，Hb：10.8 g/dL，TC：143 mg/dL，TG：53 mg/dL， HDL-C：65 mg/dL，LDL-C：68 mg/dL，空腹時血糖値：109 mg/dL，HbA1c：6.2 % **摂取量（3日間平均）** 摂取エネルギー：1,050 kcal，たんぱく質：30 g，水分：1,800mL，食塩相当量：5 g				
A	食欲低下により，食事量少ないため，摂取エネルギー，たんぱく質摂取量が低下している。 全体的に栄養不足。妻も高齢のため食事作りが負担となっている。				
P	①主食の目安量について：油脂を1日2回は使用する，毎食主菜を1品摂取する。 ②副菜にもたんぱく質を加える。 ③市販の栄養剤を1日1本増やす（200 kcal　たんぱく質：7.5 g） 上記の中から　妻は③ならできそうとのことで行うこととなった。				
備考	状況をみながら可能なことを提案していく。				
次回栄養指導（予約）	○ 年　○ 月　○ 日				
次回予定日	○ 年　○ 月　○ 日　○ 時〜	指導者名			

＜参考文献＞
1）厚生労働省『日本人の食事摂取基準（2020年版）』
2）公益財団法人長寿科学振興財団『健康長寿ネット』https://www.tyojyu.or.jp/net/byouki/frailty/about.html
3）国立研究開発法人国立長寿医療センター　https://www.ncgg.go.jp/ri/lab/cgss/department/frailty/
4）『最新知識フレイルサルコペニア』日総研　2019年
5）『サルコペニア診療ガイドライン2017年版』ライフサイエンス出版
6）『在宅訪問栄養実践ガイド』医歯薬出版株式会社　2020年版
7）小林久峰『サルコペニアとアミノ酸栄養』『外科と代謝・栄養2号』2013.04

第17章　演習問題

フレイル症例（在宅での栄養指導例）

1）医師からの指示とカルテ情報

❶ 医師からの指示

高血圧があり近医受診している。内服コントロール可。体重減少あり。1人暮しで生活のしづらさを感じている。

❷ 初回指導時カルテ情報

初回指導時
カルテ情報

年齢82歳　女性

主病名及び合併症：本態性高血圧症　骨粗鬆症

主訴：最近，買い物に行ったときに転んでしまった。1人暮しになってから食事を作るのがおっくうになってしまった。

既往歴：特になし

家族歴：父（高血圧症），母（糖尿病）

現病歴：高血圧症　骨粗鬆症

薬剤の使用状況（栄養状態・栄養指標に影響を与える薬剤）：

オルメサルタン（アンジオテンシンⅡ受容体拮抗薬），エディロール（活性型ビタミンD製剤）

介護度：要介護1

利用しているサービス：ホームヘルパー（1回／週）

経緯：1人暮しで食事の確保ができていない。体重も減ってきている。（ケアマネージャーより）

身体計測：身長：154cm，現体重：43kg，BMI：18.1kg/m^2，6か月前体重：47kg，6か月前BMI：19.8 kg/m^2，下腿周囲長：29cm

体組成：なし

日本版CHS基準：「体重減少4kg/6か月減」「疲労感あり」「身体活動なし」の項目でフレイルがあてはまる。

臨床検査：

検査項目	6か月前	初回	基準値，過去の検査値と比較し評価
血圧（mmHg）	135/85	139/89	服薬によりコントロール 高血圧ガイドラインにより，正常高値血圧
TP（g/dL）	6.8	6.4	低下
ALB（g/dL）	4.0	3.5	低下
Hb（g/dL）	11.3	10.6	低下
CRE（mg/dL）	1.1	0.8	低下
TC（mg/dL）	185	160	基準値内だが以前より低下
TG（mg/dL）	125	89	基準値内だが以前より低下
HDL-C（mg/dL）	50	40	基準値内だが以前より低下
LDL-C（mg/dL）	110	102	基準値内だが以前より低下

2）管理栄養士が収集した情報

❶ 初回栄養指導の際，患者から聞き取った情報

＜患者プロフィール，生活背景＞

夫と2人暮らしであったが，夫が1年前に亡くなり，1人暮しとなった。子どもは遠方におり，月に1回程度の来訪。

夫がいたときは，夫の車で買い物に行き，調理等を行っていたが，夫が亡くなってからは，食事も3食でなく，2食になったり簡単に済ませるようになった。

＜食歴＞

高血圧症のため，薄味で調理することに慣れている。好き嫌いはない。

家の近くに，スーパーやコンビニエンスストアがあり，お弁当を購入することもある。

❷ 初回食事調査

本人より食事の聞き取りを行う。ご飯を一度に2合を炊き，冷蔵庫で保管。調子がよければ，味噌汁，サラダなど作ることは可能。そうでないときは，パンと牛乳で済ませてしまうこともある。間食はあまりしない。冷蔵庫には賞味期限切れの食材が多くあった。

エネルギー：1,300 kcal，たんぱく質：45 g，脂質：25 g

3）症例の経過

＜身体計測＞　身長：154 cm

検査項目	6か月前	初回	1か月後	4か月後
体重(kg)	47.0	43.0	43.3	45.2
BMI（kg/m^2）	19.8	18.1	18.3	19.0
下腿周囲長(cm)	不明	29.0	29.0	29.5

＜臨床検査所見＞

検査項目	6か月前	初回	4か月後	基準値，過去の検査値と比較し評価
血圧(mmHg)	135/85	139/89	138/82	高血圧ガイドラインにより高値血圧
TP (g/dL)	6.8	6.4	7.0	改善
ALB (g/dL)	4.0	3.5	3.8	改善
Hb (g/dL)	11.3	10.6	11.5	改善
CRE (mg/dL)	1.1	0.8	1.0	腎機能低下の可能性がある
TC (mg/dL)	185	160	190	正常
TG (mg/dL)	125	89	110	正常
HDL-C (mg/dL)	50	40	45	正常
LDL-C (mg/dL)	110	102	123	正常

4）具体的な対応

＜初回指導＞

　宅配弁当の導入。またホームヘルパーには，冷蔵庫の食品の賞味期限のチェックをお願いした。

＜2回目（1か月後）＞

　食事調査：週2回宅配弁当をとるようになった。牛乳かヨーグルトを飲むようにした。

＜3回目（2か月後）＞

　指導：お弁当を買うときの選び方について

　食事調査：お弁当を買うときは，カツ丼や唐揚げ弁当を買うようにした。

＜4回目（3か月後）＞

　4回目指導：冷蔵庫の食品を利用した野菜の調理について。

＜5回目（4か月後）＞

　食事調査：味噌汁は野菜を多くして作るようにした。トマトやレタスを買っている。

　デイサービスに週2回通うようになり，昼食はデイサービスで食べるようになった。

　デイサービスで身体活動をするようになった。

Memo

第18章 栄養管理計画作成の手順

がんターミナルケア（終末期）【在宅】での栄養ケアプラン作成

1. 症例の病態：がんターミナルケア（終末期）

（1）病因・病態

　終末期，ターミナルという言葉は，臨床の場面では通常使用されているが，実は定まった定義はない。がん終末期の経過は，個人差があるものの，亡くなる1～2か月前までの比較的長い期間は，体の機能が比較的保たれており，最後の約1～2か月で急速に体の機能が低下する（図18-1）。

　終末期の分類と栄養評価を表18-1に示す。病院での積極的な治療や栄養療法は，在宅へ移行できることを目標として行い，患者および家族が在宅で適切に栄養療法が行えるよう医療者は連携をとることが大切である。

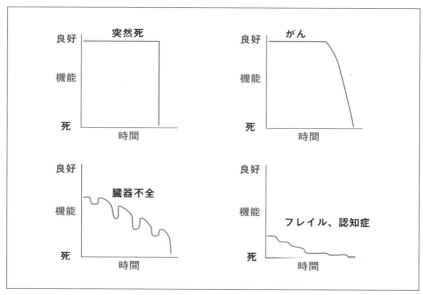

図18-1　死の過程の概念図

出典）June R　Lunney et al, J Am Geriatr Soc . 2002 Jun;50(6):1108-12. (PMID: 12110073)

　がん終末期の病態としては，急激な栄養障害を伴う体重減少がある。食事摂取量の変化，体重の変化は，特に注意が必要である。

　体重減少を起こす要因としては，大きく2つ要因がある（表18-2）。1つは，がん特有の病態による栄養障害，たとえば消化器がんによる消化管閉塞による悪心や嘔吐，肝がんの肝転移による食欲低下，肺がんの転移による呼吸障害からの食欲低下，化学療法や放射線療法による食欲不振などがあげられる。これを「がん関連性体重減少」（Cancer-Associated Weight Loss; CAWL）という。

　もう1つの「がん誘発性体重減少」（Cancer-Induced Weight Loss; CIWL）は，がんによる特異的代

257

表18-1　終末期の分類と栄養評価

分類	余命定義	栄養療法
前期	2～6ヶ月	QOL(quality of life)の改善を目指す 栄養管理で、悪液質を予防する 経口摂取を目指す 消化管バイパス術、人工肛門造設の場合に対応する 在宅栄養（HPN HEN)を検討する
中期	2～6週間	栄養評価を行い、栄養量と水分量の減量を検討 患者・家族の意志確認 患者に寄り添った食事の提供
後期	数日～2週間	最低限の水分と電解質の投与

出典）片山寛次「終末期の分類と栄養療法」『Nutrition care:10.2013』一部改変

表18-2　がんの体重減少の2つの要因

分類	体重減少・低栄養の原因	副次的要因
がん関連体重減少 cancer-associated weight loss; CAWL	がん固有の病態による栄養障害 ・消化器がんによる消化器閉塞・悪心・嘔吐 ・肝がん　肝転移による肝障害・食欲低下 ・肺がん・肺転移による呼吸障害・食欲低下	・栄養管理に対する理解不足 ・病態に対する栄養管理技術不足
	がん治療による医原性栄養障害 ・化学療法の副反応による悪心・食欲低下 ・放射線治療による摂食困難・食欲低下 ・消化管大量切除による消化吸収不全	・治療時栄養管理の必要性認識の欠除 ・適切な栄養評価ができていない ・必要な栄養が投与されていない ・副作用対策ができていない
がん誘導体重減少 cancer-induced weight loss; CIWL	がんによる特異的代謝異常 ・全身的炎症反応 ・代謝・異化の亢進 ・がん悪液質物質の作用	・代謝の亢進 ・蛋白・脂肪の異化亢進

出典）片山寛次「終末期の分類と栄養療法」『Nutrition care:10.2013』一部改変

謝異常が原因で体重減少に至ることをいう。これは，食事摂取量の低下による飢餓状態と病態が大きく異なり，骨格筋と脂肪の減少を伴う代謝異常症候群であり，これを悪液質（cachexia）という（表18-3）。悪液質は，EPCRC（European Palliative Care Research Collaborative）（ヨーロッパ緩和ケア研究）によるガイドラインでは，図18-2のように悪液質の程度について3段階のステージで分類している。特

表18-3　飢餓と悪液質の違い

	飢餓	悪液質
食欲不振	なし	あり
基礎代謝	低下	正常～亢進
蛋白分解	＋	＋＋＋
脂肪と骨格筋の動員	脂肪　　　骨格筋	脂肪　≦　骨格筋
インスリン抵抗性	なし	＋～＋＋＋
CRP TNF-α　L-6	−	＋＋
酸化ストレス	−	＋

参考資料）赤水尚史「静脈経腸栄養」2008：234：607-11　より筆者作成

に，不可逆的悪液質では，栄養を摂っても，がん特有の代謝亢進により，予後不良な栄養障害状態に至るため，がん特有の代謝亢進による筋肉量の減少がみられる。

そのほか，がん終末期では，低アルブミン血症を伴う浮腫をきたす病態となっているため，体重の評価には，十分病態を考慮することも必要である。

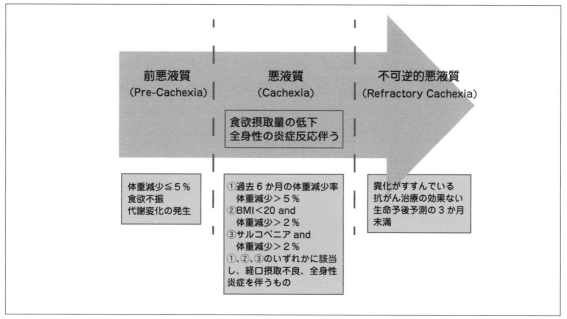

図18-2　悪液質のステージ診断基準

出典）EPCRC(European Palliative Care Research Collaborative)

（2）症状

著しい体重減少がみられる。食欲摂取量の低下により，水分不足や，微量元素の不足もみられる。口腔内の乾燥は口腔内の環境の悪化にも繋がる。また，微量元素の中でも亜鉛不足による味覚異常もみられる。

そのほか，服薬の副作用で，下痢，便秘，味覚障害，口内炎が生じるときもある。

（3）診断基準

終末期の病態を管理するためには，（1）で述べた悪液質の評価は重要である。悪液質は，通常の栄養サポートでは，完全に回復することができず，進行性の機能障害に至る。骨格筋量の持続的な減少を特徴とする多因子性の代謝症候群と定義されている。これは，脂肪量の減少には関係ない。

診断基準は，図18-2に示すように，体重減少率の期間，BMI，経口摂取不良の有無などを評価する。また不可逆的悪液質では，栄養を摂っても，がん特有の代謝亢進により，予後不良な栄養障害状態に至る。

（4）治療

在宅での栄養療法では，自宅に退院が決定した段階で，患者本人の意向を十分に取り入れることが大切である。退院時には，医療チーム（医師・看護師，管理栄養士，ＭＳＷ等）で，生命予後の評価をきちんと行い，患者，家族にもきちんと伝える必要がある。この時期は，食支援が栄養サポートにおいて，最も重要な要素の１つになる。

不可逆的悪液質と考えられる終末期の時期では，栄養状態の維持改善を目的とした栄養管理よりも，口から食べ物を食べることができるという，QOL(Quality of Life)を支える食の支援が必要である。

（5）栄養療法

栄養療法は，悪液質の悪化予防が目的となる。

栄養療法の目安を表18-4に示す。しかしながら個人差があるため，あくまでも目安である。前悪液質の段階であれば，食欲低下に伴い，栄養補給のための栄養補助食品も勧める。さらに食欲が低下すると，何か少量でもなどと考えがちであり，少なく盛り付けてしまうこともあるが，患者本人にとっては，かえって気遣われることを嫌がる場合もあり，家族が不安に感じることもある。そのためこのような，家族の不安にも寄り添って対応することも大切である。

表18-4　体重（kg）当たりの１日のエネルギーおよび水分量の目安

通院中または入院中でも動くことができる
30～35kcal / kg /日 体重50kgの場合　1,500 kcal～1,750 kcal
寝たきり
20～25kcal / kg /日 体重50kgの場合　1,000 kcal～1,250 kcal
水分量
30 mL / kg /日

※ 個々の症例ごとに決定する必要がある。あくまでも目安であり，状況を確認して変更してくことも大切。

不可逆的悪液質になると，寝たきりになる状況が続き，必要エネルギー量も一気に低下する。このような状況を，エネルギーのギアチェンジともいう。この時期は，本人が好きだったもの，思い出の味などで，家族ともに患者に寄り添う時間が大切である。たとえば，日本人のソウルフードである味噌汁などは，育った地域の出汁や味噌を使用した味噌汁を家族と一緒に楽しんだりすることもおすすめしたい。

そのほか，歯みがきなどがおろそかになり，口腔内の環境が悪化し，味覚障害の原因になることもあるため，口腔内の衛生を整えることも必要である。口腔ケア用ジェルなど口腔ケア製品もあわせて勧めていくとよい。

下痢が続くなどの対処療法としては，電解質異常や脱水の防止として，こまめな水分補給や，糖質，電解質を含んだ飲料の摂取が必要である。常温のスポーツ飲料や，番茶，味噌汁，スープなどが適している。

栄養補給としては，飲み込む力が保てていれば，細かくきざんで軟らかく煮込んだ料理を勧めている。痛みの強い時は，口の中にあたらないように，裏ごしやピューレすることや，スムージーなどをストローで飲むことも勧めている。

在宅では，経口摂取を勧めるが，在宅でも間欠的，持続点滴は可能である。患者の病状や，生活パターンにあわせていく。

（6）類縁疾患との関係

在宅において，経口摂取ができない場合の栄養療法として，在宅経腸栄養療法（HEN: Home Enteral Nutrition）と在宅中心静脈栄養法（HPN: Home Parenteral Nutrition）がある。

在宅経腸栄養療法は，自宅で経腸栄養剤を投与する方法である。経鼻胃管，胃瘻，腸瘻を利用する。患者の病態が急変しない慢性期の安定した状態に適応する。

一方，在宅中心静脈栄養法は，中心静脈に，留置したカテーテルから輸液製剤を点滴し，消化管を経

由せずに必要な栄養を補給する方法である（図18-3）。訪問診療の協力も必要である。患者のQOLと安全性から，完全皮下植え込み式カテーテル，体外式カテーテルがある。輸液の注入法には，24時間持続的注入と，1日の一定時間のみの注入の間欠注入法がある。

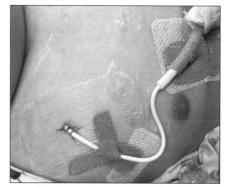

図18-3　在宅中心静脈栄養法

2. がんターミナルケア症例（在宅　栄養指導依頼例）

1）医師からの指示とカルテ情報

❶ 医師からの指示

食欲低下，食欲不振について，少しでも食事ができる工夫の指示。

❷ 初回指導時カルテ情報

初回指導時
カルテ情報

年齢54歳　女性

主病名及び合併症：卵巣がんⅢc再々発　腹水貯留　横行結腸播種再発術後

主　訴：食べられないのがつらい

既往歴：子宮筋腫

家族歴：父方叔母（卵巣がん），父（肺がん），兄（前立腺がん）

現病歴：20××年×月より，便秘と腹部膨満感で近隣クリニックを受診。卵巣がんが疑われたため，受診。診察や細胞診，画像検査にて，上皮性卵巣がんⅢc期以上が疑われた。腹膜播種も認められたため，術前化学療法実施。翌年残存腫瘍を切除後，イレウスにて入院。5年後食欲不振，嘔吐が持続し，経口摂取困難となったため，緊急入院。CVポート*造設後に退院。

薬剤の使用状況（栄養状態・栄養指標に影響を与える薬剤）：

フェントステープ3mg（がん疼痛治療剤，定時処方），オキノーム散2.5mg/包（がん疼痛治療剤，レスキュー**），アブストラル舌下錠100μg1錠（がん疼痛治療剤，レスキュー）

身体計測：身長157cm，現体重：37kg，BMI：15.7 kg/m²，体組成：計測なし

臨床検査数値

項目名	血圧	TP	Alb	AST	ALT	LDH(IFCC)
数　値	104/60 mmHg	5.8 g/dL	2.7 g/dL	38 U/L	26 U/L	189 U/L
項目名	γ-GT	Cre	BUN	CRP	白血球数	赤血球数
数　値	76 U/L	0.53 mg/dL	15.2 mg/dL	0.36 mg/dL	4,500 / μL	2.85(100万)/μL
項目名	血色素量	ヘマトクリット	MCV	MCH	MCHC	
数　値	9.7 g/dL	29.8 %	104.6 fL	34 pg	32.6 %	

＊　CVポート：皮下埋め込み型ポート。中心静脈カテーテルの一種。

＊＊　レスキュー：定時処方に加えて痛い時や痛くなりそうな時に使用する。早く効き，早く切れるタイプの薬剤。

2）管理栄養士が収集した情報

❶ 初回栄養指導の際，患者から聞き取った情報

＜患者プロフィール・生活背景＞

　本人も建築関係の仕事をしていたが，結婚を機に専業主婦。家事全般は，本人が担っていたが，体調を崩してからは，次男が食事の準備などサポートしている。

　喫煙：10本/日×25年

　飲酒：焼酎毎日3杯

　既往歴：子宮筋腫，腹水貯留

　家族歴：父方叔母（卵巣がん），父（肺がん），兄（前立腺がん）

　家族構成・家族環境：本人，夫，長男，次男の4人家族。夫は建築業で，平日は7：00〜20：00自宅を不在にする。土日は休み。長男は大学4年生である。次男は高校2年生である。

＜食歴＞

　お腹が痛くって，腸閉塞で入院して，食事はもうとれませんと言われたときは，頭が真っ白になりました。それでも，少しでも食べたいです。口から何か食べたいです。流動食のようなものをためしてみたいです。

❷ 初回食事調査

　経口摂取は困難であるため口に含めるものは，飴もしくは，氷片のみ。

3）症例の経過

　退院後は腹痛や嘔吐なく経過し，自宅で穏やかに過ごされている。在宅中心静脈栄養を行い，浮腫や脱水，発熱なく経過している。経口から飴や，氷菓など少量摂取し，家族と一緒に穏やかに過ごしている。積極的な治療は行わず，BSC（ベストサポーティブケア）を継続していく。

3. がんターミナルケア症例の栄養アセスメントの方法

1）栄養アセスメントの方法

　まず，カルテから情報を収集する。ターミナル期に至るまでの経緯，本人や，家族の病状に対する考え方など必要な情報を選択し，整理する。

❶ 病歴等（O：Object 客観的データ）

診療録（カルテ）・看護記録など他のスタッフからの情報	
年齢	54歳
性別	女性
主たる疾患名	卵巣がんⅢc再々発
現病歴	20××年×月より，便秘と腹部膨満感で近隣クリニックを受診。卵巣癌が疑われたため，当院を受診。診察や，細胞診，画像検査にて，上皮性卵巣がんⅢc期以上が疑われた。

患者プロフィール・生活背景	本人も建築関係の仕事をしていたが，結婚を機に専業主婦。家事全般は，本人が担っていたが，体調を崩してからは，次男が食事の準備などサポートしている。喫煙：10本/日×25年，飲酒：焼酎毎日3杯
既往歴	子宮筋腫　腹水貯留
家族歴	父方叔母（卵巣がん）　父（肺がん）　兄（前立腺がん）
家族構成・家族環境	本人，夫，長男，次男の4人家族。夫は，建築業で，平日は，7：00〜20：00自宅を不在にする。土日は，休み。長男は，大学4年生である。次男は，高校2年生である。
薬剤の使用状況	フェントステープ3mg（がん疼痛治療剤，定時処方），オキノーム散 2.5mg/包（がん疼痛治療剤，レスキュー），アブストラル舌下錠100μg1錠（がん疼痛治療剤，レスキュー）

❷ 身体計測値を評価する。（O：Object 客観的データ）

項目	測定値	基準値と比較し評価
身長	157cm	（IBW 54kg）42.8kg（3か月前体重）
現体重	37 kg	→ 37.0kg（現体重）
BMI	15.7 kg/m²	重度るい痩

❸ 臨床検査（血液検査，尿検査，生理学的検査，他）の中で当該患者の栄養状態と関係があると考えられる項目を選び，栄養学的視点から評価する。（O：Object 客観的データ）

検査項目	基準値と比較し評価
血圧：104/60 mmHg	低値
TP：5.8 g/dL	低値
Alb：2.7 g/dL	低値
AST：38 U/L	高値
ALT：26 U/L	高値
LDH(IFCC)：189 U/L	問題なし
γ-GT：76 U/L	高値
Cre：0.53 mg/dL	問題なし
BUN：15.2 mg/dL	問題なし
CRP：0.36 mg/dL	やや高値
白血球数：4,500/μL	問題なし
赤血球数：2.85（100万）/μL	低値
血色素量：9.7 g/dL	低値
ヘマトクリット：29.8 %	低値
MCV：104.6 fL	高値
MCH：34 pg	高値
MCHC：32.6 %	正常範囲内

CONUT　コレステロール値あるとよいが未測定。HbA1c，血糖値も未測定。

❹ 臨床検査の所見の中で患者の栄養状態と問われる所見を抽出し評価する。

臨床診査所見
ツルゴール反応の低下，皮膚の乾燥，脆弱性，骨突出あり

❺ 摂取栄養量および栄養補給法の評価。（O：Object 客観的データ）

（a）必要栄養量の推定（個人の栄養摂取量を評価する基準となる）

	推定値	推定方法
エネルギー	①BEE=1,047 kcal 　TEE=1,256 kcal ②標準体重54.2kg 　1,084kcal〜1,355 kcal	①現体重を用いたハリス・ベネディクト式より　BEEを算出 　TEE=BEE×活動係数1.2×ストレス係数1.0 ②20〜25 kcal/kg*/日（簡易式による）
たんぱく質	44.4 g	現体重×1.2 g
脂　質	34.9 g	TEE×0.25
水　分	1,626 mL	30 mL/kg*/日
食塩相当量	特に制限なし	

＊ 標準体重

（b）現在の摂取栄養量（在宅中心静脈栄養法による）

現状をカルテから
エネルギー　820 kcal
たんぱく質　30 g（たんぱく質エネルギー比：14.6%）
脂質　0 g（脂質エネルギー比：0%）
水分　1,550mL
食塩相当量　6.3g［(Na108 mmol×23 mg/mmol) ÷100×2.54］

【中心静脈栄養】

・エルネオパNF2号（1,000mL/袋）62.5 mL/h（エネルギー：820kcal，アミノ酸：30 g，糖質：175 g，

　水分：1000 mL，Na：50 mmol　K：27 mmol

・オキファスト（がん疼痛治療用注射剤）（10 mg/1mL）

・生理食塩水（50 mL）（Na：7.7 mmol）

・ソリューゲンF（500 mL）62.5mL/h（Na：50 mmol，K；2 mmol）

合計：エネルギー：820 kcal，アミノ酸：30 g，糖質：175 g，水分：1,550mL，Na：108 mmol，

　　　K：29 mmol

（c）摂取栄養量および栄養補給法の評価

評　価
経口摂取から必要エネルギーを確保することは難しい。CVポートを造設し，在宅中心静脈栄養を導入しているが，経 静脈栄養量も不足しており，調整が必要と考えられる。

❻ カルテ等から得た情報を参考にして，患者から情報の聞き取りを行う。聞き取った栄養関連の情報を記述する。（S：Subject 主観的データ）

	患者・家族から聞き取った情報
食歴	お腹が痛くって，腸閉塞で入院して，食事はもうとれませんと言われたときは，頭が真っ白になりました。それでも，少しでも食べたいです。口から何か食べたいです。 流動食のようなものをためしたいです。

2）栄養診断とリスク評価
❶ 関連図の作成

　栄養アセスメントの項目を評価し，栄養上の問題点の関連図を作成する。栄養状態を良くすることがゴールでなく，終末期を安楽に過ごせること，本人や家族の希望を把握しつつ，QOLを高めることを目的として栄養内容を目標設定する。

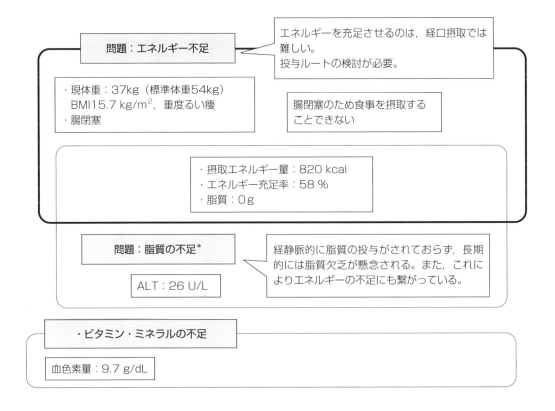

❷ 栄養診断

　関連図を描き，グループ分けを行ったなら，グループに問題名をつける。それを優先順位の高い順に並べて問題点リストを作成する。本症例のような静脈栄養を終身とした栄養管理を行っている患者においては，輸液の内容がその主たる原因であり，数量化された身体計測，臨床検査データは徴候・症状で

＊ 脂質の投与がなく，糖質のみの投与は，脂肪肝を引き起こすため，肝機能マーカーへの注意が必要となる。

ある。P.E.Sの関係は，「この問題（P）＝栄養判定名は，この原因（E）と関連する。根拠は，この徴候・症状（S）である」と表現できること。

#1	問題（P）	エネルギー不足
	原因（E）	摂取量の不足
	徴候・症状（S）	重度るい痩（BMI：15.7 kg/m^2） 42.8 kg（3か月前体重）→37.0 kg（現体重） 　3か月で14%（5.8kg）の体重減少
#2	問題（P）	脂質不足
	原因（E）	摂取量の不足
	徴候・症状（S）	ALT，ASTの上昇（p.265 脚注参照）
#3	問題（P）	ビタミン・ミネラルの不足
	原因（E）	摂取量の不足，出血
	徴候・症状（S）	貧血，皮膚の乾燥

リスク評価（列挙した問題の今後の見通し）：将来起こりうるあらゆる状況の想定
病期や，病状に応じた投与量が必要である。しかし，栄養量の減量も必要であり，知識も必要である。水分不足についても，過剰な輸液の投与は，浮腫や代謝異常を生じる可能性があるため，口渇の訴えには，氷を口に含むなどで，症状を緩和する必要がある。肝機能異常や浮腫に留意しながら，輸液内容を変更し，必要エネルギー量まで緩徐に栄養量を上げていく必要がある。また，予後や本人の負担を考慮し，本人および家族の希望を把握し，必要エネルギーをどれだけ満たすかを医師と相談して決定する。

4．がんターミナルケア症例の栄養介入計画作成方法

1）栄養管理の目標を設定する

　終末期のがん患者の長期目標は，予後により変化する。BSC：Best Supportive Careの方針＊となったとしても，栄養状態の維持が患者のQOLを維持することに繋がる場合があり，栄養状態の維持改善が長期目標となる。予後が週単位の場合は，過剰な輸液が浮腫や代謝異常を増悪させ，かえって全身状態を悪化させることに繋がる場合があるため，訪問診療医と連携をとりながら，輸液量を絞っていく。この時は，患者や患者家族の気持ちに寄り添い，必要栄養量を充足させることだけにこだわらず，口から少しでも味を楽しむことや，喉の渇きを癒やすことなど，栄養療法による心理的サポートを優先する。

栄養管理の長期目標	栄養状態の維持
栄養管理の短期目標	体重減少の抑制

2）栄養処方

　必要栄養量とほぼ同じ内容とした。初期計画の段階で栄養量を付加する必要があるが，浮腫や代謝異常，肝機能異常に配慮し，緩徐に増加させる必要がある。

＊ BSCの方針：がんに対する積極的な治療は行わず，症状緩和の治療のみを行う，という意味で使用されることが多い。

	設定量	根　拠
エネルギー	① BEE=1,047 kcal 　TEE=1,256 kcal ② 標準体重54.2kg 　1,084 kcal～1,355 kcal	①現体重を用いたハリス・ベネディクト式より　BEE 　BEE×活動係数1.2×ストレス係数1.0 ② 20～25 kcal/kg／日（簡易式による）
たんぱく質	44.4 g	現体重×1.2 g
脂　質	34.9 g	TEE×0.25
水　分	1,626 mL	30 mL/kg/日（簡易式による）
食塩相当量	特に制限なし	

栄養補給方法（補給ルート，食事形態等）
腹膜播種による閉塞性イレウスをきたしており，経口摂取が制限される。 許可されているのは，流動的なものや飴を少量摂取するのみである。 在宅中心静脈栄養を継続するが，輸液の増量が必要である。

3）初期計画

　この症例の場合，初期計画の問題点としては，エネルギーの不足をあげる。

	問題（P）	エネルギー不足
#1	Mx）モニタリングの計画	摂取エネルギーの調査　身体活動の調査
	Rx）栄養療法の計画	経口摂取は難しいため，輸液のエネルギーを検討する。
	Ex）栄養教育の計画	必要エネルギーを摂ることは重要であるが，この症例の場合，必ずしも到達することを目的とはしない。

5．がんターミナルケア症例のモニタリングと評価

　この症例では，定期的なモニタリングは困難であるため，経過一覧表は作成していない。

栄養診断	#1エネルギー不足　　#2脱水
S	食欲はないけど，このまま食べられなくなってしまうのが，不安。何か口にいれたい。
O	食欲なし ほとんど摂取なし 口渇あり 呼吸困難なし ほとんど座位か横になっているときが多い 意識レベル清明
A	食事はほとんどとれない状態であるが，エネルギーの投与はよく検討する必要がある。口渇を訴えているため，脱水の対応が必要であるが，輸液の投与は，溢水により，肺水腫を引き起こすこともあるので，検討する必要がある。
P	Mx）血圧測定　体温計測　皮膚状態の確認 Rx）輸液の追加を第一選択ではなく，氷片を口に含むなど口渇の対応を検討する。 Ex）訪問医療について，家族と本人の意向をよく確認する。

6. がんターミナルケア症例の栄養指導記録の作成

S：主観的情報（Subjective Data）　　O：客観的情報（Objective Data）

A：アセスメント（Assessment）　　P：プラン（Plan）

S	食べたいな，でも無理かな。痩せていくことがなんか心配。これ（静脈栄養をさして）で栄養足りるの？
O	#卵巣がん再々発 #腹膜播種 #疼痛治療 #イレウス　再発 栄養補給方法：中心静脈栄養 　投与内容： ・エルネオパNF2号（1,000mL/袋）62.5 mL/h（エネルギー：820kcal，アミノ酸：30 g，糖質：175 g，水分：1000 mL，Na：50 mmol　K：27 mmol） ・オキファスト（10 mg/mL） ・生理食塩水（50 mL）（Na：7.7 mmol） ・ソリューゲンF（500 mL）62.5mL/h（Na：50 mmol，K：2 mmol） 合計：エネルギー：820 kcal，アミノ酸：30 g，糖質：175 g，水分：1,550mL，Na：108 mmol，K：29 mmol
A	体重の顕著な減少により，体力，気力も弱っている様子である。摂取エネルギーの不足については，本人，家族ともに，気にしているところである。本人も口から何か食べたいという意向があるが，経口摂取が困難な状態である。本人の意向に寄り添い，できるだけ五感に満足できるようなものを一緒に探していく必要がある。エネルギー摂取量については，訪問診療時の医師の指示に従い，エネルギーの設定を決定していく。終末期であるため，必要エネルギー量は，体調に留意し決定していく。 現段階では，本人の思い出の食事の話などを聞き出し，できるだけ寄り添うことが一番重要である。
P	Mx）血圧測定　体重計測　皮膚の状態の確認 　　　脱水，溢水の確認をする。 Rx）中心静脈栄養 　　　モニタリングにより，状況不変であれば，現在と同様の輸液で管理。 Ex）経口摂取について 　　　経口摂取困難であるが，本人が，何か口にしたいという気持ちがある以上，家族にも寄り添うことの必要性を指導する。患者本人は，母親でもあるため，家族のために，何かを作りたいという意向もある。その気持ちも家族として受け入れる必要がある。 　　　口に入れて，心地よいものについて，聞き出しそれの対応をする。たとえば，氷片，シャーベットなどが適しているが，本人の思い出の香りなども大切である。味噌汁のような日本人のソールフードなどは，少量ためすことで，味，香りに満足感を得ることもあるので，試してみることを薦めた。

第18章　演習問題

がんターミナルケア（在宅　栄養指導例）

1）医師からの指示とカルテ情報

❶ 医師からの指示

　胃瘻造設後も誤嚥性肺炎を繰り返しており，糖尿病，腎機能低下もあるため，経管栄養の種類の選択について相談したい。今後退院予定であり，薬価品の栄養剤がよいのか，食品の栄養剤がよいのか，本人・家族の費用の負担も含めて相談してほしい。

❷ 初回指導時カルテ情報

初回指導時カルテ情報

77歳　男性

主病名及び合併症：左舌がん　糖尿病

主訴：左側頭部，左外耳部，左舌の疼痛

既往歴：2型糖尿病，腎機能低下，舌がん（5年前に手術），白内障

家族歴：なし

現病歴：20XX年6月頃より左側頭部，左外耳部，左舌に疼痛を生じ始めた。耳鼻科等受診していたが，20XX年11月中旬より疼痛増悪したため病院受診。20XX年12月紹介受診となった。左側頭部，左耳，左舌根部に疼痛があり，頓用のオキノーム内服とフェントステープ貼付で疼痛コントロールを行った。20XX＋1年1月舌がんに対して，手術目的に入院し，両側頸部郭清術，舌亜全摘術，左腹直筋皮弁再建を施行。術後は歩行訓練と嚥下・発声訓練のリハビリを行ったが，舌の摘出範囲が大きく，摂食嚥下訓練が進展しないため経鼻経管栄養を行っていた。入院目的に継続して術後，放射線化学療法を行っていたが，誤嚥性肺炎を繰り返した。術後1か月の造影CTで明らかな再発腫瘍・肺転移は認めなかった。20XX＋1年4月造影CT撮影にて肺への多発転移を指摘された。嚥下機能の回復がなく胃瘻造設した。5月胃瘻管理，インスリン注射ほぼ自立して実施できるようになったため退院方向となった。その後，誤嚥性肺炎があり退院を延期，6月退院となった。入院時より体重は46.2kg→41.6kgと減少しており，エネルギー量は確保したいところではあるが，半固形化栄養剤であるハイネイーゲルに変更してからは問題なく注入できている。

薬剤の使用状況（栄養状態・栄養指標に影響を与える薬剤）：

インスリンR注（1日3回）（朝14単位，昼6単位，夕6単位），エクア錠（DPP-4阻害薬）100mg

身体計測：身長：157 cm，現体重：41.6 kg，BMI：16.9 kg/m^2　体組成：未測定

臨床検査数値

項目名	血　圧	TP	Alb	AST	ALT	γ-GT
数　値	104/62 mmHg	6.8 g/dL	3.3 g/dL	31 U/L	41 U/L	21 U/L

項目名	Na	Cl	K	BUN	Cre	eGFR
数　値	133 mmol/L	96 mmol/L	4.9 mmol/L	29.8 mg/dL	0.86 mg/dL	65.8 mL/min/1.73m^2

項目名	CRP	Hb	随時血糖	HbA1c
数　値	0.83 mg/dL	7.5 g/dL	129 mg/dL	5.9 %

臨床診査所見：頸部リンパ節腫脹なし。皮弁の色調問題なし。オトガイ下皮膚縫合部上皮化認める。

胃瘻留置部：感染所見なし。口腔内の唾液の貯留少量，口腔衛生状態良。

2）管理栄養士が収集した情報

❶ 初回栄養指導の際，患者から聞き取った情報

＜患者プロフィール，生活背景＞

喫煙：26歳から30本/日。飲酒：焼酎コップ1杯/日，ビール1L/日。

妻と2人暮らし。娘，息子は同市内居住（車で15分程度）。

再発を知って落ち込んでいる。口から食べたい気持ちはあるが，うまく飲み込めないこと，肺炎を繰り返していることから，経口摂取は難しいことは本人も認識している。いろいろな種類の栄養剤を試してきたが，現在の栄養剤（ハイネイーゲル）にしてから発熱などなく経過しているので，本人としては，この栄養剤を自宅でも注入したいと考えており，注入の手技も問題ない。訪問看護1回/週を予定している。排便1回/日，軟便。

＜栄養投与内容の経過＞

入院2週間前から咀嚼困難，食欲不振があり，自宅ではお粥，きざんだおかずを食べていた。入院後は，1,600kcal，軟食キザミ形態の食事を全量摂取。入院3日目で手術施行し，経管栄養管理となった。その後，経口摂取訓練を行ったが，思うように進まず，本人同意のもと胃瘻を造設した。胃瘻より，テルミール2.0αを1,600kcal/日（朝200mL－昼400mL－夕200mL）注入していた。誤嚥性肺炎を繰り返し，逆流防止の観点から半固形化栄養剤であるハイネイーゲルが選択され，注入されている。変更後は問題なく注入できている。

❷ 初回栄養評価

平常時体重は50kg程度。

入院前からの体重減少（1か月で4kgの減少)あり。

体重入院時46.2kg → 現体重41.6kg（6か月）4.6kg減少（11％の体重減少）

現BMI16.9 kg/m^{2}と，るい痩あり。

＜現在の栄養投与内容＞

ハイネイーゲル500mL × 3（朝昼夕）＋白湯700mL/日

投与栄養量：計1,200 kcal/日（28.8 kcal/現体重kg），たんぱく質：48 g（1.15 g/現体重kg），脂質：26.4 g，糖質：201 g，水分：2,020 mL，Na：85 mmol，K：48.1 mmol

必要栄養量：標準体重 54.2 kg × 30 kcal＝1,626 kcal。必要エネルギー量には達していない。

3）症例の経過

必要エネルギー量には達していないが，腹部膨満感のため栄養剤の変更や増量は難しく，ハイネイーゲル500 mL × 3 ＋白湯700 mL/日のまま退院することとなった。

＜臨床検査＞

項目名	血　圧	TP	Alb	AST	ALT
数　値	110/75 mmHg	7.1 g/dL	3.3 g/dL	19 U/L	16 U/L
項目名	γ-GT	Na	Cl	K	BUN
数　値	19 U/L	129 mmol/L	94 mmol/L	4.5 mmol/L	21.1 mg/dL
項目名	Cre	eGFR	CRP	Hb	随時血糖
数　値	0.89 mg/dL	63.3 mL/min/1.73m^2	2.42 mg/dL	7.6 g/dL	237 mg/dL

＜身体計測＞

体重：41.7 kg（退院後1週間），BMI：16.9 kg/m^2

＜栄養投与内容の経過＞

　妻の協力もあり，胃瘻からの注入は問題なくできている。下痢，腹痛などなし。1週間のうちで1日は，腹満感により全量は注入できない日があったとのこと。退院後1週間の診察では，体重は横ばい。貧血があり，鉄欠乏性のものと判断され，鉄剤が処方された。また，低Na血症があり，食塩4g/日を追加することになった。

Memo

資料編

1. 身体計測の判定参考値
2. 記憶すべき臨床検査基準値
3. 診断基準と診療（治療）ガイドライン
4. 日本人の食事摂取基準における基礎代謝基準値と身体活動レベル
5. 栄養診断コード・用語

1. 身体計測の判定参考値

【日本人の新身体計測基準値（JARD2001）まるめ値】

JARD2001は，年齢階層別に基準値が設定されている。下記のような平均値のまるめ値を記憶しておくと，平均以上なのか，以下なのかの判断に役立つ。

AC　（cm）　上腕周囲長　　　　　　男性27/女性25

TSF　（mm）　上腕三頭筋皮下脂肪厚　　男性11/女性16

AMC　（cm）　上腕三頭筋囲　　　　　男性23/女性20

『日本人の新身体計測基準値（JARD2001）』を元に筆者作成

【体格指数（BMI）および体重変化率の算出法とその評価】

実測体重（body weight：BW）

通常時体重（usual body weight：UBW）

体格指数（Body Mass Index：BMI）＝BW（kg）÷身長（m）^{2}

％体重変化率＝（UBW−BW）／UBW×100

＜評価＞

BMI

- ＜20は，地域自立高齢者において医師への相談回数の増大，医薬品利用の増大，身体機能の低下，入院回数の増大，入院中合併症の増大，疾病回復時間の延長
- ＜18.5は，たんぱく質・エネルギー低栄養状態の栄養診断基準に採用（米国栄養士会，2008）

体重変化率（意図しない体重減少での評価）

- ≧5％/3〜6か月では，低栄養状態の初期
- ≧10％/3〜6か月では，筋機能の低下，体温管理障害，外科手術後や化学療法後のアウトカム不良

参考資料）厚生労働省『介護予防マニュアル（改訂版）』資料4-2，2012

2. 記憶すべき臨床検査基準値（基準値と診断値は異なる）

（血液検査の基準値は一部を除き，臨床検査のガイドラインJSLM2018の 日本の共用基準範囲 より抜粋）

＊は共用基準範囲ではなく，一般的な基準値

<table>
<tr><th colspan="2">覚えてほしい検査名と数値</th><th>略語</th><th>基準値</th><th>単位</th><th></th></tr>
<tr><td rowspan="4">貧血にかかわる検査</td><td>赤血球数</td><td>RBC</td><td>M：4.35〜5.55
F：3.86〜4.92</td><td>$10^6/\mu$L</td><td>低値：貧血，肝疾患</td></tr>
<tr><td>ヘモグロビン
12未満は貧血を疑う</td><td>Hb</td><td>M：13.7〜16.8
F：11.6〜14.8</td><td>g/dL</td><td>低値：貧血，腎性貧血，肝硬変，悪性腫瘍，白血病
高値：多血症，脱水</td></tr>
<tr><td>ヘマトクリット
40未満は貧血を疑う</td><td>Ht</td><td>M：40.7〜50.1
F：35.1〜44.4</td><td>%</td><td>低値：貧血
高値：多血症，脱水</td></tr>
<tr><td>平均赤血球容積
＜81：小球性貧血，
＞110：大球性貧血
基準値：正球性貧血の可能性がある</td><td>MCV</td><td>83.6〜98.2</td><td>fL
（フェムトリットル）</td><td>小球性低色素性貧血：鉄欠乏，慢性出血，妊婦，鉄芽球性
正球性正色素性貧血：急性出血，溶血性，再生不良性，腎症
大球性正色素性貧血：ビタミンB_{12}欠乏の悪性貧血，葉酸欠乏，老人性貧血の一部，悪性貧血疾患に伴う貧血，肝硬変</td></tr>
<tr><td rowspan="7"></td><td>白血球数</td><td>WBC</td><td>3.3〜8.6</td><td>$10^3/\mu$L</td><td>増加：化膿性疾患，細菌感染症，白血病
低下：骨髄障害，白血球破壊亢進</td></tr>
<tr><td>好中球 neutrophil</td><td>SEG/
NEUT</td><td>40〜70＊</td><td rowspan="5">%</td><td>増加：肺炎，心筋梗塞，ステロイド剤の使用など
低下：ウイルス感染症，薬剤性（抗がん剤，抗甲状腺剤，消炎鎮痛薬など）再生不良性貧血，など</td></tr>
<tr><td>好酸球 eosinophil</td><td>EOSIN</td><td>1〜5＊</td><td>増加：花粉症，喘息等のアレルギー性疾患</td></tr>
<tr><td>好塩基球 basophil</td><td>BASO</td><td>0〜1＊</td><td></td></tr>
<tr><td>単球 monocyte</td><td>MONO</td><td>0〜10＊</td><td></td></tr>
<tr><td>リンパ球 lymphocyte</td><td>LYMPH</td><td>20〜50＊</td><td>低下：エイズ，全身性エリテマトーデス，うっ血性心不全など</td></tr>
<tr><td>血小板</td><td>PLT</td><td>158〜348</td><td>$10^3/\mu$L</td><td>低下：白血病，再生不良性貧血，薬剤による骨髄抑制</td></tr>
<tr><td>炎症</td><td>CRP（C反応性たんぱく）</td><td>CRP</td><td>0.00〜0.14</td><td>mg/dL</td><td>高値：炎症
炎症性サイトカインIL-6により肝臓で産生</td></tr>
<tr><td rowspan="5">たんぱく質合成能を示すパラメーター</td><td>血清総たんぱく</td><td>TP</td><td>6.6〜8.1</td><td>g/dL</td><td>低値：ネフローゼ症候群，栄養不良，消化吸収障害，肝硬変，悪性腫瘍</td></tr>
<tr><td>血清アルブミン
3.0〜3.5g/dL：低栄養中リスク
3.0g/dL未満：低栄養高リスク
生物学的半減期2〜3週間</td><td>Alb</td><td>4.1〜5.1</td><td>g/dL</td><td>低値：低栄養（たんぱく質不足，クワシオルコル），肝硬変，ネフローゼ症候群
CRP（C反応性たんぱく）が高値だと低値になる</td></tr>
<tr><td>トランスサイレチン（プレアルブミン）生物学的半減期3〜4日</td><td>TTR
(PA)</td><td>20〜40＊</td><td>mg/dL</td><td>たんぱく質合成能を示す。</td></tr>
<tr><td>トランスフェリン
生物学的半減期8日</td><td>Tf</td><td>200〜400＊</td><td>mg/dL</td><td>たんぱく質合成能を示す。フェリチンが低くなる疾患では低値を示す。</td></tr>
<tr><td>レチノール結合たんぱく
生物学的半減期12〜16時間</td><td>RBP</td><td>3〜7＊</td><td>mg/dL</td><td>たんぱく質合成能を示す。ビタミンA不足では低値を示す。</td></tr>
</table>

	覚えてほしい検査名と数値	略　語	基準値	単　位	
電解質	ナトリウム 水欠乏で高値, 水過剰で低値	Na	138〜145	mmol/L	低値：慢性腎不全, 浮腫性疾患 高値：脱水, 尿崩症
	カリウム 腎不全で高値に注意	K	3.6〜4.8	mmol/L	低値：嘔吐, 下痢, 利尿薬服用 高値：急性・慢性腎不全, カリウム保持性利尿薬（スピロノラクトン）・βブロッカー服用
	クロール	Cl	101〜108	mmol/L	低値：胃液吸引, 腎不全, 嘔吐, 利尿剤の使用, 慢性腎炎, 水分過剰投与 高値：下痢, 脳炎, 呼吸性アルカローシス
	カルシウム 血清Caの約50%は血清たんぱく質に結合しているため, 血清総Ca測定時には必ず血清アルブミンを測定し, Payneの式などにより補正する。補正Ca値（mg/dL）＝血清総Ca値（mg/dL）＋4－血清アルブミン値（g/dL）	Ca	8.8〜10.1	mg/dL	低値：ビタミンD欠乏症, 吸収不良症候群, 慢性腎不全 高値：甲状腺機能亢進症
	無機リン	IP	2.7〜4.6	mg/dL	低値：呼吸性アルカローシス, 原発性副甲状腺機能亢進症 高値：横紋筋融解症, 副甲状腺機能低下症, 腎不全, 甲状腺機能亢進症
腎機能の検査	血液尿素窒素 20以上は腎機能障害を疑う	UN	8〜20	mg/dL	高値：腎機能障害, たんぱく過剰摂取, 脱水
	クレアチニン 1以上は腎機能障害を疑う	CRE	M：0.65〜1.07 F：0.46〜0.79	mg/dL	高値：腎機能障害, 筋肉量と相関（高齢者・長期臥床者では低下）
	推算糸球体濾過量 90未満は腎機能低下を疑う	eGFR	90以上*	mL/min/1.73m²	血清クレアチニンの値から計算式で算出した糸球体濾過能を表す数値（GFRの代用） 70歳以上は＜70が多い ＜15末期腎不全
肝機能の検査	アスパラギン酸アミノトランスフェラーゼ 40以上は肝機能障害を疑う 心筋梗塞の場合も高値になる	AST（GOT）	13〜30	U/L	アルコール性肝硬変は値と一致しない 高値：肝機能障害, 心臓, 消化器悪性腫瘍初期, 骨格筋・腎臓の細胞破壊により高値
	アラニンアミノトランスフェラーゼ 35以上は肝機能障害を疑う	ALT（GPT）	M：10〜42 F：7〜23	U/L	高値：肝機能障害の指標だがASTと異なり肝臓で特異的 AST＜ALTは肝炎, AST＞ALTは心疾患, アルコール性肝炎, 肝硬変
	アルカリフォスファターゼ 肝・胆道疾患の検査。臓器由来の異なるアイソザイムを測定し原因を考察する必要がある。腫瘍マーカーとしての意義もある	ALP	106〜322	U/L	高値：胆道系疾患, 副甲状腺機能亢進症, 慢性腎不全, 膵頭部がん, 甲状腺機能亢進症, 肝細胞がん, 肝硬変, ウィルス性肝炎, アルコール性肝炎
	ガンマグルタミルトランスフェラーゼ 40以上は肝機能障害を疑う（特にアルコール）	γ-GT（γ-GTP）	M：13〜64 F：9〜32	U/L	高値：アルコール摂取, 胆汁うっ滞, 肝胆道性疾患に特異的
	総ビリルビン 間接（非抱合）ビリルビンは, 肝臓でグルクロン酸抱合され, 直接ビリルビンとなって胆汁中に排泄される	TB	0.4〜1.5	mg/dL	高値：溶血性貧血, 閉塞性黄疸, 鉄欠乏性貧血, 肝内胆汁うっ滞, 肝硬変

	覚えてほしい検査名と数値	略　語	基準値	単　位	
脂質パラメーター	総コレステロール	TC	142〜248	mg/dL	高値：脂質異常症，ネフローゼ症候群，副腎皮質ステロイド長期投与 低値：低栄養，肝硬変
	HDLコレステロール **40未満は脂質異常症**	HDL-C	M：38〜90 F：48〜103	mg/dL	＞100：遺伝的背景によるものが多い 上昇：運動により適度に上昇する 低下：高中性脂肪血症，喫煙，肥満，運動不足
	トリグリセリド（中性脂肪） **150以上は脂質異常症**	TG	M：40〜234 F：30〜117	mg/dL	高値：脂質異常症 低値：肝硬変，悪性疾患の末期
	LDLコレステロール **140以上は脂質異常症**	LDL-C	65〜163	mg/dL	Friedewaldの式（LDL-Cの計算式）は LDL-C=TC－HDL－TG×0.2 TG≧400では使えない
糖質パラメーター	空腹時血糖値 **110以上：境界型** **126以上：糖尿病型**	Glu	73〜109	mg/dL	高値：糖尿病，膵炎，膵がん，クッシング症候群，甲状腺機能亢進症，ステロイド投与
	ヘモグロビン・エー・ワン・シー （グリコヘモグロビン） **6.5以上：糖尿病型**	HbA1c	4.9〜6.0	%	高値：検査前1〜2ヶ月間食事を反映。赤血球が減少する病態（溶血性貧血や大出血）では低下する
	尿酸 **7以上は高尿酸血症**	UA	M：3.7〜7.8 F：2.6〜5.5	mg/dL	高値：痛風

尿検査

尿蛋白		(−)	腎疾患のスクリーニング検査として重要
尿　糖		(−)	糖尿病のスクリーニング検査として有用 血糖値がおよそ170mg/dL以上で尿糖が検出される
潜　血		(−)	血尿の発見に有用
ケトン体		(−)	ケトアシドーシスの発見に有用
尿中アルブミン （随時尿を用いた尿中アルブミン/Cr比の場合）		＜30mg/g・Cr	30〜299mg/g・Crを微量アルブミン尿 300mg/g・Cr以上を顕性アルブミン尿

	診察室血圧（mmHg）		
	収縮期血圧		拡張期血圧
正常血圧	＜ 120	かつ	＜ 80
高血圧	≧ 140	かつ/または	≧ 90
	家庭血圧（mmHg）		
	収縮期血圧		拡張期血圧
正常血圧	＜ 115	かつ	＜ 75
高血圧	≧ 135	かつ/または	≧ 85

参照資料）日本臨床検査医学会『臨床検査のガイドライン JSLM2018』，日本高血圧学会『日本高血圧診断基準』を元に筆者作成

3. 診断基準と診療（治療）ガイドライン

① 肥満症

○肥満の定義：脂肪組織が過剰に蓄積した状態で，体重指数（BMI＝体重(kg)÷身長(m)^2）≧25のもの。

○肥満の判定：身長あたりのBMIをもとに右表のごとく判定する。

表：肥満度分類

BMI	判 定	WHO基準
＜18.5	低体重	Underweight
18.5≦～＜25	普通体重	Normal range
25≦～＜30	肥満度（1度）	Pre-obese
30≦～＜35	肥満度（2度）	Obese class Ⅰ
35≦～＜40	肥満度（3度）	Obese class Ⅱ
40≦	肥満度（4度）	Obese class Ⅲ

注1）ただし，肥満（BMI≧25）は，医学的に減量を要する状態とは限らない。なお，標準体重（理想体重）は最も疾病の少ないBMI 22を基準として，標準体重(kg)＝身長(m)²×22 で計算された値とする。

注2）BMI≧35を高度肥満と定義する

○肥満症の定義

肥満症とは肥満に起因ないし関連する健康障害を合併するか，その合併が予測される場合で，医学的に減量を必要とする病態をいい，疾患単位として取り扱う。

○肥満症の診断

肥満と診断されたもの（BMI 25kg/m²以上）のうち以下のいずれかの条件を満たすもの。

1）肥満に起因ないし関連し，減量を要する（減量により改善する，または進展が防止される）健康障害を有するもの。

2）健康に障害を伴いやすい高リスク肥満

ウエスト周囲長のスクリーニングにより内臓脂肪蓄積を疑われ，腹部CT検査によって確定診断された内臓脂肪型肥満。

＜肥満に起因ないし関連し，減量を要する健康障害＞

1．肥満症の診断基準に必須な合併症

1）耐糖能障害（2型糖尿病・耐糖能異常など）

2）脂質代謝異常

3）高血圧

4）高尿酸血症・痛風

5）冠動脈疾患：心筋梗塞・狭心症

6）脳梗塞：脳血栓症・一過性脳虚血発作（TIA）

7）非アルコール性脂肪性肝疾患（NAFLD）

8）月経異常，不妊

9）閉塞性睡眠時無呼吸症候群（OSAS）・肥満低換気症候群

10）運動器疾患：変形性関節症（膝，股関節）・変形性脊椎症，手指の変形性関節症

11）肥満関連腎臓病

2．診断基準には含めないが、肥満に関連する疾患

1）悪性疾患：大腸がん，食道がん（腺がん），子宮体がん，膵臓がん，腎臓がん，乳がん，肝臓がん

2）良性疾患：胆石症，静脈血栓症・肺塞栓症，気管支喘息，皮膚疾患，男性不妊，胃食道逆流症，精神疾患

3．高度肥満症の注意すべき健康障害

1）心不全

2）呼吸不全

3）静脈血栓

4）閉塞性睡眠時無呼吸症候群（OSAS）

5）肥満低換気症候群

6）運動器疾患

○肥満診断フローチャート

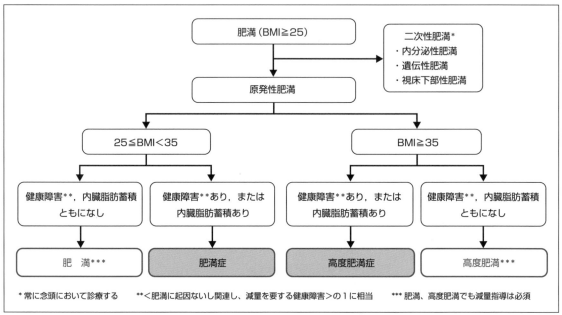

出典）日本肥満学会編『肥満症診療ガイドライン2016』ⅷ，ライフサイエンス出版より

② メタボリックシンドローム

診断基準

○内臓脂肪蓄積

ウエスト周径：男性85cm以上，女性90cm以上

これらの値は，CTスキャンでも内臓脂肪面積100cm^{2}以上（この値を超えると男女ともリスクの集積が増加）に相当する。

○上記に加え，以下のうち2項目以上のリスク

① リポ蛋白異常　高TG血症（150mg/dL以上）低HDL-C血症（40mg/dL未満）のいずれか，または両方

② 血圧高値　　　収縮期血圧：130mmHg以上

　　　　　　　　拡張期血圧：85mmHg以上　のいずれか，または両方

③ 高血糖　　　　空腹時血糖：110 mg/dL以上

※CTスキャンなどで内臓脂肪量測定を行うことが望ましい。
※ウエスト径は立位，軽呼気時，臍レベルで測定する。脂肪蓄積が著明で臍が下方に偏位している場合は，肋骨下縁と前上腸骨棘の中点の高さで測定する。
※メタボリックシンドロームと診断された場合，糖負荷試験が薦められるが，診断には必須ではない。
※高TG血症，低HDL-C血症，高血圧，糖尿病に対する薬剤治療を受けている場合は，それぞれの項目に含める。

（日本内科学会誌2005，一部改変）

③ 高血圧

○成人における血圧値の分類

分　類	診察室血圧			家庭血圧		
	収縮期血圧		拡張期血圧	収縮期血圧		拡張期血圧
正常血圧	<120	かつ	<80	<115	かつ	<75
正常高値血圧	120-129	かつ	<80	115-124	かつ	<75
高値血圧	130-139	かつ/または	80-89	125-134	かつ/または	75-84
Ⅰ度高血圧	140-159	かつ/または	90-99	135-144	かつ/または	85-89
Ⅱ度高血圧	160-179	かつ/または	100-109	145-159	かつ/または	90-99
Ⅲ度高血圧	≧180	かつ/または	≧110	≧160	かつ/または	≧100
孤立性収縮期高血圧	≧140	かつ	<90	≧135	かつ	<85

家庭血圧による血圧分類には、朝・晩それぞれの測定値7日間（少なくとも5日間）の平均値を用いる。

○異なる測定法における高血圧値基準

	収縮期血圧（mmHg）		拡張期血圧（mmHg）
診察室血圧	≧140	かつ/または	≧90
家庭血圧	≧135	かつ/または	≧85
自由行動下血圧　24時間	≧130	かつ/または	≧80
昼間	≧135	かつ/または	≧85
夜間	≧120	かつ/または	≧70

自由行動下血圧測定（ABPM）とは，自動血圧計を体につけ，15〜30分ごとに血圧を測ったもので，この平均値を用いて基準と比較する。

○降圧目標

	診察室血圧（mmHg）	家庭血圧（mmHg）
75歳未満の成人 脳血管障害患者（両側頸動脈狭窄や脳主幹動脈閉塞なし） 冠動脈疾患患者，CKD患者（蛋白尿陽性）、糖尿病患者 抗血栓薬服用中	< 130 / 80	< 125 / 75
75歳以上の高齢者 脳血管障害患者（両側頸動脈狭窄や脳主幹動脈閉塞あり，または未評価），CKD患者（蛋白尿陰性）	< 140 / 90	< 135 / 85

○生活習慣の修正項目

1.	食塩制限6 g/日未満
2.	野菜・果物の積極的摂取* 飽和脂肪酸、コレステロールの摂取を控える 多価不飽和脂肪酸，低脂肪乳製品の積極的摂取
3.	適正体重の維持：BMI（体重［kg］÷身長［m］^{2}）25未満
4.	運動療法：軽強度の有酸素運動（動的および静的筋肉負荷運動）を毎日30分，または180分/週以上行う
5.	節酒：エタノールとして男性20-30mL/日以下，女性10-20ｍL/日以下
6.	禁煙

＊カリウム制限が必要な腎障害患者では、野菜・果物の積極的摂取は推奨しない
　肥満や糖尿病患者などエネルギー制限が必要な患者における果物の摂取は80 kcal/日程度にとどめる

出典）日本高血圧学会高血圧治療ガイドライン作成委員会編『高血圧治療ガイドライン2019』より

④ 脂質異常症

○脂質異常症診断基準（空腹時採血）*

LDLコレステロール	140mg/dL 以上	高LDLコレステロール血症
	120〜139mg/dL	境界域高LDLコレステロール血症**
HDLコレステロール	40mg/ dL 未満	低HDLコレステロール血症
トリグリセライド	150mg/ dL 以上	高トリグリセリド血症
Non-HDLコレステロール	130mg/dL 以上	高non-HDLコレステロール血症
	150〜169mg/dL	境界域高non-HDLコレステロール血症**

* 10時間以上の絶食を「空腹時」とする。ただし水やお茶などカロリーのない水分の摂取は可とする。
** スクリーニングで境界域高LDL-C血症，境界域non-HDL-C血症を示した場合は，高リスク病態がないか検討し，治療の必要性を考慮する。
● LDL-CはFriedewald式（TC−HDL-C−TG/5）または直接法で求める。
● TGが400mg/dLや食後採血の場合はnon-HDL（TC−HDL-C）かLDL-C直接法を使用する。ただしスクリーニング時に高TG血症を伴わない場合はLDL-Cとの差が＋30 mg/dLより小さくなる可能性を念頭においてリスクを評価する。

○リスク区分別脂質管理目標値

*管理区分は動脈硬化性疾患予防ガイドラインのフローチャートか，冠動脈疾患発症予測アプリWeb版で分類する

治療方針の原則	管理区分*	脂質管理目標値（mg/dL）			
		LDL-C	non HDL-C	TG	HDL-C
一次予防 まず生活習慣の改善を行った後， 薬物治療の適用を考慮する	低リスク	<160	<190	<150	≧40
	中リスク	<140	<170		
	高リスク	<120	<150		
二次予防 生活習慣の是正とともに 薬物治療を考慮する	冠動脈疾患の既往	<100 （<70）*	<130 （<100）*		

*家族性高コレステロール血症，急性冠症候群の時に考慮する。糖尿病でも他のリスク病態（非心原性脳梗塞，末梢動脈疾患，慢性腎臓病，メタボリックシンドローム，主要危険因子の重複，喫煙）を合併するときはこれに準ずる。
●一次予防における管理目標達成の手段は非薬物療法が基本であるが，低リスクにおいてもLDL-Cが180mg/dL以上の場合は薬物療法を考慮するとともに，家族性高コレステロール血症の可能性を念頭においておくこと。
●まずLDL-Cの管理目標値を達成し，その後non-HDLの達成を目指す。
●これらの値はあくまでも到達努力目標値であり，一次予防（低・中リスク）においてはLDL-C低下率20〜30％，二次予防においてはLDL-C低下率50％以上も目標値となり得る。
●高齢者（75歳以上）については，ガイドライン第7章を参照。

○動脈硬化性疾患予防のための生活習慣の改善

- 禁煙し，受動喫煙を回避する
- 過食と身体活動不足に注意し，適正な体重を維持する
- 肉の脂身，動物脂，鶏卵，果糖を含む加工食品の大量摂取を控える
- 魚，緑黄色野菜を含めた野菜，海藻，大豆製品，未精製穀類の摂取量を増やす
- 糖質含有量の少ない果物を適度に摂取する
- アルコールの過剰摂取を控える
- 中等度以上の有酸素運動を，毎日合計30分以上を目標に実施する

○動脈硬化性疾患予防のための食事指導

- 総エネルギー摂取量（kcal/日）は，一般に標準体重（（身長m）^{2}×22）kg×身体活動量（軽い労作で25〜30，普通の労作で30〜35，重い労作で35〜）とする
- 脂質エネルギー比率を20〜25％，飽和脂肪酸エネルギー比率を4.5％以上7％未満，コレステロール摂取量を200mg/日未満に抑える
- n-3系多価不飽和脂肪酸の摂取を増やす
- 工業由来のトランス脂肪酸の摂取を控える
- 炭水化物エネルギー比を50〜60％とし，食物繊維の摂取を増やす
- 食塩の摂取は6g/日未満を目標にする
- アルコールの摂取を25g/日以下に抑える

（日本動脈硬化学会編『動脈硬化性疾患予防ガイドライン2017年版』より）

⑤ 糖尿病

○糖尿病の臨床診断フローチャート

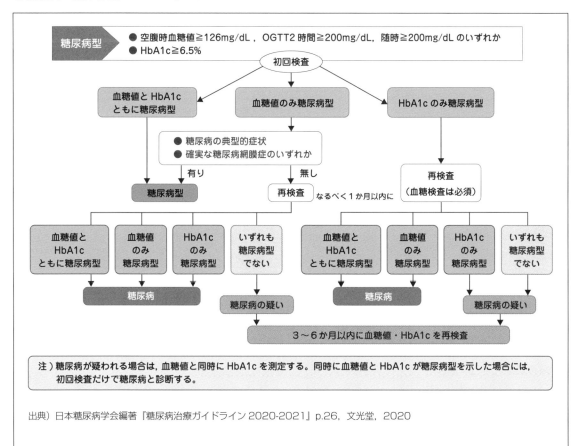

出典）日本糖尿病学会編著『糖尿病治療ガイドライン 2020-2021』p.26，文光堂，2020

○血糖コントロール目標（65歳以上の高齢者は高齢者糖尿病の血糖コントロール目標を参照）

目標	コントロール目標値[注4]		
	血糖正常化を 目指す際の目標[注1]	合併症予防の ための目標[注2]	治療強化が 困難な際の目標[注3]
HbA1c（％）	6.0 未満	7.0 未満	8.0 未満

治療目標は年齢，罹病期間，臓器障害，低血糖の危険性，サポート体制などを考慮して個別に設定する。

注1）適切な食事療法や運動療法だけで達成可能な場合，または薬物療法中でも低血糖などの副
作用なく達成可能な場合の目標とする。
注2）合併症予防の観点から HbA1c の目標値を 7 ％未満とする。対応する血糖値としては，空
腹時血糖値 130mg/dL 未満，食後 2 時間血糖値 180mg/dL 未満をおおよその目安とする。
注3）低血糖などの副作用，その他の理由で治療の強化が難しい場合の目標とする。
注4）いずれも成人に対しての目標値であり，また妊娠例を除くものとする。

出典）日本糖尿病学会編著『糖尿病治療ガイド 2020-2021』p33，文光堂，2020

○高齢者糖尿病の血糖コントロール目標（HbA1c値）

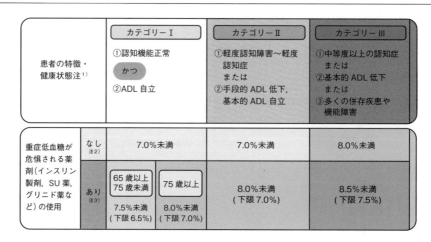

患者の特徴・ 健康状態注[1]		カテゴリー I		カテゴリー II	カテゴリー III
		①認知機能正常 かつ ②ADL 自立		①軽度認知障害〜軽度 認知症 または ②手段的 ADL 低下， 基本的 ADL 自立	①中等度以上の認知症 または ②基本的 ADL 低下 または ③多くの併存疾患や 機能障害
重症低血糖が 危惧される薬 剤（インスリン 製剤，SU 薬， グリニド薬な ど）の使用	なし[注2]	7.0％未満		7.0％未満	8.0％未満
	あり[注3]	65 歳以上 75 歳未満 7.5％未満 （下限6.5%）	75 歳以上 8.0％未満 （下限7.0%）	8.0％未満 （下限7.0%）	8.5％未満 （下限7.5%）

注1：認知機能や基本的 ADL（着衣、移動、入浴、トイレの使用など）、手段的 ADL（IADL：買い物、食事の準備、服薬管理、金
銭管理など）の評価に関しては、日本老年医学会のホームページ（http://www.jpn-geriat-soc.or.jp/）を参照する。エン
ドオブライフの状態では、著しい高血糖を防止し、それに伴う脱水や急性合併症を予防する治療を優先する。
注2：高齢者糖尿病においても、合併症予防のための目標は 7.0％ 未満である。ただし、適切な食事療法や運動療法だけで
達成可能な場合，または薬物療法の副作用なく達成可能な場合の目標を 6.0％ 未満，治療の強化が難しい場合の目標を
8.0％ 未満とする。下限を設けない。カテゴリー III に該当する状態で，多剤併用による有害作用が懸念される場合や，
重篤な併存疾患を有し，社会的サポートが乏しい場合などには，8.5％ 未満を目標とすることも許容される。
注3：糖尿病罹病期間も考慮し，合併症発症・進展阻止が優先される場合には，重症低血糖を予防する対策を講じつつ，個々の高齢
者ごとに個別の目標や下限を設定してもよい。65 歳未満からこれらの薬剤を用いて治療中であり，かつ血糖コントロール状
態が図の目標や下限を下回る場合には，基本的に現状を維持するが，重症低血糖に十分注意する。グリニド薬は，種類・使用
量・血糖値等を勘案し，重症低血糖が危惧されない薬剤に分類される場合もある。

【重要な注意事項】
糖尿病治療薬の使用にあたっては，日本老年医学会編『高齢者の安全な薬物療法ガイドライン』を参照すること。薬剤使用時には多
剤併用を避け，副作用の出現に十分に注意する。

出典）日本老年医学会・日本糖尿病学会編著『高齢者糖尿病診療ガイドライン 2017』p.46，南江堂，2017

○その他のコントロール指標と評価

BMI	22〜25：体重(kg) / 身長（m）× 身長（m）	
血圧	130/80 mmHg未満	
血清脂質	LDLコレステロール	nonHDLコレステロール
冠動脈疾患 (-)	120 mg/dL未満	150 mg/dL未満
冠動脈疾患（+）	100 mg/dL未満	130 mg/dL未満
再発リスクが高い	70 mg/dL 未満	100 mg/dL未満
中性脂肪	150 mg/dL未満	
HDL-C	40mg/dL以上	

出典）日本糖尿病学会編著『糖尿病治療ガイド 2020-2021』文光堂，p39，2020 を参照し著者作成

○糖尿病の食事療法

エネルギー摂取量

エネルギー摂取量＝目標体重 × エネルギー係数

エネルギー係数の目安	
軽い労作（大部分が座位の静的活動）	25〜30 kcal/kg 目標体重
普通の労作（座位中心だが通勤・家事、軽い運動を含む）	30〜35 kcal/kg 目標体重
重い労作（力仕事、活発な運動習慣がある）	35〜 kcal/kg 目標体重

＜目標体重（kg）の目安＞
総死亡が最も低い BMI は年齢によって異なり、以下の式から算出する。
65 歳未満：[身長(m)]^2×22　65 歳から 74 歳：[身長(m)]^2×22〜25　75 歳以上：[身長(m)]^2×22〜25*
*75 歳以上の後期高齢者では現体重に基づき、フレイル、（基本的）ADL 低下、併発症、体組成、身長の短縮、摂食状況や代謝状態の評価を踏まえ、適宜判断する。

出典）日本糖尿病学会編著『糖尿病治療ガイド 2020-2021』p49，文光堂 ,2020

初診時の食事指導のポイント（医師の初診時の指導）

これまでの食習慣を聞きだし、明らかな問題点がある場合はまずその是正から進める。

1. 腹七分目とする。
2. 食品の種類はできるだけ多くする。
3. 動物性脂質（飽和脂肪酸）は控えめに。
4. 食物繊維を多く含む食品（野菜、海藻、きのこなど）を摂る。
5. 朝食、昼食、夕食を規則正しく。
6. ゆっくりよくかんで食べる。
7. 単純糖質を多く含む食品の間食を避ける。

出典）日本糖尿病学会編著『糖尿病治療ガイド2020-2021』p48，文光堂,2020

⑥ CKD（慢性腎臓病）

○CKDの重症度分類（CKD診療ガイド 2012）*

原疾患	蛋白尿分類		A1	A2	A3
糖尿病	尿アルブミン定量 （mg/日）		正常	微量アルブミン尿	顕性アルブミン尿
	尿アルブミン/Cr 比 （mg/gCr）		30 未満	30〜299	300 以上
高血圧 腎炎 多発性嚢胞腎 移植腎 不明 その他	尿蛋白定量 （g/日）		正常	軽度蛋白尿	高度蛋白尿
	尿蛋白/Cr 比 （g/gCr）		0.15 未満	0.15〜0.49	0.50以上
GFR区分 （mL/分 /1.73m²）	G1	正常又は高値 ≧90			
	G2	正常または軽度低下 60〜89			
	G3a	軽度〜中等度低下 40〜59			
	G3b	中等度〜高度低下 30〜44			
	G4	高度低下 15〜29			
	G5	末期腎不全（ESKD） <15			

重症度は原疾患・GFR 区分・蛋白尿区分を合わせたステージにより評価する。CKD の重症度は死亡、末期腎不全、心血管死亡発症のリスクを□のステージを基準に、■、■、■の順にステージが上昇するほどリスクは上昇する。

（KDIGO CKD guideline 2012を日本人用に改変）

注：わが国の保険診療では，アルブミン尿の定量測定は，糖尿病または糖尿病性早期腎症であって微量アルブミン尿を疑う患者に対して，３カ月に１回に限り認められている。糖尿病において，尿定性で＋１以上の明らかな尿蛋白を認める場合は尿アルブミン測定は保険で認められていないため，治療効果を評価するためには定量検査を行う場合は尿蛋白定量を検討する。

○CKD診断基準（以下のいずれかが３カ月を超えて存在）

腎障害の指標	アルブミン尿（AER≧30 mg/24時間；ACR≧30 mg/gCr） 尿沈渣の異常 尿細管障害による電解質異常やそのほかの異常 病理組織検査による異常，画像検査による形態異常 腎移植
GFR低下	GFR＜60 mL/分/1.73m^2

AER：尿中アルブミン排泄率，ACR：尿アルブミン/Cr比　　（KDIGO CKD guideline 2012）
（日本腎臓学会編『エビデンスに基づくCKDガイドライン2018』より）

○CKDの食事療法

CKDステージによる食事療法基準

ステージ （GFR）	エネルギー （kcal/kgBW/日）	たんぱく質 （kcal/kgBW/日）	食塩（g/日）	カリウム（mg/日）
ステージ１ （GFR≧90）		過剰な摂取をしない		制限なし
ステージ２ （GFR 60〜89）		過剰な摂取をしない		制限なし
ステージ３a （GFR 45〜59）	25〜35	0.8〜1.0	3≦　＜6	制限なし
ステージ３b （GFR 30〜44）		0.6〜0.8		≦2,000
ステージ４ （GFR 15〜29）		0.6〜0.8		≦1,500
ステージ５ （GFR＜15）		0.6〜0.8		≦1,500
5 D （透析療法中）	別表			

注）エネルギーや栄養素は，適正な量を設定するために，合併する疾患（糖尿病，肥満など）のガイドラインなどを参照して病態に応じて調整する。性別，年齢，身体活動度などにより異なる。
注）体重は基本的に標準体重（BMI＝22）を用いる。

CKDステージにおける食事療法基準（ステージ５D）

ステージ 5 D	エネルギー （kcal/kgBW/日）	たんぱく質 （g/kgBW/日）	食塩 （g/日）	水分	カリウム （mg/日）	リン （mg/日）
血液透析 （週３回）	30〜35 [注1, 2]	0.9〜1.2 [注1]	＜6 [注3]	できるだけ少なく	≦2,000	≦たんぱく質(g)×15
腹膜透析	30〜35 [注1, 2, 4]	0.9〜1.2 [注1]	PD除水量(L)×7.5＋尿量(L)×5	PD除水量(g)＋尿量	制限なし [注5]	≦たんぱく質(g)×15

注１）体重は基本的に標準体重（BMI＝22）を用いる。
注２）性別，年齢，合併症，身体活動度により異なる。
注３）尿量，身体活動度，体格，栄養状態，透析間体重増加を考慮して適宜調整する。
注４）腹膜吸収ブドウ糖からのエネルギー分を差し引く。
注５）高カリウム血症を認める場合には血液透析同様に制限する。

出典）日本腎臓学会『慢性腎臓病に対する食事療法基準2014年度版』

⑦ 脳血管疾患

○脳卒中の分類

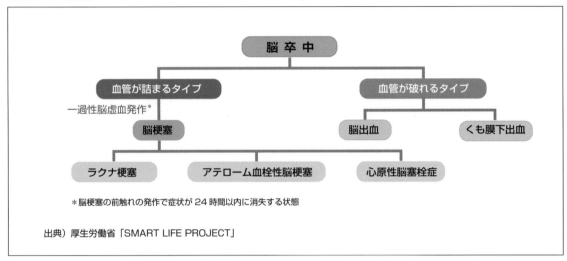

＊脳梗塞の前触れの発作で症状が 24 時間以内に消失する状態

出典）厚生労働省「SMART LIFE PROJECT」

4. 日本人の食事摂取基準における基礎代謝基準値と身体活動レベル

○参照体重における基礎代謝基準値

性 別	男 性			女 性		
年齢（歳）	基礎代謝基準値 （kcal/kg 体重/日）	参照体重 （kg）	基礎代謝量 （kcal/日）	基礎代謝基準値 （kcal/kg 体重/日）	参照体重 （kg）	基礎代謝量 （kcal/日）
1～2	61.0	11.5	700	59.7	11.0	660
3～5	54.8	16.5	900	52.2	16.1	840
6～7	44.3	22.2	980	41.9	21.9	920
8～9	40.8	28.0	1,140	38.3	27.4	1,050
10～11	37.4	35.6	1,330	34.8	36.3	1,260
12～14	31.0	49.0	1,520	29.6	47.5	1,410
15～17	27.0	59.7	1,610	25.3	51.9	1,310
18～29	23.7	64.5	1,530	22.1	50.3	1,110
30～49	22.5	68.1	1,530	21.9	53.0	1,160
50～64	21.8	68.0	1,480	20.7	53.8	1,110
65～74	21.6	65.0	1,400	20.7	52.1	1,080
75以上	21.5	59.6	1,280	20.7	48.8	1,010

　この基礎代謝基準値は，参照体位において推定値と実測値が一致するように決定されている。そのため，基準から大きく外れた体位で推定誤差が大きくなる。日本人でも，肥満者で基礎代謝基準値を用いると，基礎代謝量を過大評価する。逆に，やせでは基礎代謝量を過小評価する。過大評価あるいは過小評価した基礎代謝量に身体活動レベルを乗じて得られた推定エネルギー必要量は，肥満者の場合は真のエネルギー必要量より大きく，やせでは小さい可能性が高く，この推定エネルギー必要量を用いてエネルギー摂取量を計画すると肥満者では体重が増加し，やせの者では体重が減少する確率が高くなる。

○身体活動レベル別に見た活動内容と活動時間の代表例

	低い（I）	ふつう（II）	高い（III）
身体活動レベル[1]	1.50 （1.40～1.60）	1.75 （1.60～1.90）	2.00 （1.90～2.20）
日常生活の内容[2]	生活の大部分が座位で，静的な活動が中心の場合	座位中心の仕事だが，職場内での移動や立位での作業・接客等，通勤・買い物での歩行，家事，軽いスポーツ，のいずれかを含む場合	移動や立位の多い仕事への従事者，あるいは，スポーツ等余暇における活発な運動習慣を持っている場合
中程度の強度（3.0～5.9メッツ）の身体活動の1日当たりの合計時間（時間/日）[3]	1.65	2.06	2.53
仕事での1日当たりの合計歩行時間（時間/日）[3]	0.25	0.54	1.00

1 代表値。（ ）内はおよその範囲。
2 Black, et al.[172]，Ishikawa-Takata, et al.[88] を参考に，身体活動レベル（PAL）に及ぼす仕事時間中の労作の影響が大きいことを考慮して作成。
3 Ishikawa-Takata, et al.[175] による。

（「日本人の食事摂取基準（2020年版）」厚生労働省「日本人の食事摂取基準」策定検討会より）

5. 栄養診断コード・用語

NI：摂取量 …“経口摂取や栄養補給法を通して摂取するエネルギー・栄養素・液体・生物活性物質に関わることがら”と定義される。

NI-1 エネルギー出納

“実測または推定エネルギー出納の変動”と定義される。

NI-1.2 エネルギー消費の亢進
NI-1.4 エネルギー摂取量不足
NI-1.5 エネルギー摂取量の過剰
NI-1.6 エネルギー摂取量不足の予測
NI-1.7 エネルギー摂取量過剰の予測
注：NI-1.1,NI-1.3 はなし。

NI-2 経口・経静脈栄養素補給

“患者の摂取目標量と比較した，実測または推定経口・非経口栄養素補給量”と定義される。

NI-2.1 経口摂取量不足
NI-2.2 経口摂取量過剰
NI-2.3 経腸栄養投与不足
NI-2.4 経腸栄養投与過剰
NI-2.5 最適に満たない経腸栄養量
NI-2.6 経静脈栄養量不足
NI-2.7 経静脈栄養量過剰
NI-2.8 最適に満たない経静脈栄養量
NI-2.9 限られた食物摂取

NI-3 水分摂取

“患者の摂取目標量と比較した，実測または推定水分摂取量”と定義される。

NI-3.1 水分摂取不足
NI-3.2 水分過剰摂取

NI-4 生物活性物質

“単一または複数の機能的食物成分，含有物，栄養補助食品，アルコールを含む生理活性物質の実測または推定摂取量”と定義される。

NI-4.1 生物活性物質摂取不足
NI-4.2 生物活性物質過剰摂取
NI-4.3 アルコール過剰摂取

NI-5 栄養素

“適切量と比較した，ある栄養素群または単一栄養素の実測または推定摂取量”と定義される。

NI-5.1 栄養素必要量の増大
NI-5.2 栄養失調
NI-5.3 タンパク質・エネルギー摂取不足
NI-5.4 栄養素必要量の減少
NI-5.5 栄養素摂取のインバランス
NI-5.6 脂質とコレステロール
　　NI-5.6.1 脂質摂取不足
　　NI-5.6.2 脂質過剰摂取
　　NI-5.6.3 脂質の不適切な摂取
NI-5.7 タンパク質
　　NI-5.7.1 タンパク質摂取不足
　　NI-5.7.2 タンパク質過剰摂取
　　NI-5.7.3 タンパク質やアミノ酸の不適切な摂取
NI-5.8 炭水化物と食物繊維
　　NI-5.8.1 炭水化物摂取不足
　　NI-5.8.2 炭水化物過剰摂取
　　NI-5.8.3 炭水化物の不適切な摂取
　　NI-5.8.4 不規則な炭水化物摂取
　　NI-5.8.5 食物繊維摂取不足
　　NI-5.8.6 食物繊維過剰摂取
NI-5.9 ビタミン
　　NI-5.9.1 ビタミン摂取不足
　　○ビタミンA
　　○ビタミンC
　　○ビタミンD
　　○ビタミンE
　　○ビタミンK
　　○チアミン（ビタミンB_1）

○リボフラビン（ビタミン B₂）

○ナイアシン

○葉酸

○ビタミン B₆

○ビタミン B₁₂

○その他

NI-5.9.2　ビタミン過剰摂取

○ビタミン A

○ビタミン C

○ビタミン D

○ビタミン E

○ビタミン K

○チアミン（ビタミン B₁）

○リボフラビン（ビタミン B₂）

○ナイアシン

○葉酸

○ビタミン B₆

○ビタミン B₁₂

○その他

NI-5.10　ミネラル

　NI-5.10.1　ミネラル摂取不足

○カルシウム

○クロール

○鉄

○マグネシウム

○カリウム

○リン

○ナトリウム

○亜鉛

○その他

　NI-5.10.2　ミネラル過剰摂取

○カルシウム

○クロール

○鉄

○マグネシウム

○カリウム

○リン

○ナトリウム

○亜鉛

○その他

NI-5.11　すべての栄養素

　NI-5.11.1　最適量に満たない栄養素摂取の予測

　NI-5-11.2　栄養素過剰摂取の予測

NC：臨床栄養 …"医学的または身体的状況に関連する栄養の所見・問題"と定義される。

ＮＣ-1 機能的項目

"栄養要求を阻害・妨害したりする身体的または機械的機能の変化"と定義される。

NC-1.1　嚥下障害

NC-1.2　噛み砕き・咀嚼障害

NC-1.3　授乳困難

NC-1.4　胃腸（GI）機能異常

NC-2　生化学的項目

"治療薬や外科療法による栄養素の代謝速度の変化あるいは検査値の変化で示されること"と定義される。

NC-2.1　栄養素代謝異常

NC-2.2　栄養関連の臨床検査値異常

NC-2.3　食物・薬剤の相互作用

NC-2.4　食物・薬剤の相互作用の予測

ＮＣ-3 体重

"通常または理想体重と比較した，長期間にわたる体重あるいは体重変化"と定義される。

NC-3.1　低体重

NC-3.2　意図しない体重減少

NC-3.3　体重過多・病的肥満

NC-3.4　意図しない体重増加

NB：行動と生活環境 … "知識，態度，信念，物理的環境，食物の入手や食の安全に関連して
認識される栄養所見・問題" と定義される。

NB-1 知識と信念

"関連して観察・記録された実際の知識と信念" と定
義される。

NB-1.1　食物・栄養に関連した知識不足
NB-1.2　食物・栄養に関連した話題に対する誤った信
　　　　念や態度（使用上の注意）
NB-1.3　食生活・ライフスタイルの変更への心がまえ
　　　　不足
NB-1.4　セルフモニタリングの欠如
NB-1.5　不規則な食事パターン
NB-1.6　栄養に関連した提言に対する遵守の限界
NB-1.7　不適切な食物選択

NB-2　身体の活動と機能

"報告・観察・記録された身体活動・セルフケア・食
生活の質などの実際の問題点" と定義される。

NB-2.1　身体活動の不足
NB-2.2　身体活動過多
NB-2.3　セルフケアの管理不能や熱意の不足
NB-2.4　食物や食事を準備する能力の障害
NB-2.5　栄養不良における生活の質（NQOL）
NB-2.6　自発的摂食困難

NB-3 食の安全と入手

"食の安全や食物・水と栄養関連用品入手の現実問題"
と定義される。

NB-3.1　安全でない食物の摂取
NB-3.2　食物や水の供給の制約
NB-3.3　栄養関連用品の入手困難

引用文献

監訳　公益社団法人 日本栄養士会『国際標準化のための栄養ケアプロセス用語マニュアル』第一出版株式会社，2012年

索　引

新版 臨床栄養学

栄養ケアプロセス演習
－傷病者個々人の栄養ケアプラン作成の考え方－

2022年4月21日　第一版第1刷発行

編著者　鈴木純子
著　者　三輪孝士・氏家志乃
　　　　中川幸恵・大津美紀
　　　　岡本智子・峯岸夕紀子
　　　　稲村なお子・西内美香
　　　　武　敏子・渡邊和美
　　　　志賀一希・山口留美
　　　　田中洋子・中村育子
　　　　伊藤久美子・岩部博子
発行者　宇野文博
発行所　株式会社　同文書院
　　　　〒112-0002
　　　　東京都文京区小石川5-24-3
　　　　TEL (03)3812-7777
　　　　FAX (03)3812-7792
　　　　振替　00100-4-1316
装丁・DTP　稲垣園子
印刷・製本　中央精版印刷株式会社

©Junko Suzuki et al., 2022
Printed in Japan　ISBN978-4-8103-1508-0
●落丁・乱丁本はお取り替えいたします